Franz Köcher | Die babylonisch-assyrische Medizin Band I

# Die babylonisch-assyrische Medizin in Texten und Untersuchungen

von Franz Köcher

Band I

Keilschrifttexte aus Assur 1

1963

Walter de Gruyter & Co · Berlin 30

vormals G. J. Göschen'sche Verlagshandlung — J. Guttentag, Verlagsbuchhandlung
Georg Reimer — Karl J. Trübner — Veit & Comp.

Die Bände I—VI des Werkes enthalten Keilschrifttexte. Die folgenden Bände haben ein kleineres Format, sie enthalten die philologische Bearbeitung und Untersuchungen.


Herstellung der Tafeln: Rotaprint AG. Satz und Druck: Walter de Gruyter & Co.

Inhalt

# Vorwort

Als ich vor einigen Jahren begann, die aus Assur stammenden Texte medizinischen Inhalts zur Veröffentlichung vorzubereiten, konnte ich nicht übersehen, daß damit eine Arbeit eingeleitet werden sollte, die mit nur geringfügigen Unterbrechungen noch heute andauert. Bei der Anfertigung der Umschriften stieß ich bereits auf größere Schwierigkeiten. Sie waren einmal durch den schlechten Erhaltungszustand der Tafeln bedingt, zum anderen beruhten sie darauf, daß viele jener Texte schnell hergestellte und daher sehr flüchtig geschriebene Privatexemplare einiger Beschwörungspriester gewesen sind. Es zeigte sich überdies, daß die Menge kleiner und kleinster Fragmente, in die das Textmaterial zerfallen war, nur geringen Aussagewert besaß. Deshalb mußte immer wieder versucht werden, größere Textpartien durch Zusammenschlüsse von Einzelbruchstücken zu schaffen. Diese Bemühungen führten indes nur bedingt zum Ziel, da es bei einer so großen Zahl von Fragmenten nicht möglich war, jeden „join" rein visuell zu erkennen. Um trotz dieser Umstände zu einer zuverlässigen Textedition zu kommen, waren zeitraubende Nebenarbeiten nötig, die schließlich zur Transkription und Verzettelung des gesamten bisher veröffentlichten Quellenmaterials therapeutischen Inhalts führten. Erst mit Abschluß dieser Arbeiten wurde es möglich, zahlreiche bislang unerkannte Duplikatstellen ausfindig zu machen, in wachsender Anzahl Textzusammenschlüsse zu erzielen und gewisse Anhaltspunkte zur Einordnung und Klassifizierung isoliert stehender Textpartien zu gewinnen.

Diese kleinen Erfolge entsagungsvoller Mühe ermunterten mich letztlich dazu, die Textedition nicht auf die in Berlin liegenden Assur-Tafeln zu beschränken, sondern möglichst alle bisher noch unveröffentlichten Texte medizinischen Inhalts in die Arbeit einzubeziehen. Die Verwirklichung dieses Vorhabens wurde von einigen Fachgenossen dadurch gefördert, daß sie mir eigene Abschriften, Photos oder Sonderdrucke überließen, Kollationen durchführten, „join"-Angaben an den Originalen überprüften und die Nummern neu identifizierter Texte namhaft machten. Das gleiche freundliche Entgegenkommen zeigten auch die Direktoren der Tontafelsammlungen in Baghdad, Berlin, Istanbul, Jena, London, Paris und Philadelphia. So wurde es möglich, einschließlich der Assur-Tafeln mehr als 450 Textstücke verschiedenen Umfanges und unterschiedlichen Wertes herauszufinden, die nach ihrer Veröffentlichung das Corpus der medizinischen Texte ganz beträchtlich erweitern.

Die neuen Exemplare kommen vorwiegend aus Assur und Ninive; nur wenige entstammen den Ruinenhügeln von Nippur und Babylon. Die Mehrzahl der Tafeln enthält therapeutische Verordnungen des üblichen Schemas: Beschreibung der Krankheitssymptome — Diagnose — Rezeptur und Prognose[1]. Soweit diese Texte aus Assur stammen, begegnen sie meist in der Gestalt von Auszugtafeln verschiedenen Formats, als eiligst zusammengestellte Hilfsmittel zur Durchführung spezieller Behandlungen, aber auch als Schülerarbeiten oder Lehrmaterial. Hervorzuheben sind einige Sammeltexte, die allem Anschein nach die wirksamsten Vorschriften zur Behandlung verschiedener Krankheiten verzeichnen und solche, die unter Auslassung der Symptombeschreibung nur Anweisungen zur Herstellung von Arzneien enthalten. Eine größere Anzahl von Tafeln bringt (oft in Form von Inventaren) die Zusammensetzung von

[1] Diese Texte nenne ich in der Inhaltsübersicht der Kürze wegen „Rezepte gegen . . .".

Amulettketten[2] und prophylaktischen Mitteln, die gewöhnlich in kleinen Lederbeuteln um den Hals getragen wurden. Obwohl freilich diese Texte nicht im eigentlichen Sinne als medizinische bezeichnet werden können, möchte ich nicht auf sie verzichten. Denn sie erweitern nicht nur unsere Kenntnis der materiae medicae, sondern sie leisten oft große Hilfe bei der Ergänzung verlorengegangener Textpartien der therapeutischen Vorschriftensammlungen.

Das neue Quellenmaterial soll in rascher Folge in den ersten sechs Tafelbänden der vorliegenden Publikations-Serie ediert werden. Die Texte werden nach ihren Herkunftsorten gruppiert, und zwar folgen den Tafeln aus Assur die Exemplare aus Babylon, Nippur und Ninive. Es wird sicherlich begrüßt werden, daß ich auch jene Texte in neuer Autographie bringe, die vor längerer Zeit ediert worden sind und nicht mehr den heutigen Ansprüchen genügen. Weiterhin war ich bemüht, jene Texte aus der Bibliothek Assurbanipals neu zu kopieren, die seit ihrer Erstveröffentlichung mit einer oder mehreren Nummern zusammengeschlossen worden sind. Diese Arbeit gibt nicht nur ein anschaulicheres Bild der ursprünglichen Textverhältnisse, sondern sie erleichtert auch den Druck der Textbände insofern, als sie die sonst notwendigen Hinweise auf die Textkonstitution vielfach überflüssig macht.

Im zweiten Teil der Publikations-Serie wird versucht, sowohl das neu herausgegebene Textmaterial als auch das bereits bekannte durch systematische Untersuchungen und philologische Bearbeitung einem größeren Interessentenkreis zugänglich zu machen. Vor allem gilt es, die Aufmerksamkeit der Medizinhistoriker zu wecken, damit in späterer gemeinsamer Arbeit wirkliche Fortschritte in der Kenntnis der babylonisch-assyrischen Medizin möglich werden. Eingeleitet werden die Textbände mit zwei Untersuchungen: die eine wird das weite Gebiet der Drogenkunde im Alten Zweistromland behandeln, während die andere bestrebt sein wird, Aufschluß über die Entwicklung der medizinischen Literatur zu geben. Die vielfältigen Fragen, die z. B. mit der Serienbildung der therapeutischen Texte verknüpft sind, werden mit Hilfe des neuen Materials, das wenigstens zu einem Teil aus altbabylonischer, kassitischer und mittelassyrischer Zeit stammt, leichter zu beantworten sein, als das bisher möglich war.

Im Rahmen der philologischen Bearbeitung des Quellenmaterials werden die Umschriften aller Texte vorgelegt. Ihnen folgt die Übersetzung ausgewählter Textpartien, die nach inhaltlichen Gesichtspunkten angeordnet werden. Ein Spezialwörterbuch mit vollständigem Belegstellenverzeichnis wird endlich über den Wortbestand der medizinischen Literatur Auskunft geben.

---

Die Inhaltsübersicht, die jedem Tafelband beigefügt wird, enthält in der Regel stichwortartige Hinweise auf Alter, Format und Inhalt der Texte; sie verzeichnet (im Falle der Assur-Texte) die Fund-Nummer und, wenn immer möglich, die Nummer der Grabungs-Photographie der jeweiligen Tafel. Die Nachweise der Duplikatstellen sind zwar sehr ausführlich gehalten, erheben aber trotzdem keinen Anspruch darauf, erschöpfend zu sein. Die den Inventar-Nummern folgenden Stellenangaben beziehen sich, falls keine besondere Kennzeichnung erfolgt, auf AMT (z. B. 7,7) oder auf meine Textrekonstruktion (z. B. 1. Tf. UGU)[3]. Bei fehlenden Stellenverweisen handelt es sich in jedem Falle um Nummern, die im Verlauf dieser Arbeit publiziert werden. Die verhältnismäßig zahlreichen Fehler der Schreiber habe ich vermerkt; gelegentlich habe ich auch auf spezielle Schreibungen verwiesen und die Aufmerksamkeit auf neue Lesungen oder Gleichungen gelenkt, obwohl diese Fragen in den Textbänden besprochen werden.

Beim Kopieren der Texte war ich bemüht, den Schriftduktus möglichst naturgetreu wiederzugeben, insofern es galt, zeitlich gebundene Schriftformen und gewisse Eigenarten der Schreiber kenntlich zu machen. Bei allen Texten wurden die Zeilenabstände einheitlich vergrößert, um

[2] Es handelt sich hier um diejenigen Texte, die, wie KAR 213, unter der Bezeichnung „Listen magischer Steine" oder ähnlich, bekannt geworden sind.

[3] Hier werden jedoch, um die Nachprüfung zu ermöglichen, Leit-Inventarnummern, bzw. kurze Stellenhinweise notiert.

ihre Lesbarkeit zu erhöhen. Zeicheneindrücke, die der Schreiber gelöscht hat, wurden ebenso wie Überschreibungen in den Autographien durch Punktierung markiert.

Die hier publizierten 113 Texte, die aus insgesamt 149 Einzelfragmenten zusammengesetzt werden konnten, stammen durchweg aus der Grabung der DOG in Assur[4]. Der weitaus größere Teil der Originale befindet sich heute im Vorderasiatischen Museum zu Berlin[5]; fünfundzwanzig Texte besitzt das Antiken-Museum in Istanbul, vier Tafelfragmente liegen in der École Pratique des Hautes-Études Paris, während nur ein Bruchstück im Louvre aufbewahrt wird.

Die Autographien der Texte habe ich nach inhaltlichen Gesichtspunkten geordnet. Auf zwei pharmakologisch-therapeutische Texte folgen Vorschriften zur Behandlung von Krankheiten des Kopfes, der Augen, des Mundes und der Zähne. Hiernach findet man Behandlungsverordnungen bei Hautkrankheiten, bei Erkrankungen der Atemwege und bei inneren Leiden, wie Nieren-, Leber-, Gallen-, Magen- und Darmerkrankungen. Der Band schließt mit drei Rezeptsammlungen gegen urologische Beschwerden. Kleinere, oft nicht identifizierbare Stücke wurden gelegentlich eingefügt, um eine bessere Raumausnutzung zu erreichen.

Die Wiederveröffentlichung von 21 bereits publizierten Texten bedarf keiner Entschuldigung. Die von E. Ebeling herausgegebenen „Keilschrifttexte aus Assur religiösen Inhalts" (KAR) sind seit langem vergriffen. Zudem konnte ich mehrere Zusammenschlüsse erzielen und in vielen Fällen Grabungsphotos zu Rate ziehen, die an gewissen Stellen mehr Textsubstanz bieten, als die Originale in ihrer jetzigen Beschaffenheit. Vier Fragmente von Assur-Texten, die V. Scheil in der Revue d'Assyriologie XVIII, p. 6ff. veröffentlicht hat, werden gleichfalls erneut wiedergegeben. Hier konnten einige Lesungen verbessert werden; darüber hinaus gelang es, ein Fragment mit einem in Berlin liegenden Exemplar zu vereinigen.

Es ist mir ein echtes Bedürfnis, den Herren G. R. Meyer (Berlin), R. Duyuran (Istanbul), M. M. Roques (Paris) und J. Nougayrol (Paris) für die mir erteilte Publikations-Erlaubnis der hier vereinigten Texte herzlich zu danken. Frau Muazzez Çığ bin ich für die freundliche Hilfe verpflichtet, die sie mir während meines Aufenthaltes in Istanbul geleistet hat. Herrn R. Labat danke ich aufrichtig für die Übersendung von ausgezeichneten Photos der EHE-Texte. Den Herren R. Hartmann und H. Grapow möchte ich auch an dieser Stelle meinen Dank dafür aussprechen, daß sie meiner Arbeit stets Interesse entgegengebracht und mir den Besuch der Museen in Istanbul und London ermöglicht haben.

Der Deutschen Forschungsgemeinschaft in Bad Godesberg schließlich habe ich sehr für die Gewährung eines Stipendiums zu danken, das die Weiterführung meiner Arbeiten an den medizinischen Texten für das Jahr 1962 gewährleistet hat.

Berlin-Frohnau, im Juli 1962 Franz Köcher

[4] Fraglich ist der Herkunftsort Assur bei den Nummern 4 u. 34.

[5] Es sind 115 VAT-Nummern und 4 Texte, die mir aus Grabungsphotographien bekannt geworden sind.

## Inhaltsübersicht

1. **VAT 8256** (Fd. Nr. Ass.[1] 13955/ew; Ph. Ass.[2] S 4013/14). Vgl. E. EBELING, KAR 203; s. dazu B. MEISSNER, AfK I: 13—20. Sehr gut erhaltene, aber fehlerhafte Kopie[3] eines Textes, der die dreispaltige Rezension eines pharmakologisch-therapeutischen Handbuches darstellt, das wir nach seiner Anfangszeile Ú NAM. TAR NITÁ: Ú ZÚ. GIG. GA. $KE_4$ benennen. Der Text der Tafel läßt sich nahezu vollständig wiedergewinnen mit Hilfe der Nummern K. 259 (II R 42,5; CT 14,23), K. 4180A+8797 (CT 14, 35), K. 4566+8651+14047+14136 (CT 14,29 + CT 14,26), Sm. 22 (RA XVII:179), D. T. 136 (CT 14, 31), 80—7—19, 356 (CT 14, 34), Rm. 357 (CT 14, 37), Sm. 698 (CZ 14, 30), Sm. 60+81—2—4, 265 (CT 14, 43) und der zahlreichen Duplikate.

I Sp. 3: 8 u. s. f. ina Ì. GIŠ! (Ligatur)
Sp. 2: 11 Schreiber fügt nach *un-nu-šá-ti* fälschlich ein zweites *-ti* ein
Sp. 1: 12 SUḪUŠ *ḫal-tap-⟨pa⟩-ni*
Sp. 3: 21 ⟨*ina*⟩ MUD
Sp. 1: 26 u. 47 Ú. *a-zu!-pi-ru*
Sp. 2: 34 AN BAR MUŠ fehlerhaft für AN. BAR ⟨BAR⟩ MUŠ
Sp. 2: 45 nach STT I, 92 III: 17′ (*um-me-di*) zu [*u*]*m-ma-dí* zu ergänzen

II Sp. 2: 7 nach Ú. dNIN. URTA ist Ú! zu lesen
Sp. 1: 8 PAB! Ú. ḪI. A ŠEŠ
Sp. 3: 13 Ì. NUN GISAL *tu* (= Z. 14) *-bal!* EŠ. MEŠ
Sp. 3: 25 NU ⟨*pa*⟩*-tan*

III Sp. 1: 1 u. 17 Ú. *ur-nu-ú!*
Sp. 1: 7 Ú. *áṣ-da-nu* = Ú. *ṣadānu*
Sp. 2: 7 Ú DÚR. GIG. GA. $KE_4$!
Sp. 2: 17 Ú DÚR *ḫa-am-ṭí!*
Sp. 3: 30 *ša ri-qi!-i!-ta* TUK. MEŠ
Sp. 3: 34 *ú-maṭ-ṭa!*
Sp. 1: 38 Ú. GA+RAŠ!. SAR

2. **VAT 13974** (Fd. Nr. Ass. 17722/fb)
Zu der sub Nr. 1 erwähnten Textgruppe gehörendes Fragment einer Tafel (Vs. = Kol. II; Rs. = Kol. III). Ist jedoch, trotz gewisser Abweichungen, zu STT I, 92 zu stellen.
Vs. 1′—9′ vgl. etwa STT I, 92 II: 9—14
Rs. 6′—12′ s. ibid. II: 31—37

3. **VAT 9029** (Fd. Nr. Ass. 13955/cz; Ph. Ass. S 3965) Vgl. E. EBELING, KAR 202. Zweikolumnige Tafel, die Auszüge aus einer Holztafel aus Akkad vereinigt. Da der größte Teil

[1] Fund-Nummer der Grabungsleitung der DOG in Assur.
[2] Grabungsphotographie der DOG in Assur.
[3] Vgl. zu *asû agašgû* „angehender Arzt" L. OPPENHEIM in Bulletin of the History of Medicine XXXVI, No. 2: 107.

der hier verzeichneten Rezepte in die aus Ninive bekannte Tafelserie DIŠ NA UGU-*šú* KÚM *ú-kal* eingeordnet worden ist, stelle ich den Text in die Reihe der Rezeptanweisungen gegen Krankheiten des Kopfes.

I: 1—6; 9—19 s. K. 2354+ (1. Tf. UGU) I: 1—5; 7—12
I: 20—22 s. ibid. II: 19—20
I: 23—25 s. ibid. II: 23—25
I: 37—38 s. K. 6224+ (3,5) II: 29
I: 38—39 s. K. 54 Vs.: 15′—16′
I: 49—53 s. VAT 10170 I: 14′—18′
II: 3—4 s. K. 6684 (1,2): 8
II: 7—8 s. K. 2354+ (1. Tf. UGU) IV: 5
II: 9—11 s. Sm. 950 (4. Tf. UGU) I: 12—13
II: 12 s. VAT 13779 III: 9′
II: 13 s. VAT 10170 I: 5′
II: 14—19 s. K. 2354+ (1. Tf. UGU) III: 23—27
II: 20—23 s. ibid. III: 29—31
II: 24—26 s. K. 2416+ (3,2) II′: 8′—9′
II: 27—29 s. K. 2354+ (1. Tf. UGU) III: 8—9
II: 32—34 s. K. 6224+ (3,5) IV: 8—9
II: 43—46 s. K. 2354+ (1. Tf. UGU) IV: 23—24
III: 1—5 s. K. 3243+ Vs.: 38′—42′
III: 5—6 s. K. 7846+ (100,2): 7′
III: 8—14 s. K. 2574+ (2. Tf. UGU) II: 62—65
III: 18—19 s. ibid. II: 6
III: 20—27 s. ibid. II: 36—40
III: 28—36 s. ibid. II: 26—31
III: 42—46 s. K. 2354+ (1. Tf. UGU) IV: 26—29
III: 50—52 s. K. 3215+ (33,1) II: 61″—62″
IV: 12—13 s. ibid. II: 63″—65″
IV: 14—16 s. ibid. II: 67″—71″
IV: 17—22 s. AO 11447 (RA LIII: 1 ff.) Rs.: 22—26
IV: 20—22 s. VAT 14531 (LKU Nr. 60) Vs.: 5′—7′
IV: 25—26 s. AO 11447 (RA LIII: 1 ff.) Rs.: 31—32
IV: 28—30 s. ibid. IV: 29—31
IV: 33—34 s. ibid. I: 31′—32′
IV: 35—38 s. K. 4054 (96,1): 1—7; VAT 13778+: 5—9

I: 45 ina A TÚL$^{!}$
: 49 *kurāru* ist nach Dupl. die Lesung von PEŠ. GIG (s. Z. 44 u. 48;) *ri-šik-ta* gegen KAR 202 sicher
II: 10 5 ⟨GÍN⟩ ŠIM. ḪAB
: 12 SAG. ⟨DU⟩-*su*
III: 4 MUN KU.$^{\text{sic}}$. PAD
: 5 *qu$_{x}$-tāru*(GUR) *šá* ⟨ŠU. GIDIM. MA⟩ ÉN *dup-pir lem-nu*
: 10 1 GÍN ÚḪ$^{!}$. $^{d}$ÍD
: 13 *šur-šum-mi* ⟨KAŠ. SAG⟩; am Ende der Zeile über Rasur 1 GÍ[N] Ì. UDU
: 20, 24 u. 25 ZI$^{!}$ -*ma*
: 22 *ta-šap-aḫ*$^{!}$
III: 25 *ki*$^{!}$-*lá-an*
IV: 4 IB. NÍG$^{\text{MUŠEN}}$ für sonstiges NÍG. IB$^{\text{MUŠEN}}$ in med. Texten
: 33 GI ⟨DÙG⟩. GA

4. **Div. 158** (Ph. Ass. K.[4] 513/14)
   Fragment einer ehemals zweikolumnigen Tafel; Kol. II u. III sind vollständig abgebrochen. Text, soweit erhalten, wörtliches Duplikat zur 1. Tafel UGU; daher möglicherweise nicht aus Assur stammend. Die Istanbuler Inventarbezeichnung Div(erse Tafeln) scheint diesen Sachverhalt auch anzudeuten.
   Kol. I: 1′—12′ s. K. 2354+ (1. Tf. UGU) I: 4—15
   Kol. IV: 1′—3′ s. ibid. IV: 49—51
5. **VAT 10314**
   Vgl. E. EBELING, KAR 372. Kleines Fragment einer Tafel, die, gemäß Duktus, an das Ende der mittelassyr. Periode gehört. Es ist fraglich, ob der Text die Heilung von Kopfkrankheiten behandelt.
6. **VAT 9781***[5]
   Schülertafel mit großen, sehr sauber geschriebenen Zeichen. Auf der Rs. sind nur noch gelöschte Schriftzeichen erkennbar. Rezepte gegen (plötzlich) hervortretende Schläfenarterien (ZI SA SAG. KI). Zu SA „Arterie" vgl. den Kommentartext Fd. Nr. Ass. 13955/kn+ usf. Z. 11 x-y-*na*: SA. MEŠ *ša da-me*; s. jetzt auch L. OPPENHEIM, Orientalia NS 31: 27—33. Zum Text vgl. etwa K. 2574+ (2. UGU Tf.) II: 32—40 u. K. 2566+ (3. Tf. UGU) I: 58″ ff.
7. **VAT 9989***
   Vgl. E. EBELING, KAR 190. Fragment einer Schülertafel; Z. 1 ist zu ergänzen: [DIŠ NA *ina* DIB ŠU. GID]IM ZI SAG. KI TUK. TUK- [*šú*].
   1—10 s. K. 2574+ (2. Tf. UGU) III: 40′—47′; JAS(TROW) Rs.: 19—27; VAT 13789+I: 1—15 usw.
8. **VAT 10506***
   Auf der Rs. unbeschriebenes Täfelchen, das eine nicht zum Abschluß gebrachte Schülerabschrift bietet. Das Rezept gehört zu AO 11447 (RA LIII: 1 ff.) Vs.: 18—19 *ana* ZI SAG. KI *nu-uḫ-ḫu*.
9. **VAT 13785** (Fd. Nr. Ass. . . ./as)[6]
   Nach Z. 70 [*nis-ḫu* 1]GI-*ú* GABA. RI GIŠ. ZU. [„Erster Auszug, Kopie einer Holztafel"]. Der größere Teil des Textes ist Duplikat zu div. Partien der Serie DIŠ NA UGU-*šú* KÚM *ú-kal*; nur drei Abschnitte laufen parallel mit therapeutischen Texten[7], die die Behandlung gegen Krankheitserscheinungen beschreiben, die durch die Einwirkung des Totengeistes (GIDIM) entstanden sind.

   1—8 s. K. 2574+ (2. Tf. UGU) III: 40′—47′
   9—11 s. VAT 13789 IV: 18—25
   12—13 s. K. 2354+ (1. Tf. UGU) IV: 19—20
   14—20 s. K. 2574+ (2. Tf. UGU) II: 20—25
   23—30 s. K. 2354+ (1. Tf. UGU) III: 8—13
   33—34 s. ibid. III: 15
   35—39 s. K. 2574+ (2. Tf. UGU) I: 7—9
   40—41 s. ibid. II: 4—5
   42—46 s. K. 2566+ (3. Tf. UGU) I: 1—6

[4] Bezeichnung der Photo-Serie im Vorderas. Museum zu Berlin, die Assur-Texte wiedergibt, die sich im Besitz des Antikenmuseums zu Istanbul befinden.

[5] Ein hochgestellter Stern hinter der Inventar-Nr. besagt, daß eine Seite der Tafel entweder abgebrochen oder unbeschriftet ist.

[6] Die Indexbezeichnung /as ist für die Fd. Nr. 13955 (Ph. Ass. 4158) und 13956 (Ph. Ass. 4243) bereits vergeben. Da 17721 gleichfalls kaum erwogen werden kann (s. sub Nr. 40), bleibt nur noch 17722.

[7] Diese Texte wie AMT 76, 7+, 93, 1, 94, 2+ usw. sind spätere Zusammenstellungen von Rezepten gegen die durch den Totengeist verursachten Krankheiten, die sich verstreut häufig in anderem Zusammenhange nachweisen lassen.

47—50 s. 68—5—23,2 u. K. 2492 (93,1): 2′—4′
51—54 s. K. 2566+ (3. Tf. UGU) I: 52″—54″
55 s. K. 3243+ Rs.: 11
61—63 s. K. 2574+ (2. Tf. UGU) II: 2—3
64—65 s. 68—5—23,2 u. K. 2492 (93,1): 15′—16′
59 Das Zeichen *lil* in *šam-ba-lil-t*[*ú*] beginnt hier (wie die mittelassyr. Form) mit zwei waagerechten Keilen.

10. **VAT 13931** (Fd. Nr. Ass. . . ./s)
Gut erhaltene Schülertafel mit zwei Rezepten zur Herstellung von Verbänden gegen Kopfbeschwerden.

11. **VAT 10267** (Fd. Nr. Ass. 4533/g)
Vgl. E. EBELING, KAR 188. Mittelbabylonischer Text aus der Bibliothek Tiglatpilesers I.[8] Die breitformatige Tafel verzeichnet 18 Rezepte gegen SAG. KI. DIB. BA (Migräne).
1—3 s. K. 2574+ (2. Tf. UGU) I: 1—4
4—9 s. ibid. I: 7—14
10—15 s. ibid. I: 17—22
18 s. ibid. II: 17
19—20 s. ibid. II: 2—3
32—33 s. ibid. I: 49—50
34—55 s. ibid. I: 54—55
30 *u* KUŠ!-*šú* KÚ-*šú*

12. **VAT 9535** (Fd. Nr. Ass. 20061; Ph. Ass. 6447 = Vs.). Mittelassyrischer Text aus der Bibliothek Tiglatpilesers I.[9] Sammlung von 22 Vorschriften zur Herstellung von Kopfverbänden, die hier offenbar in Verbindung mit Augenkrankheiten stehen. Einige der Anweisungen sind später unter Auslassung der Augensalben in die Serie DIŠ NA UGU-*šú* KÚM *ú-kal* übernommen worden.
11′—12′ s. K. 2354+ (1. Tf. UGU) I: 30—31
14′—15′ s. ibid. I: 32
24′—25′ s. ibid. I: 54
28′—29′ s. ibid. II: 62
38′—39′ s. ibid. I: 55
41′—42′ s. ibid. I: 57
44′—45′ s. ibid. I: 58
7′ 10 KISAL GAZ DUḪ. ŠE. G[IŠ. Ì] entspricht m. E. K. 8182+ (95,3) II: 19′, wo 1/3 SÌLA *si-ik-ti* DUḪ. ŠE. GIŠ. Ì zu lesen ist; demnach GAZ = *sīktu* „Pulver".
13′ $^{KUA}$GÚ. BÍ sonst meist GÚ. BI$^{KUA}$ „Aal".
46′ DÍLIM. A. BÁR!

13. **VAT 11488***
Fragment einer ursprünglich mehrkolumnigen Tafel, zu der ohne Zweifel noch VAT 11409 o. A.[10] gehört, das durch Oberflächenverschmutzung unlesbar ist und daher nicht kopiert werden konnte.
8′—11′ Rezept gegen Augenerkrankung.

14. **VAT 10699***
Fragment eines Schülertextes; enthält zwei Rezepte gegen Augenkrankheiten.
5—7 s. VAT 9896+ (BAM[11] I, 18): 14—15
6 [*ina* MU]N DÀRA-*al* entspricht sonstigem *ina* MUN NÁ-*al*, z. B. K. 1845+ (2. Tf. IGI)

[8] Vgl. E. WEIDNER, AfO 16: 197ff; zum Text s. p. 200 sub f.
[9] Vgl. E. WEIDNER, AfO 16: 197ff.; der Text ist dort nachzutragen.
[10] o. A. = ohne (direkten) Anschluß.
[11] BAM meint die vorliegende Arbeit.

I: 72′ und VAT 13728+ (BAM I, 23): 9. Vgl. VAT 9535 (BAM I, 12): 13′, wo das Verb syllabisch geschrieben ist: *ina* MUN *tuš-ta-al.* Die Verwendung von DÀRA als Ideogramm für *i/utūlu* beruht sicher auf einem Fehler, der durch Verwechslung (DÀRA. BAR DÀRA. MAŠ. DÀ = *a-a-lu, na-a-lu*) entstanden ist.

15. **VAT 13892** (Fd. Nr. Ass. 17721/du)
Fragment einer ursprünglich zweikolumnigen Tafel. Rezepte gegen Augenerkrankungen.
Rs. 5′—7′ s. K. 1845+ (2. Tf. IGI) IV: 11—12

16. **VAT 9935** (Fd. Nr. Ass. 4469/b) Vgl. E. EBELING, KAR 210. Fragment eines mittelassyr. Textes aus der Bibliothek Tiglatpilesers I.[12]. Rezepte gegen Augenerkrankungen.

17. **VAT 10363**
Fragment einer sehr dicken Tafel (3,2 cm) mit kleiner Schrift. Rezepte gegen Augenerkrankungen.
3′ BÍL[sic]. ZA. ZA

18. **VAT 9896+10895+12399**
Fast vollständig erhaltene Tafel im Breitformat. Rezepte gegen Augenerkrankungen.
1—9 s. K. 2573+ (1. Tf. IGI) I: 35′—37′, 39′ u. 42′; vgl. für die Zeilen 3—4 außerdem A 198 IV: 24′—25′.
14—15 s. VAT 10699 (BAM I, 14): 5—7
20 vgl. AO 11447 (RA LIII: 1 ff.) Rs.: 33
Das in den therapeutischen Texten erstmals begegnende DIŠ Ù ist gewiß DIŠ LIBIR zu lesen und mit „Wenn das Alte (= Frühere, Obengenannte) . . ." zu übersetzen. Die Zeichenformen für GÍN in Z. 3 stehen dem mittelassyr. Duktus am nächsten. Bemerkenswert in Z. 4 MUN *a-sal-lì* (s. noch Z. 13 und K. 2414+ (80, 1) I: 12) für MUN *eme*/EME-*sal-lì* in den Duplikaten.

19. **EHE 330*** (ehedem zur Collection E. TISSERANT gehörig). Vgl. V. SCHEIL, RA XVIII: 6ff. sub Nr. 10. Aus Assur stammendes Fragment mit Rezepten gegen Augenerkrankungen.
3′—7′ s. K. 2573+ (1. Tf. IGI) I: 27′—28′; VAT 8281 (BAM I, 20): 1′—6′ u. VAT 9467 II: 9′—14′
11′—14′ s. K. 2573+ (1. Tf. IGI) I: 29′—30′

20. **VAT 8281*** (Fd. Nr. Ass. 13955/ad; Ph. Ass. S 3935)
Vgl. E. EBELING, KAR 183. Fragment einer einkolumnigen (Auszug)tafel mit Rezepten gegen Augenkrankheiten.
1′—6′ s. K. 2573+ (1. Tf. IGI) I: 27′—28′
7′—8′ s. K. 1845+ (2. Tf. IGI) I: 11
9′—10′ s. ibid. I: 10
11′—17′ s. K. 2573+ (1. Tf. IGI) I: 18′—20′

21. **VAT 13922***
Kleines Fragment eines Textes mit einem Rezept gegen Augenkrankheit(?).

22. **VAT 13732** (Fd. Nr. Ass. 17721/a+b)
Gut erhaltenes Fragment einer einkolumnigen Tafel mit Rezepten gegen Augenkrankheiten.
4′—11′ s. K. 1845+ (2. Tf. IGI) I: 22—26
20′—21′ s. VAT 17406: 5—6
23′—24′ s. A 198 V: 5—6
27′—29′ s. ibid. IV: 17′—19′
33′—34′ s. K. 1845+ (2. Tf. IGI) I: 66′

23. **VAT 13728+13904** (Fd. Nr. Ass. 17721/aa+cs)
Nahezu vollständig erhaltene Tafel im Breitformat mit großen Schriftzeichen. Rezepte gegen Augenkrankheiten.
6—8 s. K. 1845+ (2. Tf. IGI) II: 69—70

[12] Vgl. E. WEIDNER, AfO 16: 197ff.; zum Text s. p. 208 sub Nr. 38.

24. **VAT 13928** (Fd. Nr. Ass. 16884/d)
Fragment vom linken Rand einer Tafel mit Rezepten gegen Erkrankungen des Mundes oder der Nase.

25. **VAT 16464***
Von E. EBELING als 1. Stück unter der VAT Nr. 10529 in KAR 170 veröffentlicht. Das Fragment stammt jedoch von einem anderen Tafelexemplar als das des Etana-Mythos. Vgl. schon ST. LANGDON, Babyloniaca 12:53. Rezept gegen Augenkrankheit.
4'—10' vgl. K. 2533+ (3. Tf. IGI) II: 32'—35' u. III: 1—2

26. **VAT 8278** (Fd. Nr. Ass. 13955/at; Ph. Ass. S 3935)
Fragment einer kleinen Tafel im Breitformat. Rezepte gegen Zahnkrankheiten.

27. **VAT 13888**
Sehr fragm. Text mit Rezepten gegen Zahnkrankheiten.

28. **EHE 333** (ehedem zur Collection E. TISSERANT gehörig)
Vgl. V. SCHEIL, RA XVIII: 16 f. sub Nr. 13. Abschrift eines Textes durch *Kiṣir-ᵈNabû*.
Vs. 8—9 s. K. 2488 (76,5): 1'—3'
Vs. 13—16 s. ibid. 14'—16'
Vs. 17—18 s. K. 2418+ (77,1) IV: 1—2
Rs. 3'—13' s. K. 2419+ (2. Tf. ZÚ. MEŠ = 36,2+) III: 65''—73''; IV: 1—2, 4—5

29. **VAT 13824+14205** (Fd. Nr. Ass. 17722/bm+cz)
Fragment einer einkolumnigen Tafel mit Rezepten u. Beschwörungen gegen Erkrankungen des Mundes u. der Zähne.
6'—15' vgl. K. 2419+ (2. Tf. ZÚ. MEŠ = 36,2+) III: 43''—47''; 53'' u. K 8716 (54,3) I: 1'—6'
18'—36' s. K. 2419+ (36,2+) III: 65''—73'' u. IV: 1—5; vgl. noch EHE 333 (BAM I, 28) Rs.: 3'—13' u. K. 8716 (54,3) II: 1'—11'

30. **VAT 13725** (Fd. Nr. Ass. 15325/a[13]; Ph. Ass. 4580)
Vgl. E. EBELING, LKA 136. Beschwörungen und Rezepte gegen Zähneknirschen.
44'—46' s. VAT 8260 II: 16'—17' (u. andere)
47'—52' vgl. VAT 9547 Vs. 6'—9'
27' KA ⟨A⟩. AB. [BA]

31. **VAT 9841**
Fragment einer Tafel mit großen Schriftzeichen. Zuordnung unsicher; behandelt möglicherweise Hautkrankheiten des Kopfes und der Brust.
Rs. 7' zu A. ZU]. GAL *šá Aš-šur* zu ergänzen?

32. **VAT 8912*** (Fd. Nr. Ass. 13955/dv; Ph. Ass. S 3970)
Vgl. E. EBELING, KAR 197. Bruchstück einer sauber geschriebenen Tafel mit Rezepten gegen Hautkrankheiten.
1'—15' s. IM 61198 Rs.: 1—13

33. **A 259** (Fd. Nr. Ass. 13955/gq; Ph. Ass. 4126; Ph. Ass. K. 187/8)
Gut erhaltene (Auszug)tafel mit Rezepten gegen Hautkrankheiten des Kopfes.
1—7 s. K. 11544 (6,1): 9'—11' u. AO 11447 (RA LIII: 1ff.) Vs.: 30—33 mit gewissen Abweichungen
19 vgl. K. 6684 (1,2): 8' u. VAT 9029 (BAM I, 3) II: 3

34. **AO 7482***
Fragment eines Textes, dessen Herkunftsort unbekannt ist. Äußere Indizien weisen auf Ninive. Beschwörungen und Rezepte gegen Hautkrankheiten.
1'—14' s. K. 6224+ (3,5) III: 69''—72'' u. IV: 1—11; zu 12'—13' s. noch VAT 9029 (BAM I, 3) II: 32—34

[13] Auf dem Original ist im Gegensatz zum Grabungsphoto die Fd. Nr. 18325/a verzeichnet. Die Ph. Nr. bei E. EBELING, LKA: XIII sub Nr. 136 ist unrichtig.

35. **VAT 13749*+13792*+13905*+ o. A. 13741+13926** (Fd. Nr. Ass. 17721/b+dk+dx+ok)
Fragment einer zweikolumnigen Tafel mit Rezepten gegen Hautkrankheiten.
IV: 1′—7′ s. K. 2574+ (2. Tf. UGU) II: 36—40 u. VAT 9029 (BAM I, 3) III: 20—27
II: 7 SAR-*ár*[!]

36. **VAT 12933*** (Fd. Nr. Ass. 10108)
Mittelassyr. Textfragment. Gemäß Unterschrift Z. 5′ . . . .] GIŠ. GÀR MUR. MEŠ [GIG. MEŠ] „. . .] der Serie (des Werkes) gegen Lungen[krankheiten]“.

37. **VAT 11238*** (Fd. Nr. Ass. 13486; Ph. Ass. S 3761)
Mittelassyr. Fragment, das nach äußeren Indizien zur Bibliothek Tiglatpilesers I. gehört haben muß[9]. Rezepte gegen Erkrankungen der Atemwege.
2′—6′ vgl. K. 10575 (21,4) Vs.: 2—4
7′—12′ s. ibid. Vs.: 5—8

38. **VAT 10515**
Schlecht erhaltenes Bruchstück eines therapeutischen Textes, dessen Zuordnung zur Gruppe der Rezepte gegen Krankheiten der Lunge oder Brust fraglich ist.

39. **VAT 10633***
Fragment einer älteren[14] Tafel, die Rezepte gegen Krankheiten der Atemwege wiedergibt.
2′—9′ s. K. 2462+ (3. Tf. KA-*šú* DUGUD = 48,4) IV: 2′—9′ vgl. dazu R. LABAT JA 1954: 216f. und s. schon E. EBELING, AGM XIII: 8.

40. **VAT 13773+o. A. 14073** (Fd. Nr. Ass. [17721]/as+17721/ce)
Rezepte gegen Krankheiten der Atemwege.
7—11 vgl. K. 9277 (98,2): 3′—8′ u. VAT 10980 (BAM I, 41): 9′—12′

41. **VAT 10980***
Vgl. E. EBELING, KAR 209.
9′—12′ s. K. 9277 (98,2): 3′—8′ u. VAT 13773+ (BAM I, 40): 7—11
8 SUR-ri≪ri≫

42. **VAT 13735+13936+13984+14173** (Fd. Nr. Ass. . . ./ar+ . . ./bb)
Nahezu vollständig erhaltene einkolumnige Tafel mit großen, sehr deutlichen Schriftzeichen. 1—62 Rezepte gegen Krankheiten der Atemwege; nach Doppelstrich in sehr kleiner Schrift Rezepte gegen Schlangenbiß. Vgl. hierzu außer Sm. 1357 (92,7) Vs.: 6′—8′ noch RA XV: 76 Vs.: 1′—13′, STT I, 92 I: 5—11, K. 9283 (CT 14,23): 5—11 u. VAT 13748: 11′—15′.
1—12 s. K. 3370+ (49,6): 2′—11′. Das genannte Duplikat ist Teil eines Textes, der zu 53,4+, 55,1+ und 21,4 gehört.
24—35 s. VAT 13730+ (BAM I, 44): 33′—40′
50—56 s. Rm. 2,330: 1′—8′
63—64 s. Sm. 1357 (92,7) Vs.: 6′—8′
64; 66—67 s. RA XV: 76 Vs.: 2′—5′

43. **VAT 11243*** (Fd. Nr. Ass. 10593)
Fragment eines älteren Textes mit Rezepten gegen Erkrankungen der Atemwege.
4′—5′ s. VAT 13730+ (BAM I, 44): 11′—12′

44. **VAT 13730+13744*+14303*** (Fd. Nr. Ass. . . ./bk)
Fragment einer einkolumnigen Tafel mit Rezepten gegen Erkrankungen der Atemwege. Stark mit Radierungen durchsetzt; vgl. Z. 18′, 25′, 30′ und 37′.
7′—10′ s. VAT 9467+ II: 1′—8′
11′—12′ s. A 239 VII: 13—16; VAT 11819: 5′—6′ (mit nur 5 Drogen) u. VAT 11243 (BAM I, 43): 4′—5′

[14] Unter „älterer Tafel“ verstehe ich hier einen Text, dessen Niederschrift zwischen dem Ende der mittelassyrischen Epoche und dem Beginn der Sargonidenzeit erfolgt sein muß. Der Duktus der Schrift dieser Tafeln ist nicht mehr ausgeprägt mittelassyrisch, aber auch noch nicht neuassyrisch.

14′—15′ s. K. 2590+ (55,1) I: 14′—15′; gekürztes Rezept im Assur-Text
22′ s. K. 2421+ (83,1): 25
33′—40′ s. VAT 13735+ (BAM I, 42): 24—35

45. **VAT 11327***
Kleines Fragment aus der Mitte einer offenbar breitformatigen Tafel; bis zum unteren Rand fehlen höchstens zwei Zeilen, die Rückseite ist unbeschrieben. Rezept gegen Krankheiten der Atemwege.

46. **VAT 14181** (Fd. Nr. Ass. 17721/an)
Fragment einer Schülertafel mit zwei Rezepten ungewissen Inhalts.

47. **VAT 11325***
Fragment einer älteren Tafel mit Rezepten gegen Erkrankungen der Atemwege. Vgl. Z. 7′ DIŠ NA *il-l*[*a-tu* . . . .

48. **VAT 14157***
Kleines Bruchstück eines Textes mit Rezepten gegen innere Krankheiten.
5′—6′ s. K. 191+ (1. Tf. *suālu*) im allgemeinen.

49. **VAT 7822**
Untere Hälfte einer einkolumnigen (Auszug)tafel. Rezepte gegen innere Krankheiten.
1′—13′ s. VAT 14082 (BAM I, 50) Vs.: 1—15
9′ ff. vgl. K. 71 b+ (2. Tf. *suālu*): IV: 48 ff.
10′ ff. vgl. K. 191+ (1. Tf. *suālu*) I: 26ff.
12′—17′ s. VAT 10580 (BAM I, 51): 1′—9′
24′—31′ s. VAT 9138: 54—61
27′—31′ s. VAT 14082 (BAM I, 50) Rs.: 1—6
32′—46′ s. K. 6703+ (83,4; gehört zu 39,1 usw. = 5. Tf. *suālu*) IV: 33—43 u. VAT 14082 (BAM I, 50) Rs.: 7—23

50. **VAT 14082** (Fd. Nr. Ass. 17721/bu)
Fragment einer einkolumnigen (Auszug)tafel; Duplikat zu Nr. 49.
Vs. 1—15 s. VAT 7822: (BAM I, 49) 1′—13′
Rs. 1—6 s. VAT 9138: 57—61 u. VAT 7822: 27′—31′
Rs. 7—23 s. K. 6703+ (5. Tf. *suālu*) IV: 33—43
Rs. 25 *ṭup-pi* $^{md}$⟨NÀ⟩-*bi-su-nu*

51. **VAT 10580***
Kleines Bruchstück mit Rezept gegen innere Krankheiten.
1′—8′ s. VAT 7822 (BAM I 49): 12′—17′

52. **VAT 13733+13738** (Fd. Nr. Ass. 17721/rh+ 15325/c; Ph. Ass. 4567 = 15325/c)
Nach Z. 102: 6 *nis-ḫu ur-ti šá bul-ṭi ki-i pi-i* GIŠ. ZU URI$^{KI}$ GABA. RI UNUG$^{KI}$ SAR *bà-rì* „6. Auszug der Anweisungen über Heilverfahren gemäß dem Wortlaut einer Holztafel aus Akkad, einem Exemplar aus Uruk, geschrieben und kollationiert.“ (Den hieran anschließenden Auszug aus der gleichen Quelle s. sub Nr. 106). Rezepte gegen innere Krankheiten.
2—4 s. K. 2477+ (94,2) I: 4′—6′ (Im Duplikat wird das Rezept fortgesetzt.)
5—7 s. ibid. I: 9′—11′
8—9 s. ibid. I: 2′—3′
27—35; 37—38 s. VAT 9138: 7—17 (Im Duplikat setzt das Rezept fälschlich mit NUMUN GAD (hier Z. 27 in der Lücke vor [Ú. *a*]*k-tam*) ein!)
29—38 s. UR IV Nr. 153: 1—18 (Aus unserem Text ergeben sich viele Verbesserungen des neubabl. Duplikats.)
32—38 s. VAT 11203 (BAM I, 53): 1—6
39—44 s. K. 6703+ (5. Tf. *suālu*) I: 40—44
63—65 s. K. 71b+ (2. Tf. *suālu*) I: 21—22

66—71 s. K. 2477+ (94,2) II: 3′—6′
78—79 s. K. 191+ (1. Tf. *suālu*) II: 5—6
97—100 s. K. 61+ (3. Tf. *suālu*) I: 70—72 u. VAT 11148 (BAM I, 62): 1—4
101 s. EHE 332 (BAM I, 106) Vs.: 1; A 250 (BAM I, 108) Rs.: 2′ und 80—7—19, 163 (39,4) Rs.: 3
83 Ú. NU. LUḪ. ḪU[sic]
97 *a-mur-ri-qa-*⟨*na*⟩ DIB-*su*

53. **VAT 11203***
Kleines Fragment vom rechten oberen Rand einer Tafel, die Rezepte gegen innere Krankheiten verzeichnet.
1—6 s. VAT 13733+ (BAM I, 52): 32—38 u. VAT 9138: 13—17
7—10 s. VAT 9138: 33—36

54. **VAT 8027*** (Fd. Nr. Ass. 13955/s; Ph. Ass. S 3935)
Fragment einer einkolumnigen Tafel mit Rezepten gegen innere Krankheiten.
1—3 s. K. 71b+ (2. Tf. *suālu*) III: 28—29
4—12 s. K. 6703+ (5. Tf. *suālu*) IV: 12—23
13—15 s. Sm. 1283+ (40,4+57,5) Rs.: 10—13
18—19 s. VAT 9138: 78—80
6 ḪUM! statt TAB. TAB

55. **VAT 13890*+13895*** (Fd. Nr. Ass. 13956/cu; Ph. Ass. 4239 für VAT 13895 ohne Zusammenschluß)
Kleines Fragment vom linken Rand einer schmalen Tafel mit Rezepten gegen innere Krankheiten.
1—17 s. K. 71b+ (2. Tf. *suālu*) III: 30—36 u. A 251 (BAM I, 56) Rs.: 8′—13′
4—17 s. A 270 (BAM I, 57) Vs.: 1′—14′
1 IM *ina* ŠÀ-⟨*šú*⟩ *u*[*š-tar-'-ab*

56. **A 251** (Fd. Nr. Ass. 13956/dn; Ph. Ass. 4196)
Rezepte gegen innere Krankheiten.
Rs. 8′—11′ s. K. 71b+ (2. Tf. *suālu*) III: 30—33 u. VAT 13890+ (BAM I, 55): 1ff.
Rs. 9′—11′ s. A 270 (BAM I, 57) Vs.: 1′—8′

57. **A 270** (Fd. Nr. Ass. 13955/au; Ph. Ass. 4158)
Zum Text s. K. 71b+ (2. Tf. *suālu*) III: 31—36
11′ 7! ŠE ŠE. DÙ Ú. KUŠ$_x$. ḪAB

58. **VAT 13774*+14003*** (Fd. Nr. Ass. 17722/gd+fv)
Kleines Fragment vom oberen linken Rand einer Tafel mit Rezepten gegen innere Krankheiten.
8—12 s. K. 71b+ (2. Tf. *suālu*) IV: 37—39

59. **A 212** (Fd. Nr. Ass. 13955/gy; Ph. Ass. 4130)
Fragment einer einkolumnigen (Auszug)tafel mit 2 Rezepten zur Beseitigung der Krankheitserscheinungen, die durch Zauberei und Bann(fluch) entstanden sind. Das restliche Rezept richtet sich gegen innere Krankheit.
1—12 s. K. 9684+ IV: 2—19
13—20 s. ibid. V: 52′ u. VI: 1—9
21—25 s. K. 71b+ (2. Tf. *suālu*) III: 51—53

60. **VAT 10612***
Fragm. Rezepte gegen innere Krankheiten (Gallenblasenleiden).
1′—6′ s. K. 61+ (3. Tf. *suālu*) I: 14—19
7′—11′ s. ibid. I: 38—40 u. A 198 I: 29—35

61. **VAT 14067***
Fragm. erhaltenes Rezept zur Herstellung eines Arzneitrankes gegen Gallenblasenleiden.
62. **VAT 11148***
Zwei fragmentarisch erhaltene Rezepte gegen innere Krankheiten.
1—4 s. K. 61+ (3. Tf. *suālu*) I: 70—72 u. VAT 13733+ (BAM I, 52): 97—100
63. **A 214***
Nach äußeren Indizien gehören die Fragmente Nr. 63, 64 u. 65 zu einem Tafelexemplar; es ließ sich jedoch keine Sicherheit gewinnen. Rezepte gegen innere Krankheiten.
64. **A 207***
Vgl. sub Nr. 63. Fragm. der Rückseite einer zweikolumnigen Tafel.
III: 2′—14′ s. K. 61+ (3. Taf. *suālu*) III: 16—25
65. **A 249***
Vgl. sub Nr. 63.
66. **VAT 9475+10753+o. A. 9499** (Fd. Nr. Ass. 5649/a; Ph. Ass. 1137/38. Fd. Nr. Ass. 8748; Ph. Ass. 1258/59 u. 1363/64)
Vgl. zum Fragm. 10753 E. Ebeling, KAR 159. Mittelassyr. Tafel aus der Bibliothek Tiglatpilesers I.[9] Der Text ist vielleicht eines der alten Exemplare von Rezeptsammlungen, die später in die Tafelserie DIŠ NA *su-a-lam* GIG eingearbeitet worden sind. Denn ab Z. 4′ der Rs. ist er Duplikat zur 4. Tf. der genannten Serie; s. hierzu die Stichzeile von K. 61+ (3. Tf. *suālu*) IV: 47 und die Texte K. 4114 (14,7) und ab Z. 6′ Rm. 250 (45,1): 2′—16′ nebst VAT 13761 Rs.: 21′—24′
Zur Vs. 24ff. vgl. IM 44568 Vs.: 4′—7′. Allem Anschein nach wird der Assur-Text von dem aus kassitischer Zeit stammenden IM 44568 Vs.: 8′—12′ u. Rs.: 1—13 fortgeführt.
Vs. 19 *tu-qa-tar*. BI KUŠ[!] ANŠE
67. **VAT 13751*** (Fd. Nr. Ass. . . ./fh)
Fragment der Rückseite einer einkolumnigen Tafel.
1′—9′ s. K. 6703+ (5. Tf. *suālu*) I: 40—44; VAT 13733+ (BAM I, 52): 39—44 und VAT 13727 Vs.: 21—24 (nur Rezeptur)
68. **A 258** (Fd. Nr. Ass. 13955/ao; Ph. Ass. 4150)
Zur Durchführung einer bestimmten Behandlung abgeschriebener Passus eines Textes, der auf einer Holztafel gestanden hatte, deren nähere Kennzeichnung jedoch nicht erhalten geblieben ist.
1—18 s. K. 6703+ (5. Tf. *suālu*) II: 54′—64′ u. III: 1 u. Duplikate.
6 MUN KÙ. PÁD[sic]
69. **A 242** (Fd. Nr. Ass. 13956/ew; Ph. Ass. 4679)
1′—9′ s. K. 6703+ (5. Tf. *suālu*) II: 54′—58′; A 258 (BAM I, 68): 1—7 u. VAT 9138: 18—23
70. **VAT 13907** (Fd. Nr. Ass. 17721/dt)
Kleines Fragment einer ursprünglich zweikolumnigen Tafel mit Rezepten gegen innere Krankheiten.
Rs. 1′—7′ s. K. 6703+ (5. Tf. *suālu*) II: 58′—62′ usf.
71. **VAT 14025***
Kleines, schwer lesbares Fragment eines einkolumnigen Textes. Die Erwähnung einer durch den Dämon *Aḫḫāzu* hervorgerufenen Erkrankung, weist auf Gelbsucht bzw. Leber- und Gallenleiden.
72. **Fd. Nr. Ass. 13956/ct*** (Ph. Ass. 4201)
Fragmentarisches Rezept zur Herstellung eines Arzneitrankes gegen A. GA. ZI. Vgl. zum Text K. 61+ (3. Tf. *suālu*) II: 58ff.
73. **VAT 10451***
Bruchstück einer zweikolumnigen älteren Tafel; erhalten sind Teile der Kol. I und II. Rezepte gegen innere Krankheiten. Zu II: 1—7 vgl. A 198 II: 20—27

74. **VAT 10595***
Fragment der III. und IV. Kolumne einer Tafel mit Rezepten gegen A. GA. ZI.
75. **A 283** (Fd. Nr. Ass. 13956/dp+gw; Ph. Ass. 4680 u. 4679)
Ganztafel mit 18 teilweise erhaltenen Zeilen. Rezepte gegen A. GA ZI.
76. **VAT 9008** (Fd. Nr. Ass. 17721/bh; Ph. Ass. 5306/07)
Sehr gut erhaltenes Schülertäfelchen mit einem Rezept zur Herstellung eines Arzneitrankes gegen A. GA. ZI.
10 nach *mal-ma-liš* fehlt LAL (*šaqālu*)
11 8[!] Ú. MEŠ statt 6
77. **VAT 13737*+o. A. 13729+14300** (Fd. Nr. Ass. 17721/ee+17722/bu)
Fragmente einer einkolumnigen Tafel mit Rezepten gegen Milz-Erkrankungen.
20′—23′ s. A 261 (BAM I, 78): 1—6
78. **A 261** (Fd. Nr. Ass. 13955/dm)
Zur Durchführung einer bestimmten Behandlung ausgezogener Text mit Rezepten gegen Milz-Erkrankungen; nahezu vollständig erhalten.
1—6 s. VAT 13737+ (BAM I, 77): 20′—23′
10—17 s. K. 13423 (55,4): 6′—8′
79. **VAT 13900**
Oberer Teil einer 3,6 cm breiten Tafel mit einem gut erhaltenen Rezept zur Herstellung einer Abkochung, die als Spül- oder Waschmittel verwendet wird.
80. **A 241** (Fd. Nr. Ass. 13955/aa)
Schülertäfelchen mit neun gut erhaltenen Zeilen; Rezept gegen MÚRUB *áš-ṭa-te*.
Vgl. zum Text etwa K. 8248 (56,1)
81. **A 240*** (Fd. Nr. Ass. 13955/o; Ph. Ass. 4158; Ph. K. 498)
Fragment der Rs. einer einkolumnigen Tafel mit Auszügen von Rezepten gegen diverse Krankheiten.
2′—6′ vgl. etwa VAT 13789 II: 17′—22′
8′—9′ s. A 264+ Rs.: 18′—19′ (offenbar in anderem Zusammenhang)
82. **A 227*** (Fd. Nr. Ass. 13955/bh; Ph. Ass. 4158)
Vs. eines Schülertäfelchens mit einem Rezept zur Herstellung einer Arznei.
83. **VAT 12954***
Sehr kleines Fragment einer Tafel aus weißem Ton. Möglicherweise aus mittelassyr. Zeit stammend.
84. **VAT 9915***
Stark abgeriebenes Fragment einer älteren Tafel mit Rezepten gegen innere Krankheiten.
85. **VAT 16458***
Sehr fragmentarisches Rezept gegen *ni-kim-ti* Š[À]. Ältere Tafel.
1′—8′ vgl. VAT 10635 (BAM I, 86): 1′—8′ u. A 198 VI: 26—33
86. **VAT 10635***
Rezepte gegen innere Krankheiten.
1′—8′ s. A 198 VI: 26—33 u. vgl. VAT 16458 (BAM I, 85): 1′—8′
9′—11′ s. A 275 (BAM I, 87): 1—5 (mit anderer Rezeptur)
87. **A 275** (Fd. Nr. Ass. 13955/gz; Ph. Ass. 4126)
Nahezu vollständig erhaltene Kopie eines Textes mit Rezepten gegen innere Krankheiten: TÙN GIG.
1—5 s. VAT 10635 (BAM I, 86): 9′—11′
21 vgl. etwa K. 2590+ (55,1) Rs.: 9
88. **VAT 10723**
Rezepte gegen innere Krankheiten.
1′—9′ s. K. 8248 (56,1) Vs.: 3—7

10′—12′ s. ibid. Vs.: 10—11
13′—16′ s. K. 4104 (58,2) I: 1—2
17′—25′ s. K. 2477+ (94,2) II: 3′—6′
26′—30′ s. K. 8248 (56,1) Rs.: 1′—4′

89. **Fd. Nr. Ass. 13955/bu** (Ph. Ass. 4150)
Fragment eines Schülertäfelchens mit zwei Rezepten gegen *k*[*i-iṣ* ŠÀ] ? und DÚR. GIG.

90. **VAT 9984***
Tafelfragment mit stark abgeriebener Oberfläche; gibt diverse Rezepte gegen innere Erkrankungen.
Zu 3′—8′ vgl. den sehr ähnlichen Text K. 8469 (48,2): 11—18. — Das in Z. 6′ stehende *al-lu-ḫa-ra* (vgl. W. v. SODEN, AHW: 38a) ist allem Anschein nach identisch mit $NA_4$. *an-nu-ḫa-ra* (Z. 11 von K. 8469).
9′—11′ s. K. 249+ IV: 10—14
14′—15′ s. ibid. IV: 15—16; vgl. hierzu noch 81—7—27, 73 II: 16′—18′
15′ BÍL[sic]. ZA. ZA statt BIL. ZA. ZA; vgl. die gleiche Schreibung noch in BAM I, 17: 3′

91. **VAT 11591***
Das sehr kleine Fragment ist nach äußeren Indizien möglicherweise Teil der im folgenden beschriebenen Nummer.

92. **VAT 10085*+10850+11056*+11080*+11606*+12199*+12265*+o. A. 10793**
Vgl. E. EBELING, KAR 200 (10850) u. KAR 225 (10793). Bruchstück einer mehrkolumnigen, älteren Tafel mit sehr klarer Schrift. Rezepte gegen innere Krankheiten.
I′: 5′—6′ s. A. 239 VII: 17—19
I′: 8′—22′ s. K. 15238 (22,5): 3′—8′ u. vgl. ab Z. 16′ auch noch A 239 VII: 20—25
I′: 23′—30′ vgl. K. 6869+ (14,9): 7′—10′
II′: 33′ vgl. K. 61+ (3. Tf. *suālu*) I: 37

93. **A 247** (Fd. Nr. Ass. 13956/bz; Ph. Ass. 4193)
Fragment eines Schülertäfelchens. Nach Tafelkrümmung Vs. und Rs. so, wie angeordnet. Das Rezept 17—19 bleibt dann aber ebenso unvollendet wie das Rezept 1—4, das mit $ŠEG_6$-*šal* endet. Verordnungen gegen innere Krankheiten.
13—16 s. Sm. 1283+ (40,4) Rs.: 10—13

94. **VAT 10649**
Fragment einer mittelassyrischen Tafel mit stark beschädigter Oberfläche. Rezepte gegen innere Krankheiten.
Vs. 6—8 vgl. etwa VAT 10092 (BAM I, 104): 62—64; Vs. 10—11 vgl. ibid.: 65

95. **VAT 13752+13791+14190+14373*** (Fd. Nr. Ass. 17721/dh+w)
Kopie eines alten Textes durch *Nabû-besunu*, Beschwörungspriester am Assur-Tempel. Gut erhaltenes Tafelfragment im Breitformat. Rezepte gegen innere Erkrankungen, die später z. T. in die Tafelserie DIŠ NA *ina la simāni-šú* eingearbeitet worden sind.
1—4 s. K. 3550 (22,2) Rs.: 17′—21′ u. VAT 10170 III: 1—7
8—9 s. VAT 9138: 78—81
10—11 s. STT I, 97 III: 1—4
12—15 s. ibid. III: 10—18
16—18 s. Sm. 36+ (43,1 = 1. Tf. *ina lā simānišu*) I: 1—4 (mit gewissen Abweichungen)
19—20 s. K. 3453 (53,9) Vs.: 5′—7′ (gehört o. A. zu 43,1)
21—22 s. Sm. 357 (7,7) u. K. 9441 (43,5) IV: 5—6
27—28 s. A 274 (BAM I, 99): 25—26
31—36 s. Sm. 36+ (43,1) I: 7—13
36—37 s. VAT 10170 II: 8′—11′
37 s. STT I, 97 IV: 17—18 u. VAT 10092 (BAM I, 104): 34
38—39 vgl. EHE 331+ (BAM I, 96) II: 16—17

23 [DIŠ NA] *n[ik]-⟨kim⟩-ti* DÚR GIG ŠÀ!. MEŠ-*šú* ...
38 A. GAR.⟨GAR⟩ MAŠ. DÀ

96. **EHE 331+VAT 8694+14118*** (Fd. Nr. Ass. 17721/cf für VAT 14118)
Zu EHE 331 (ehedem zur Collection E. TISSERANT gehörig) vgl. V. SCHEIL, RA XVIII: 8 ff. sub Nr. 11). Rezepte gegen innere Erkrankungen. Vgl. die Tafelserie DIŠ NA *ina lā simānišu*.
I: 5'—9' s. K. 2433+ (47,1 = 4. Tf. *ina lā simānišu*) II: 21—23
I: 10'—11' s. VAT 10092 (BAM I, 104): 7—8
II: 1—4 s. VAT 16449 (BAM I, 97): 9'—12'
II: 5—8 vgl. Sm. 36+ (43,1) I: 11—13; A 223 (BAM I, 98): 1'ff. u. Fd. Nr. Ass. 13955/k (BAM I, 101): 4—11
III: 1'—15' s. K. 2433+ (47,1) IV: 1'—13'
III: 15'—23' s. K. 4104 (58,2) I: 1—6
I: 18' *ta-kar* SÍG AKÀ! Ì. GIŠ x
II: 13 *kib*!*-ri-tú*
III: 5' *ú-pi*!*-zìr*
III: 12' ZÀ. ⟨ḪI⟩. LI

97. **VAT 16449*** (Fd. Nr. Ass. 14618)
Fragment eines Textes mit Rezepten gegen innere Erkrankungen. Zz. 1'—8' sind möglicherweise an das Ende von Kol. 1 der Nr. 96 zu setzen, da ab Z. 9' Duplikat der II. Kol. des genannten Textes.

98. **A 223** (Fd. Nr. Ass. 13956/bb; Ph. Ass. 4679 nur Rs.)
Fragment eines Schülertäfelchens. Zum Text vgl. etwa Sm. 36+ (43,1) I: 11—13 usf.

99. **A 274+VAT 13726** (Fd. Nr. Ass. 13955/fv+13956/fd; Ph. Ass. 4125 bzw. K. 554 und 4240)
Verhältnismäßig gut erhaltenes Fragment einer einkolumnigen Tafel. Nach Z. 56: 7 *nis-ḫu* GABA. RI É. SA. BAD *šá* BAL. TI[KI] „7. Auszug eines Exemplares aus dem Gula-Tempel in Assur". Rezepte gegen innere Erkrankungen.
19—24 s. Sm. 36+ (43,1) III: 3'—8' u. A 254 (BAM I, 100): 2'—9'
21—24 s. A 239 VI: 1—6
25—26 s. VAT 13752+ (BAM I, 95): 27—28
27—32 s. VAT 10170 III: 8—12
35—51 s. Sm. 36+ (43,1): 51''—62''
54 s. K. 5955+ (84,7) IV': 2
42 DIŠ NA ⟨ÚŠ⟩ *ina* DÚR-*šú* ....

100. **A 254** (Fd. Nr. Ass. 13955/ai; Ph. Ass. 4158)
Fragment einer kleinen Tafel; Vs. bis auf die letzte Zeile abgebröckelt. Rezepte gegen innere Krankheiten.
2'—9' s. A 274+ (BAM I, 99): 19—24 u. A 239 VI: 1—6

101. **Fd. Nr. Ass. 13955/k*** (Ph. Ass. 4158)
Zur Durchführung einer bestimmten Behandlung ausgezogener Text mit Rezepten gegen innere Krankheiten.
4—11 vgl. Sm. 36+ (43,1) I: 11—13 usf.
6 letztes Zeichen fehlerhaft statt Ì?

102. **Fd. Nr. Ass. 13955/r***[15] (Ph. Ass. 4158)
Rs. einer Auszugtafel (IM. GÍD. DA), die auf der Vs. eine Beschwörung gegen eine Erkrankung des Anus enthalten haben muß.

103. **VAT 13914*** (Fd. Nr. Ass. 17721/ef)
Sehr kleines Fragment einer Tafel mit großer Schrift.

[15] Die Indexbezeichnung /r ist allem Anschein nach fehlerhaft, da A 219 den gleichen Index hat.

**104. VAT 10092** (Fd. Nr. Ass. 1231)
Vgl. E. EBELING, KAR 201. Größeres Bruchstück einer einkolumnigen, älteren Tafel mit Rezepten gegen innere Krankheiten.
7—8 s. EHE 331+ (BAM I, 96) I: 10—11
34 s. VAT 13752+ (BAM I, 95): 37
42—45 s. K. 2433+ (47,1) IV: 1′—5′
62—64 vgl. etwa VAT 10649 (BAM I, 94) Vs.: 6—8
65 vgl. ibid. Vs.: 10—11
89 s. Sm. 357 (7,7) u. K 9441 (43,5) IV: 5—6
98—101 s. K. 2433+ (47,1) IV: 8′—12′
7 am Ende ŠIM!. BULUḪ!

**105. A 54*** (Fd. Nr. Ass. 13955/kg[16]; Ph. Ass. 4132 u. K. 491)
Fragment der Vorderseite einer (Auszug)tafel mit Beschwörung und Anweisung gegen Anus-Erkrankung.
1—6 s. STT I, 97 IV: 25—29

**106. EHE 332** (ehedem zur Collection E. TISSERANT gehörig)
Vgl. V. SCHEIL, RA XVIII: 14ff. sub Nr. 12. Fragment einer einkolumnigen Tafel; gemäß Stichzeile von VAT 13733+ (BAM I, 52) „7. Auszug" usw. Rezepte gegen innere Krankheiten.
Vs. 1 s. VAT 13733+ (BAM I, 52): 101
1—10 s. A 250 (BAM I, 108) Rs.: 2′—22′; A 280 (BAM I, 107): 1—8 u. A 272 (BAM I, 109): 1—16
Rs. 1′—5′ s. K. 6545+ (40,5) III: 9′—12′; STT I, 101: 3′—7′

**107. A 280*** (Fd. Nr. Ass. 13955/iv; Ph. Ass. 4146 u. K. 177)
Fragment einer (Auszug)tafel mit Rezepten gegen innere Krankheiten. Zum Text vgl. Nr. 106.

**108. A 250** (Fd. Nr. Ass. 13955/fd; Ph. Ass. 4123)
Fragment einer (Auszug)tafel mit Rezepten gegen innere Krankheiten.
Vs. 1—7 s. VAT 9138: 66—69
8—14 s. ibid.: 62—65
15—20 s. Sm. 36+ (43,1) I: 1—3
Rs. 2′—22′ s. EHE 332 (BAM I, 106) Vs.: 1—10 usf.

**109. A 272** (Fd. Nr. Ass. 13955/h; Ph. Ass. 4158 u. K. 498)
Vs. eines Schülertäfelchens; zum Text s. Nr. 106.

**110. A 262*** (Fd. Nr. Ass. 13955/kg[16]; Ph. Ass. 4132)
Rs. einer kleinen Tafel.
3′—11′ s. VAT 9138: 66—69

**111. VAT 9871+10397*** (Fd. Nr. Ass. 1224)
Zu 9871 vgl. E. EBELING, KAR 155. Größeres Bruchstück einer zweikolumnigen, älteren Tafel mit sehr klaren Schriftzeichen. Rezepte gegen Krankheiten der Harnwege.
I: 16′—17′ s. K. 5864 (58,6): 2′
II: 15′—16′ s. P. 19801[17] I: 14′
II: 16′—20′ s. A 239 V: 15—20 (mit gew. Abweichungen) u. P. 19801 I: 20′—22′
II: 23′—26′ s. P. 19801 IV: 7—10 u. K. 7230 (61,1): 5′—8′
III: 8′—14′ s. P. 19801 II: 5′—12′ u. K. 11280 (66,11+65,6): 16′—20′

[16] Die gleiche Indexbezeichnung /kg hat die Fd. Nr. 13955 = A 262 (BAM I, 110). Vgl. unten das Fundnummern-Verzeichnis, wo sicherlich unrichtige Angaben durch ein [sic] gekennzeichnet worden sind.
[17] Vgl. vorläufig H. F. LUTZ, AJSL 36: 67ff.

112. **VAT 9870*+10095***
Zu 9870 vgl. E. EBELING, KAR 193.
Fragment der Vorderseite einer zweikolumnigen Tafel aus mittelassyrischer Zeit. Rezepte gegen Krankheiten der Harnwege.
I: 9'—12' s. Sm. 261 (66,7): 1—3
I: 13'—16' s. Sm. 516 (58,4) und VAT 13734: 1'—4'
I: 17'—27' s. K. 5864 (58,6): 2'—9'
II: 10' s. P. 19801 IV: 1—2
113. **VAT 10818***
Kleines Fragment mit sehr poröser Oberfläche. Nach äußeren Indizien zum gleichen Exemplar wie Nr. 112 gehörig.

## Nummernverzeichnisse

### *Konkordanz der Texte*

| Inventar-Nr. | | Publikations-Nr. |
|---|---|---|
| A | 54 | 105 |
| | 207 | 64 |
| | 212 | 59 |
| | 214 | 63 |
| | 223 | 98 |
| | 227 | 82 |
| | 240 | 81 |
| | 241 | 80 |
| | 242 | 69 |
| | 247 | 93 |
| | 249 | 65 |
| | 250 | 108 |
| | 251 | 56 |
| | 254 | 100 |
| | 258 | 68 |
| | 259 | 33 |
| | 261 | 78 |
| | 262 | 110 |
| | 270 | 57 |
| | 272 | 109 |
| | 274$^{+}$ | 99 |
| | 275 | 87 |
| | 280 | 107 |
| | 283 | 75 |
| AO | 7482 | 34 |
| Ass. | 13955/bu | 89 |
| | 13955/k | 101 |
| | 13955/r | 102 |
| | 13956/ct | 72 |
| Div. | 158 | 4 |
| EHE | 330 | 19 |
| | 331$^{+}$ | 96 |
| | 332 | 106 |
| | 333 | 28 |
| VAT | 7822 | 49 |
| | 8027 | 54 |
| | 8256 | 1 |
| | 8278 | 26 |

| Inventar-Nr. | Publikations-Nr. |
|---|---|
| 8281 | 20 |
| +8694$^{+}$ | 96 |
| 8912 | 32 |
| 9008 | 76 |
| 9029 | 3 |
| 9475$^{+}$ | 66 |
| +9499 (o.A.) | 66 |
| 9535 | 12 |
| 9781 | 6 |
| 9841 | 31 |
| 9870$^{+}$ | 112 |
| 9871$^{+}$ | 111 |
| 9896$^{+}$ | 18 |
| 9915 | 84 |
| 9935 | 16 |
| 9984 | 90 |
| 9989 | 7 |
| 10085$^{+}$ | 92 |
| 10092 | 104 |
| +10095 | 112 |
| 10267 | 11 |
| 10314 | 5 |
| 10363 | 17 |
| +10397 | 111 |
| 10451 | 73 |
| 10506 | 8 |
| 10515 | 38 |
| 10580 | 51 |
| 10595 | 74 |
| 10612 | 60 |
| 10633 | 39 |
| 10635 | 86 |
| 10649 | 94 |
| 10699 | 14 |
| 10723 | 88 |
| +10753$^{+}$ | 66 |
| +10793 (o.A.) | 92 |
| 10818 | 113 |

*Konkordanz der Texte*

| Inventar-Nr. | Publikations-Nr. |
|---|---|
| +10850$^{+}$ | 92 |
| +10895$^{+}$ | 18 |
| 10980 | 41 |
| +11056$^{+}$ | 92 |
| +11080$^{+}$ | 92 |
| 11148 | 62 |
| 11203 | 53 |
| 11238 | 37 |
| 11243 | 43 |
| 11325 | 47 |
| 11327 | 45 |
| 11488 | 13 |
| 11591 | 91 |
| +11606$^{+}$ | 92 |
| +12199$^{+}$ | 92 |
| +12265$^{+}$ | 92 |
| +12399 | 18 |
| 12933 | 36 |
| 12954 | 83 |
| 13725 | 30 |
| +13726 | 99 |
| 13728$^{+}$ | 23 |
| +13729$^{+}$ (o.A.) | 77 |
| 13730$^{+}$ | 44 |
| 13732 | 22 |
| 13733$^{+}$ | 52 |
| 13735$^{+}$ | 42 |
| 13737$^{+}$ | 77 |
| +13738 | 52 |
| +13741$^{+}$ (o.A.) | 35 |
| +13744$^{+}$ | 44 |
| 13749$^{+}$ | 35 |
| 13751 | 67 |
| 13752$^{+}$ | 95 |
| 13773$^{+}$ | 40 |
| 13774$^{+}$ | 58 |
| 13785 | 9 |
| +13791$^{+}$ | 95 |
| +13792$^{+}$ | 35 |
| 13824$^{+}$ | 29 |
| 13888 | 27 |
| 13890$^{+}$ | 55 |
| 13892 | 15 |
| +13895 | 55 |
| 13900 | 79 |
| +13904 | 23 |
| +13905$^{+}$ | 35 |
| 13907 | 70 |
| 13914 | 103 |
| 13922 | 21 |
| +13926 | 35 |
| 13928 | 24 |
| 13931 | 10 |
| +13936$^{+}$ | 42 |
| 13974 | 2 |
| +13984$^{+}$ | 42 |
| +14003 | 58 |
| 14025 | 71 |
| 14067 | 61 |
| +14073 (o.A.) | 40 |
| 14082 | 50 |
| +14118 | 96 |
| 14157 | 48 |
| +14173 | 42 |
| 14181 | 46 |
| +14190$^{+}$ | 95 |
| +14205 | 29 |
| +14300 | 77 |
| +14303 | 44 |
| +14373 | 95 |
| 16449 | 97 |
| 16458 | 85 |
| 16464 | 25 |

*Fundnummern-Verzeichnis*

| Fd. Nr. Ass. | Publikations-Nr. |
|---|---|
| 1224 | 111 |
| 1231 | 104 |
| 4469/b | 16 |
| 4533/g | 11 |
| 5649/a | 66 |
| 8748 | 66 |
| 10108 | 36 |
| 10593 | 43 |
| 13486 | 37 |
| 13955/aa | 80 |
| /ad | 20 |
| /ai | 100 |
| /ao | 68 |
| /at | 26 |
| /au | 57 |
| /bh | 82 |
| /bu | 89 |
| /cz | 3 |
| /dm | 78 |
| /dv | 32 |
| /ew | 1 |
| /fd | 108 |
| /fv | 99 |
| /gq | 33 |
| /gy | 59 |
| /gz | 87 |
| /h | 109 |
| /iv | 107 |
| /k | 101 |
| /kg[sic] | 105 |
| /kg | 110 |
| /o | 81 |
| /r | 102 |
| /s | 54 |
| 13956/bb | 98 |
| /bz | 93 |
| /ct | 72 |
| /cu | 55 |
| /dn | 56 |
| /dp | 75 |
| /dy | 61 |
| /ew | 69 |

| Fd. Nr. Ass. | Publikations-Nr. |
|---|---|
| 13956/fd | 99 |
| /gw | 75 |
| 14618 | 97 |
| 15325/a | 30 |
| /c | 52 |
| 16884/d | 24 |
| 17721/a | 22 |
| /aa | 23 |
| /an | 46 |
| /as | 40 |
| /b | 22 |
| /b[sic] | 35 |
| /bh | 76 |
| /bu | 50 |
| /ce | 40 |
| /cf | 96 |
| /cs | 23 |
| /dh | 95 |
| /dk | 35 |
| /dt | 70 |
| /du | 15 |
| /dx | 35 |
| /ee | 77 |
| /ef | 103 |
| /ok | 35 |
| /rh | 52 |
| /w | 95 |
| 17722/bm | 29 |
| /bu | 77 |
| /cz | 29 |
| /fb | 2 |
| /fv | 58 |
| /gd | 58 |
| 18325/a | 30 |
| 20061 | 12 |
| . . . . /ar | 42 |
| /as | 9 |
| /bb | 42 |
| /bk | 44 |
| /fh | 67 |
| /s | 10 |

## *Nummern-Verzeichnis der Grabungsphotographien*

| Photo-Nr. Ass. | Publikations-Nr. |
|---|---|
| 1137/38 | 66 |
| 1258/59 | 66 |
| 1363/64 | 66 |
| S 3761 | 37 |
| S 3935 | 20 |
| | 26 |
| | 54 |
| S 3965 | 3 |
| S 3970 | 32 |
| S 4013/14 | 1 |
| 4123 | 108 |
| 4125 | 99 |
| 4126 | 33 |
| | 87 |
| 4130 | 59 |
| 4132 | 105 |
| | 110 |
| 4146 | 107 |
| 4150 | 68 |
| | 89 |

| Photo-Nr. Ass. | Publikations-Nr. |
|---|---|
| 4158 | 57 |
| | 81 |
| | 82 |
| | 100 |
| | 101 |
| | 102 |
| | 109 |
| 4193 | 93 |
| 4196 | 56 |
| 4201 | 72 |
| 4238 | 61 |
| 4239 | 55 |
| 4240 | 99 |
| 4567 | 52 |
| 4580 | 30 |
| 4679 | 69 |
| | 75 |
| | 98 |
| 4680 | 75 |
| 5306/07 | 76 |
| 6447 | 12 |

## *Nummern-Verzeichnis der K.-Photographien*

| Photo-Nr. K.-Serie | Publikations-Nr. |
|---|---|
| 177 | 107 |
| 187/88 | 33 |
| 491 | 105 |
| 498 | 81 |

| Photo-Nr. K.-Serie | Publikations-Nr. |
|---|---|
| 513/14 | 109 |
| | 4 |
| 554 | 99 |

*Konkordanz bereits veröffentlichter Texte*

| Erst-Veröffentlichung | Publikations-Nr. | Erst-Veröffentlichung | Publikations-Nr. |
|---|---|---|---|
| KAR 155 | 111 | 203 | 1 |
| 159 | 66 | 209 | 41 |
| 170 | 25 | 210 | 16 |
| 183 | 20 | 225 | 92 |
| 188 | 11 | 372 | 5 |
| 190 | 7 | LKA 136 | 30 |
| 193 | 112 | RA XVIII: 7 | 19 |
| 197 | 32 | 9—10 | 96 |
| 200 | 92 | 14—15 | 106 |
| 201 | 104 | 16 | 28 |
| 202 | 3 | | |

# TAFELN

# 1 VAT 8256

Kol. I

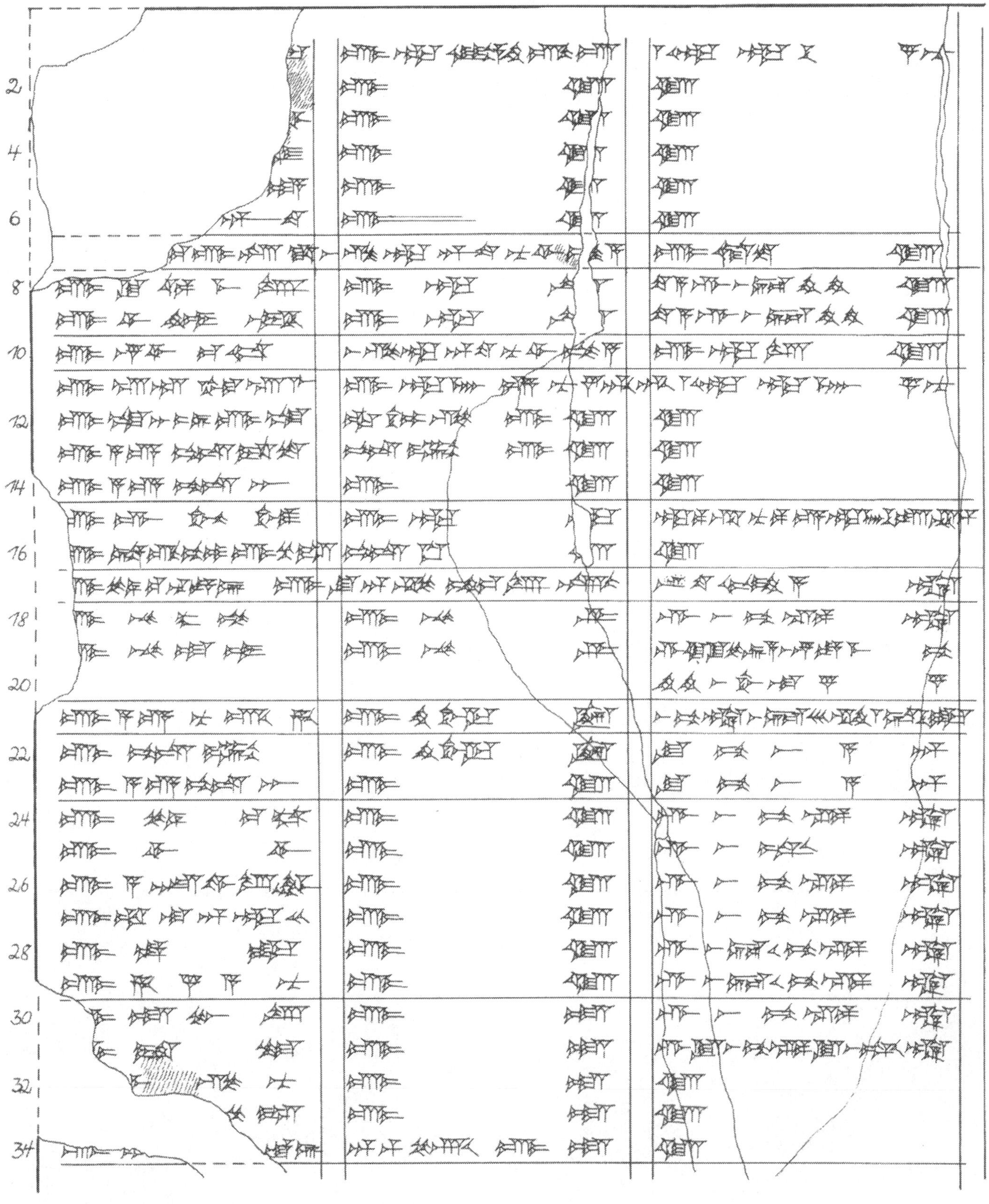

# 1 VAT 8256

Kol. I

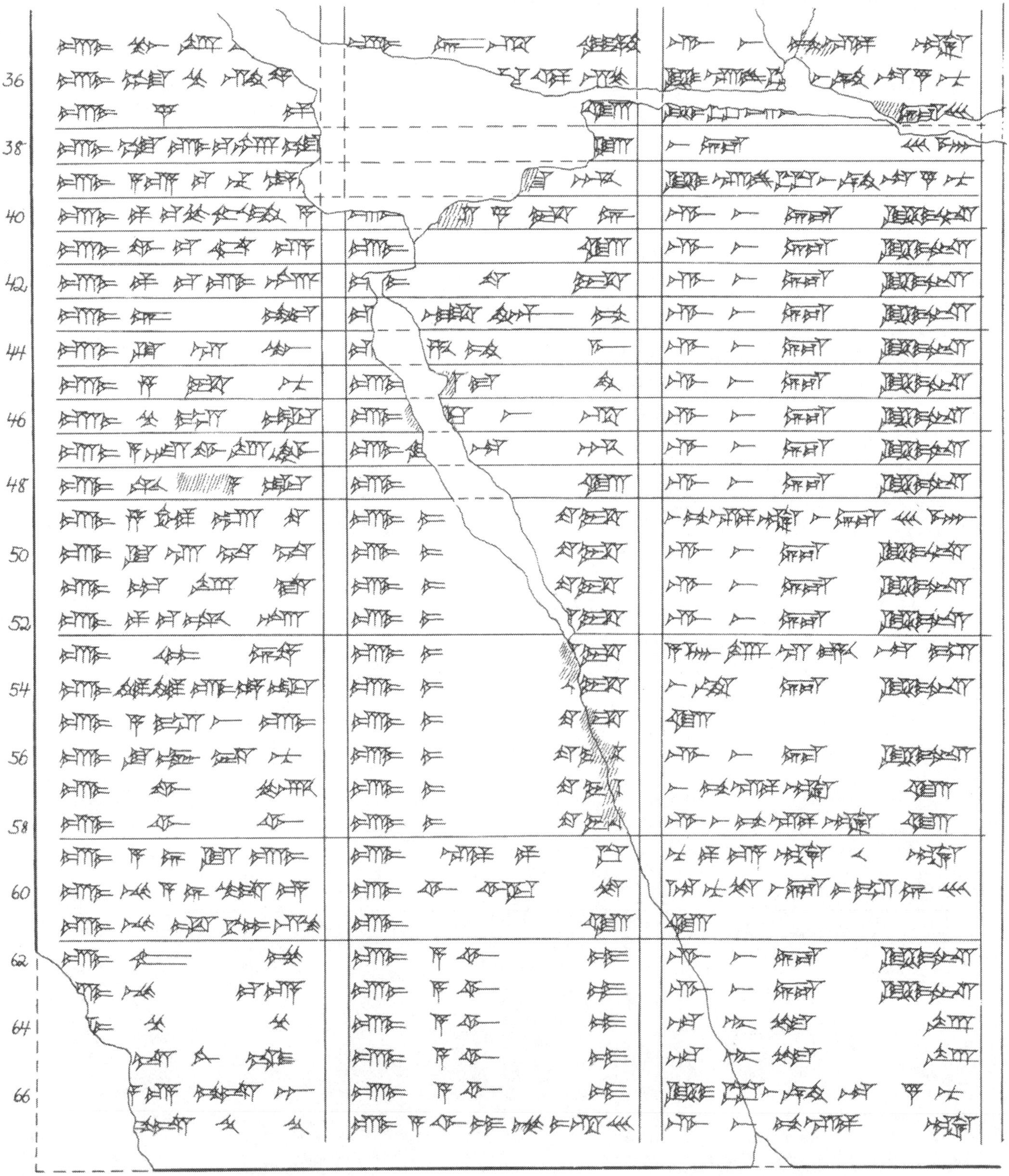

# 1 VAT 8256

Kol. II

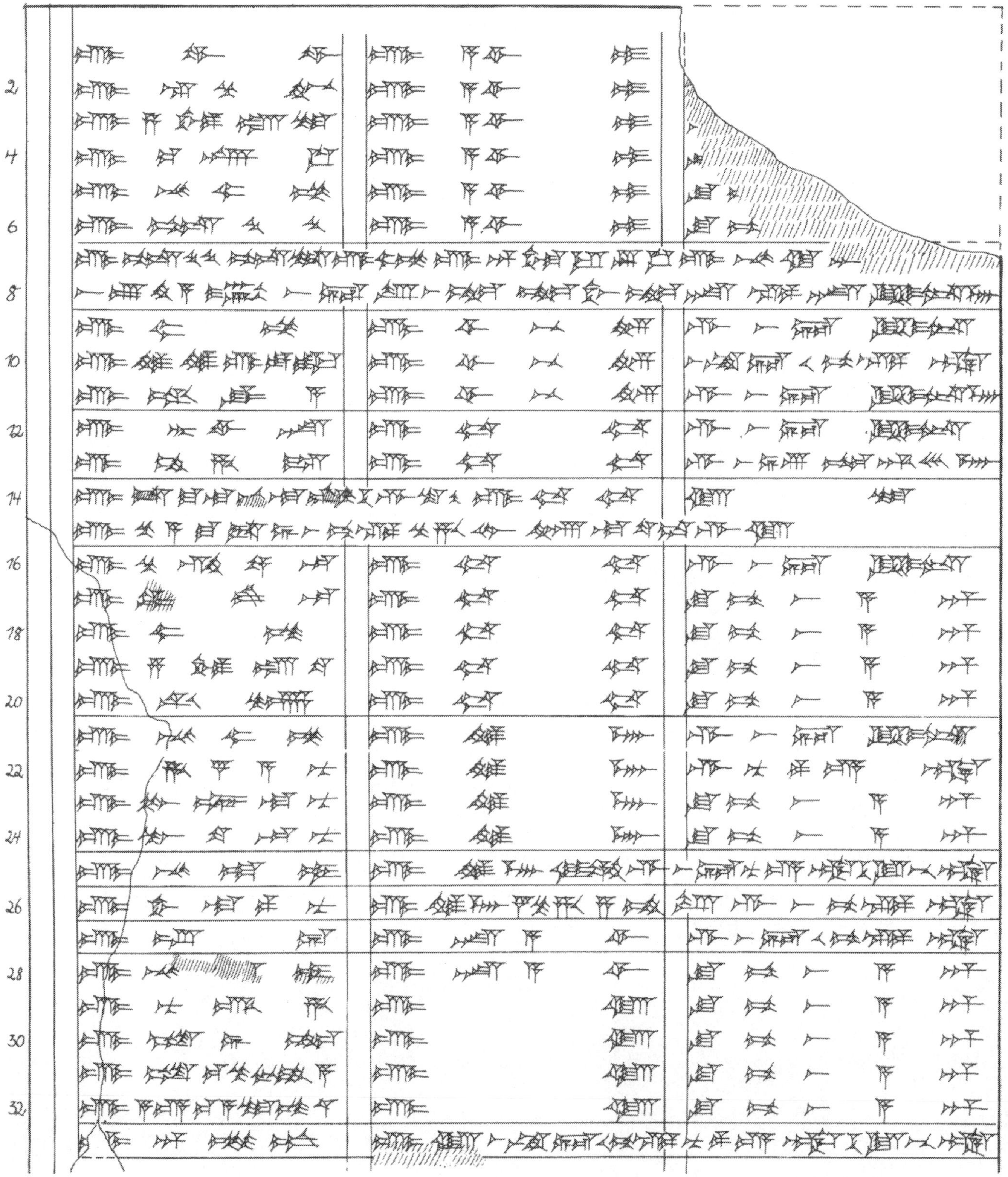

# 1 VAT 8256

Kol. II

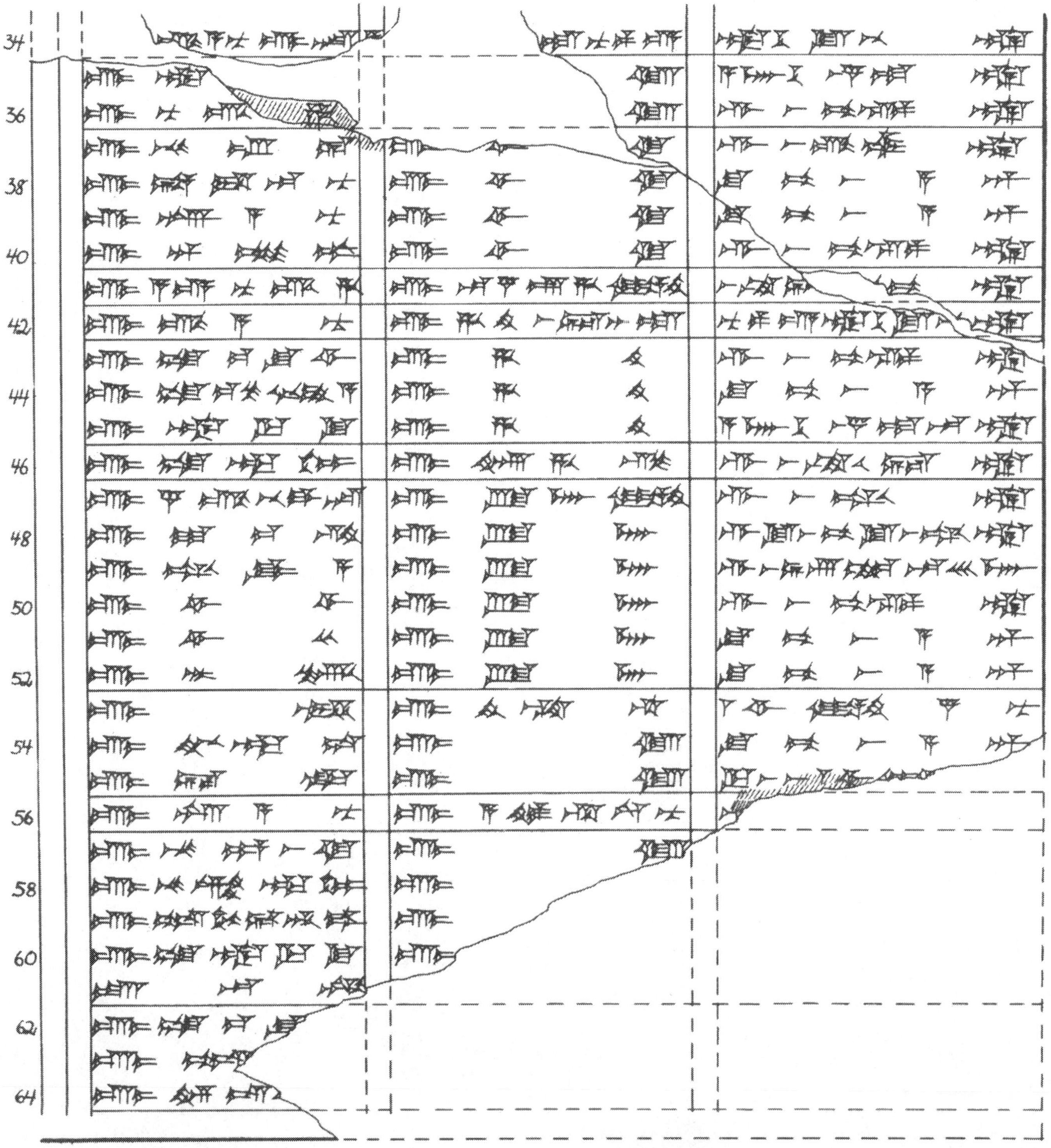

# 1 VAT 8256

Kol. III

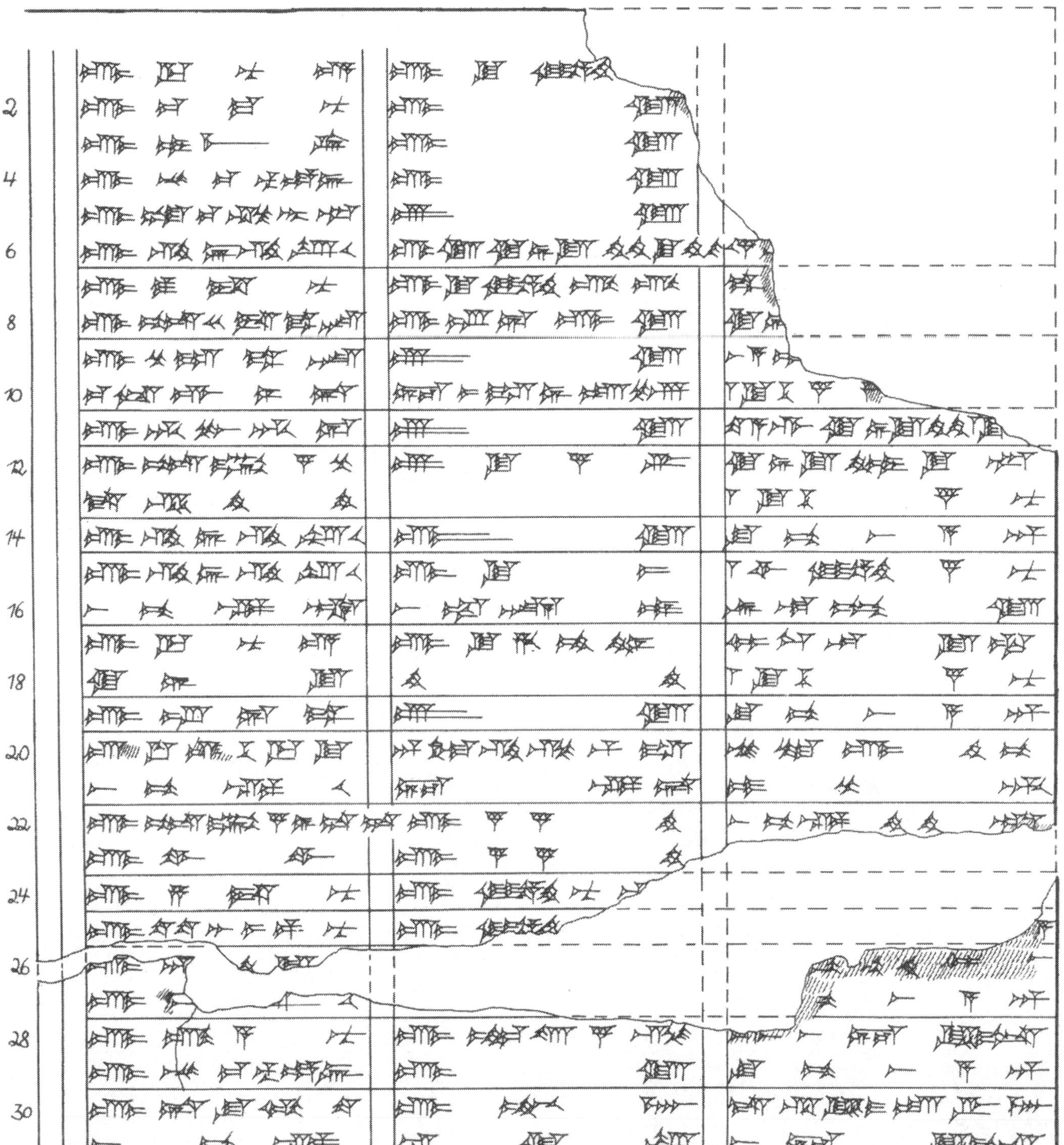

## 1 VAT 8256

Kol. III

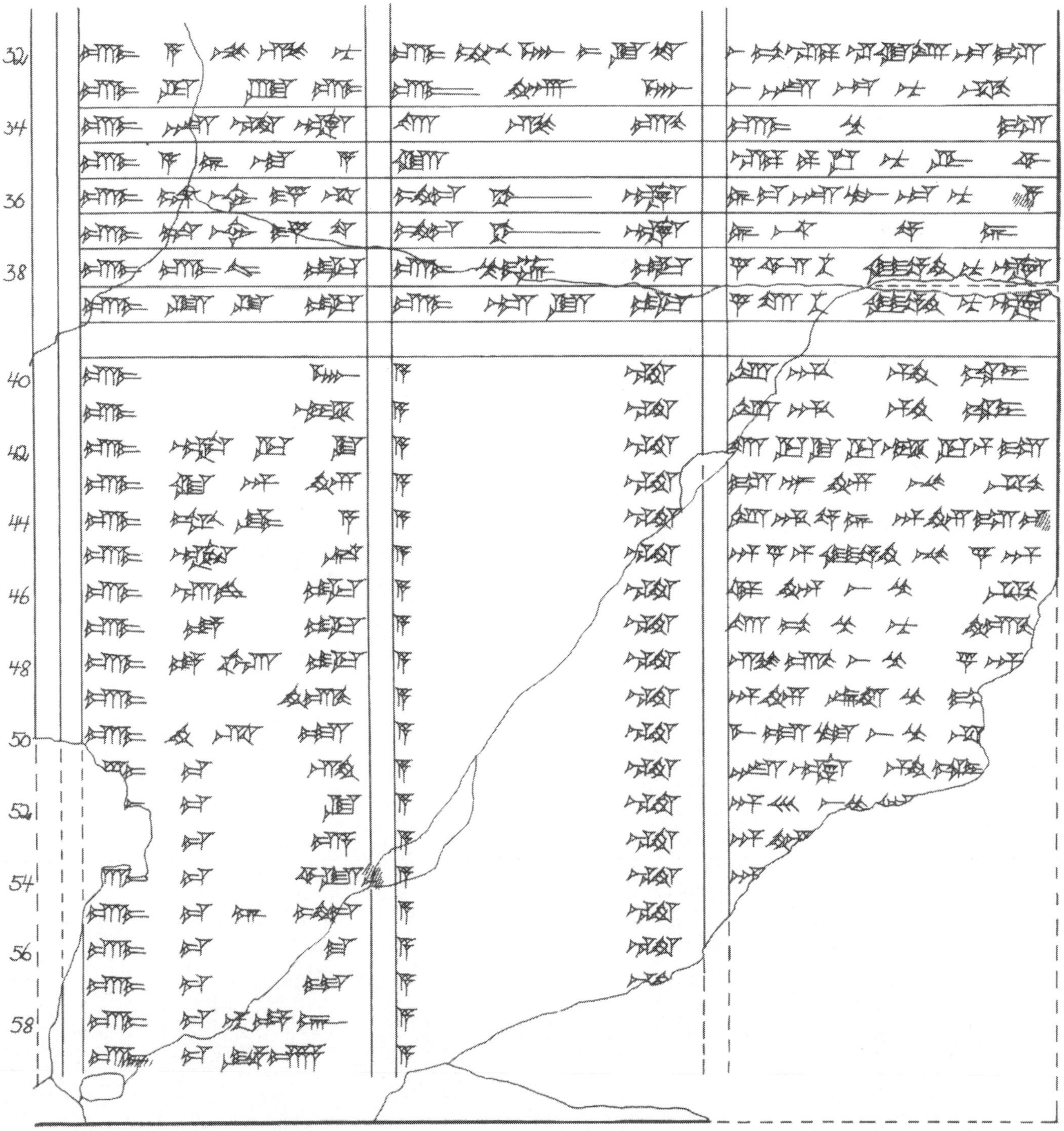

# 1 VAT 8256

Kol. IV

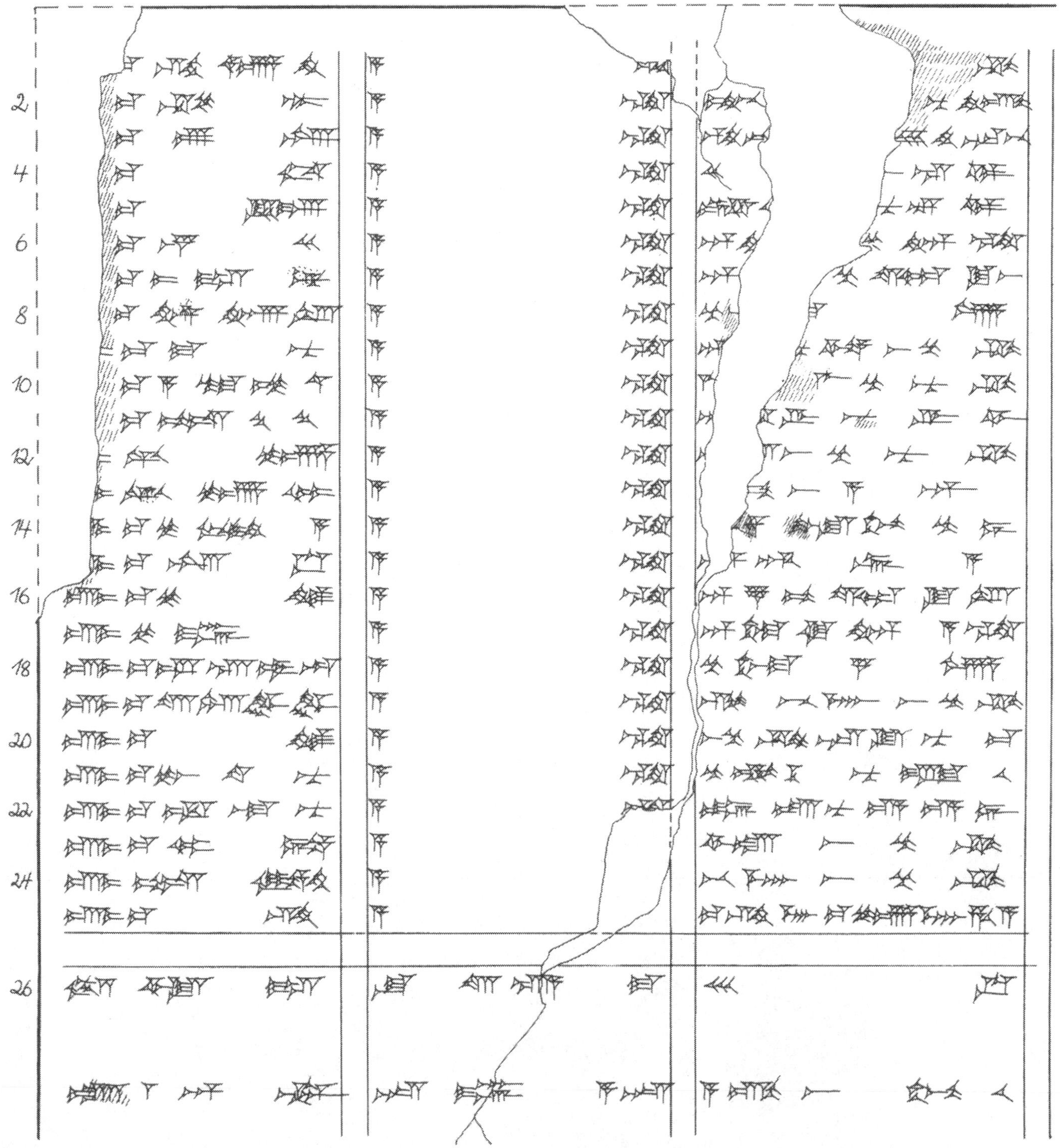

# 1 VAT 8256

Kol. IV

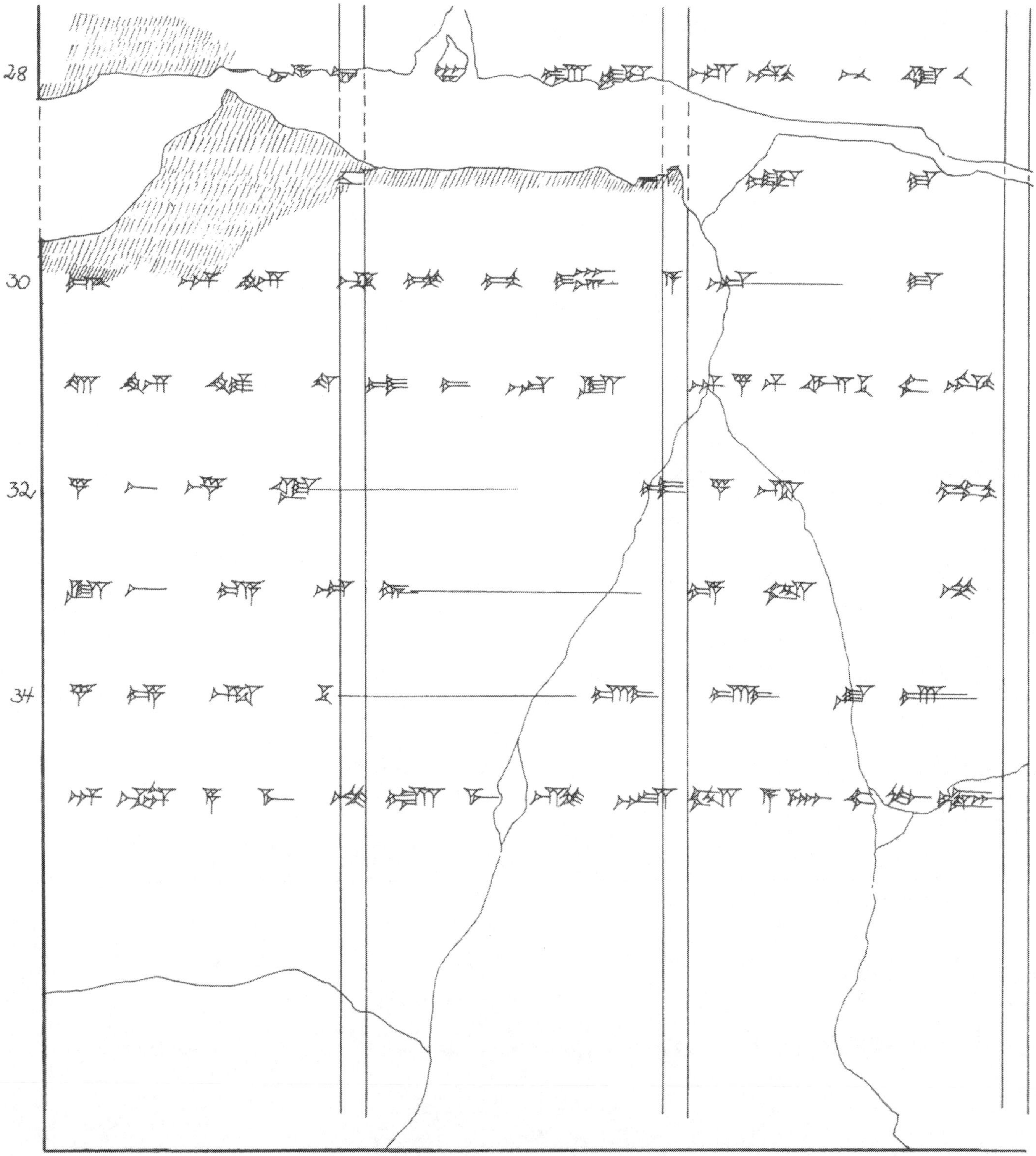

## 2 VAT 13974

Vs.

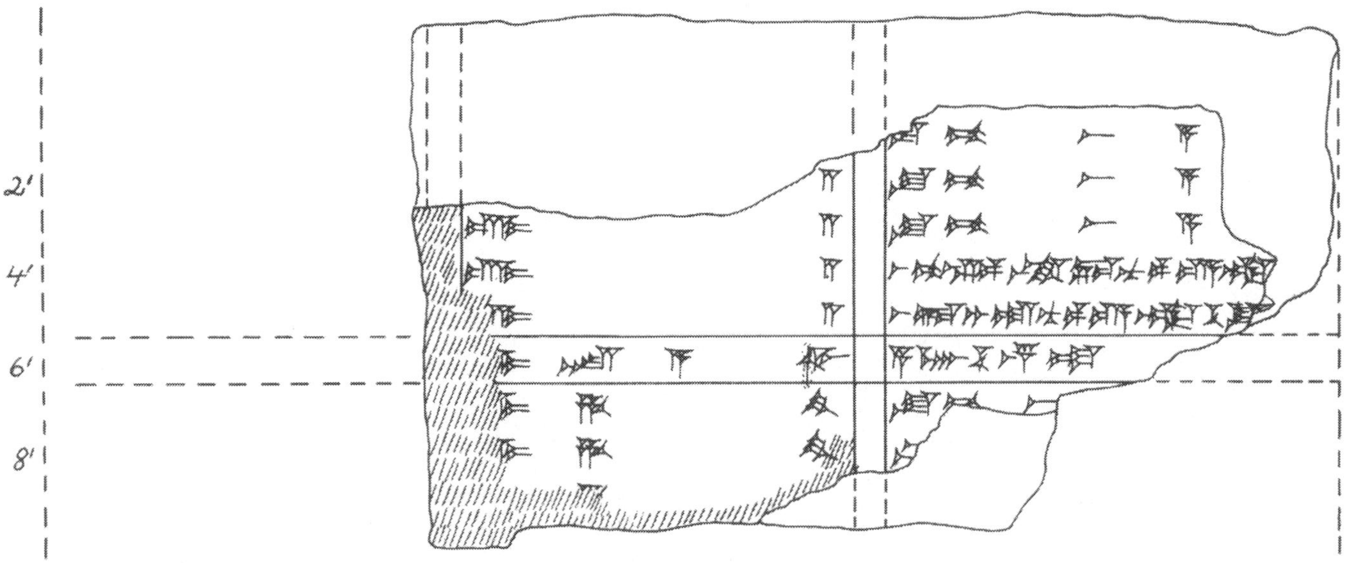


Rs.

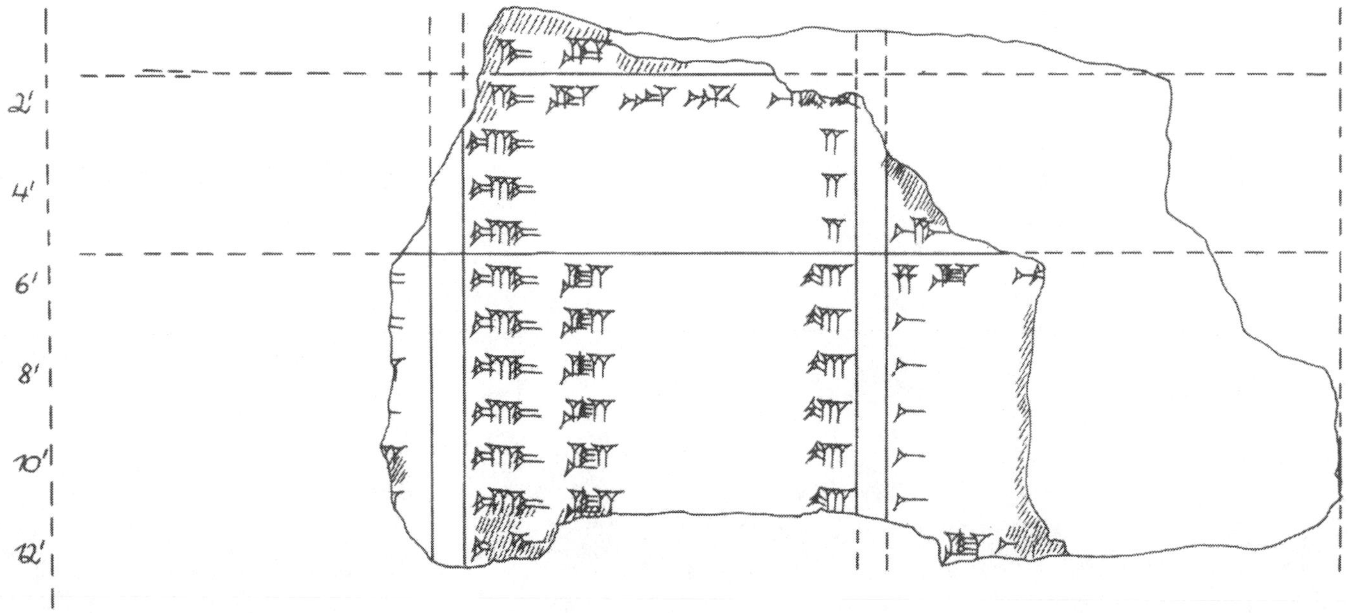

## 3 VAT 9029

Kol. I

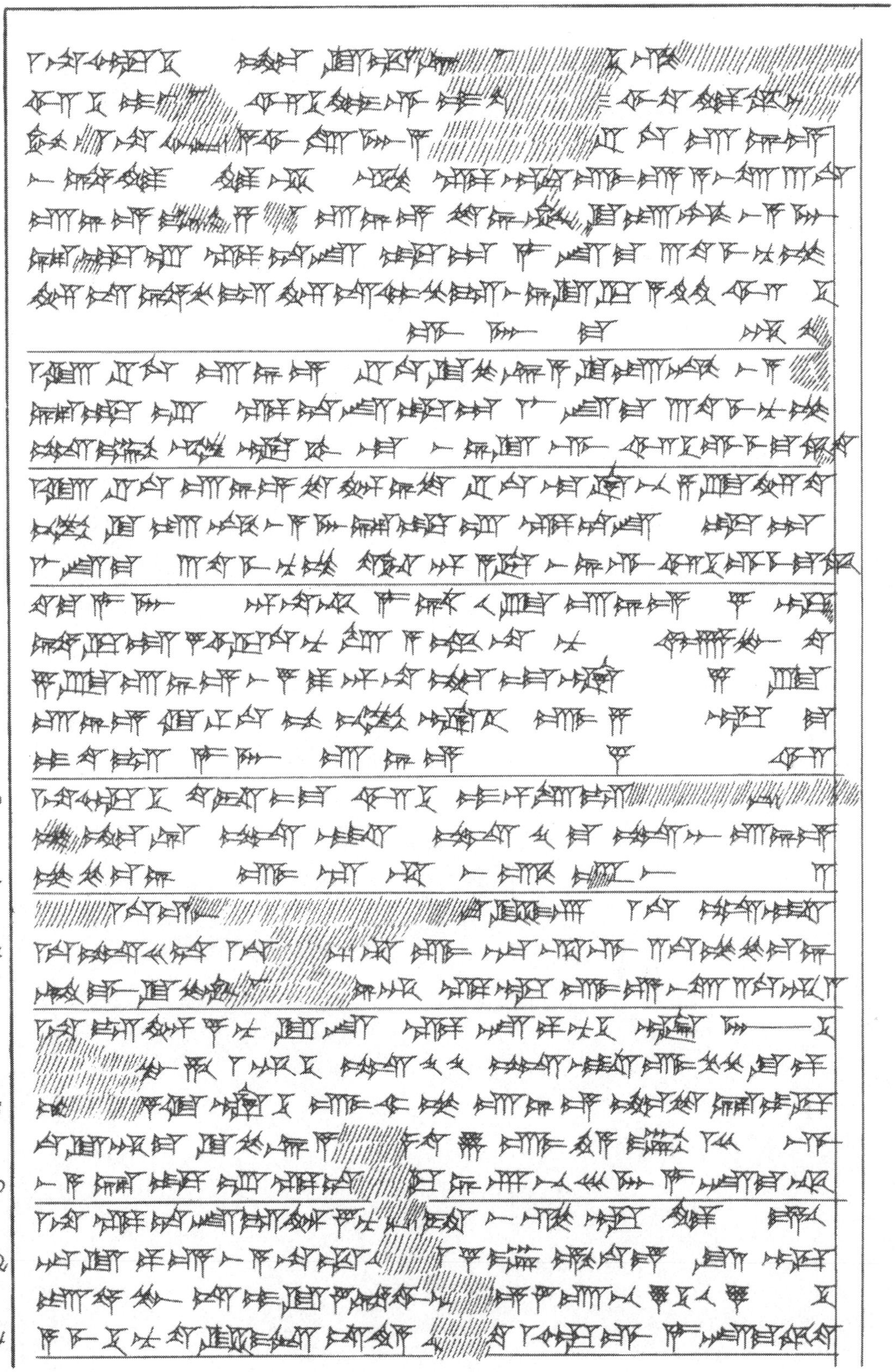

# 3 VAT 9029

Kol. I

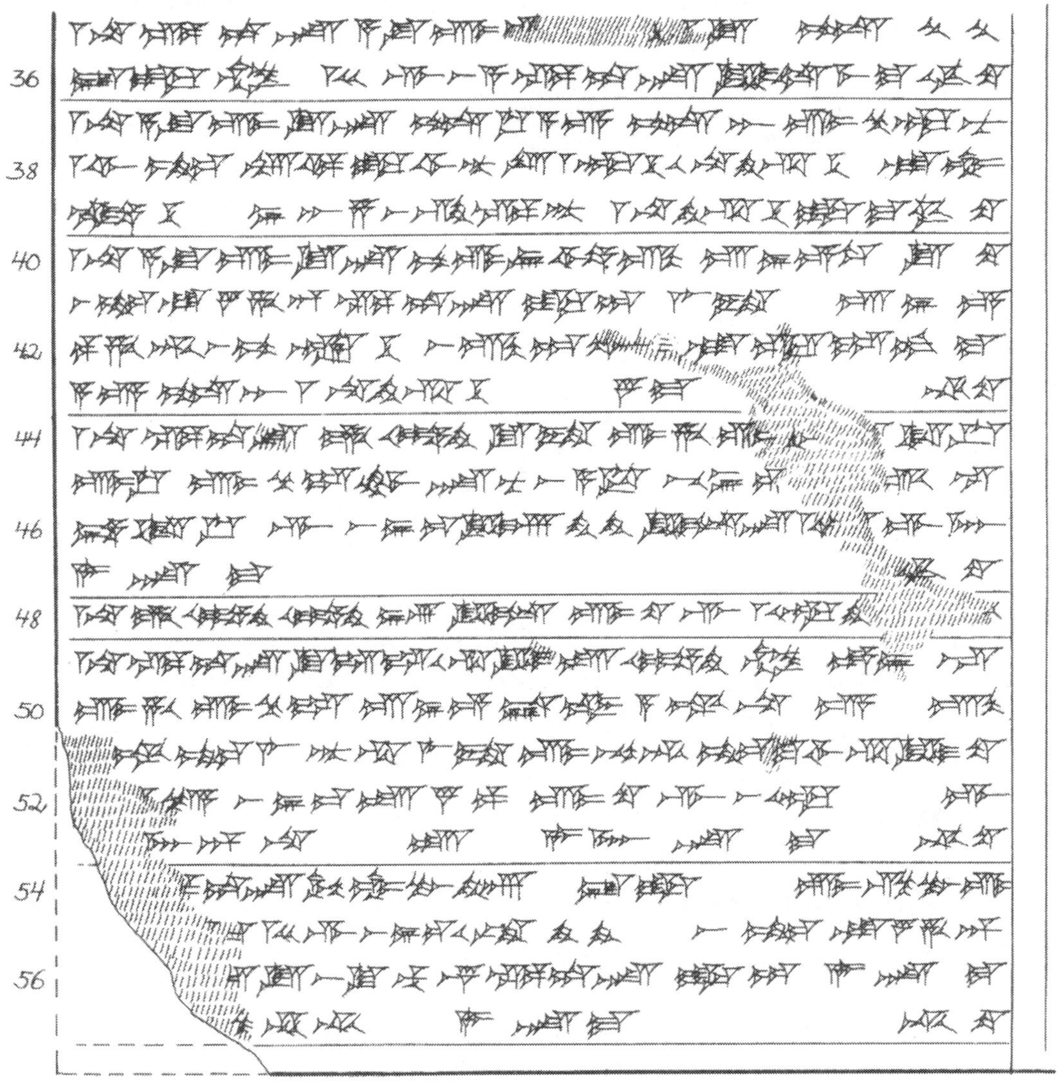

Kol. II

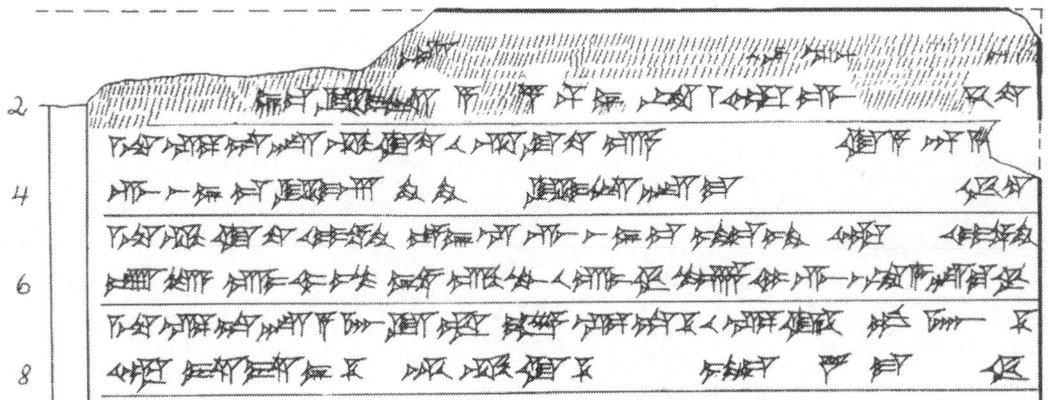

## 3 VAT 9029

Kol. II

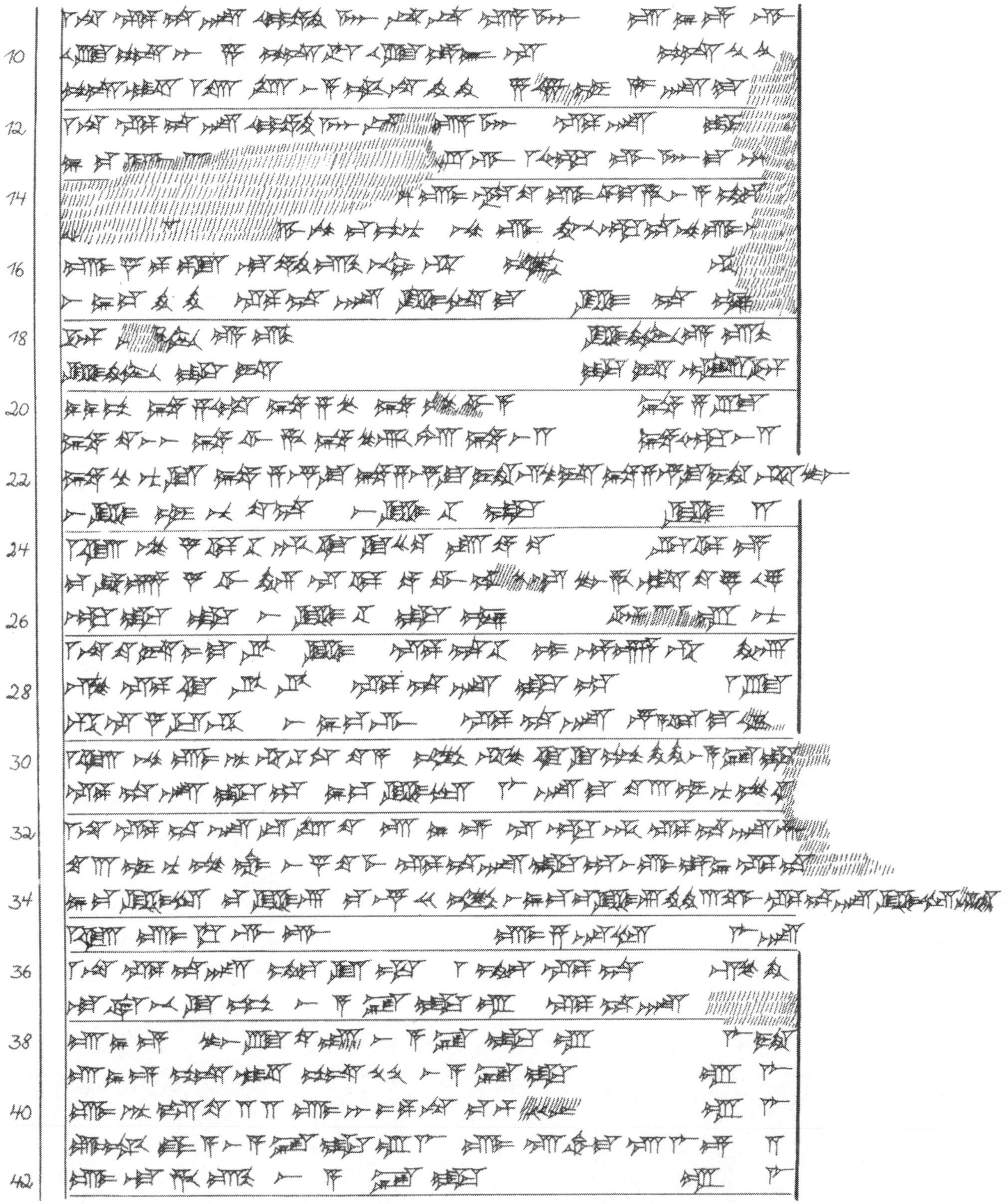

## 3 VAT 9029

Kol. II

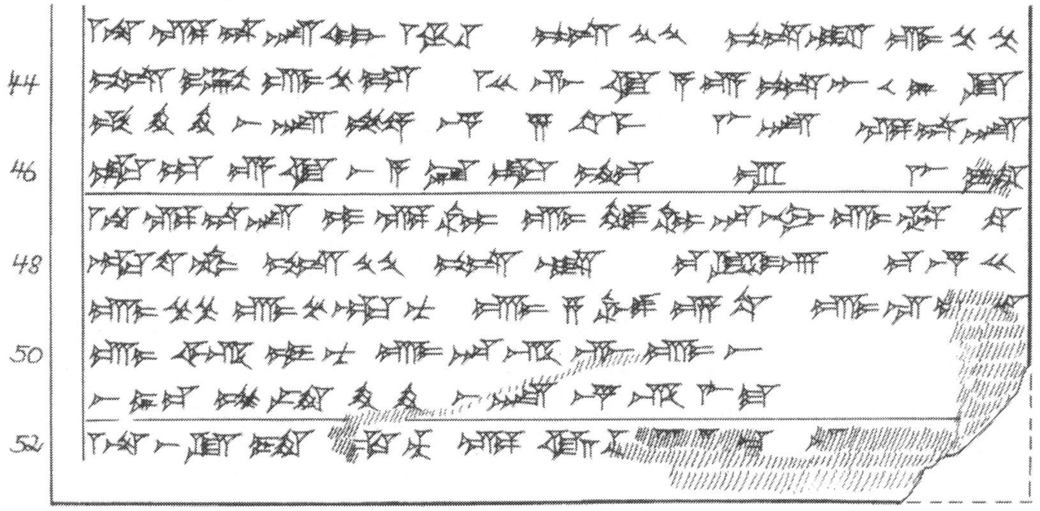

Kol. III

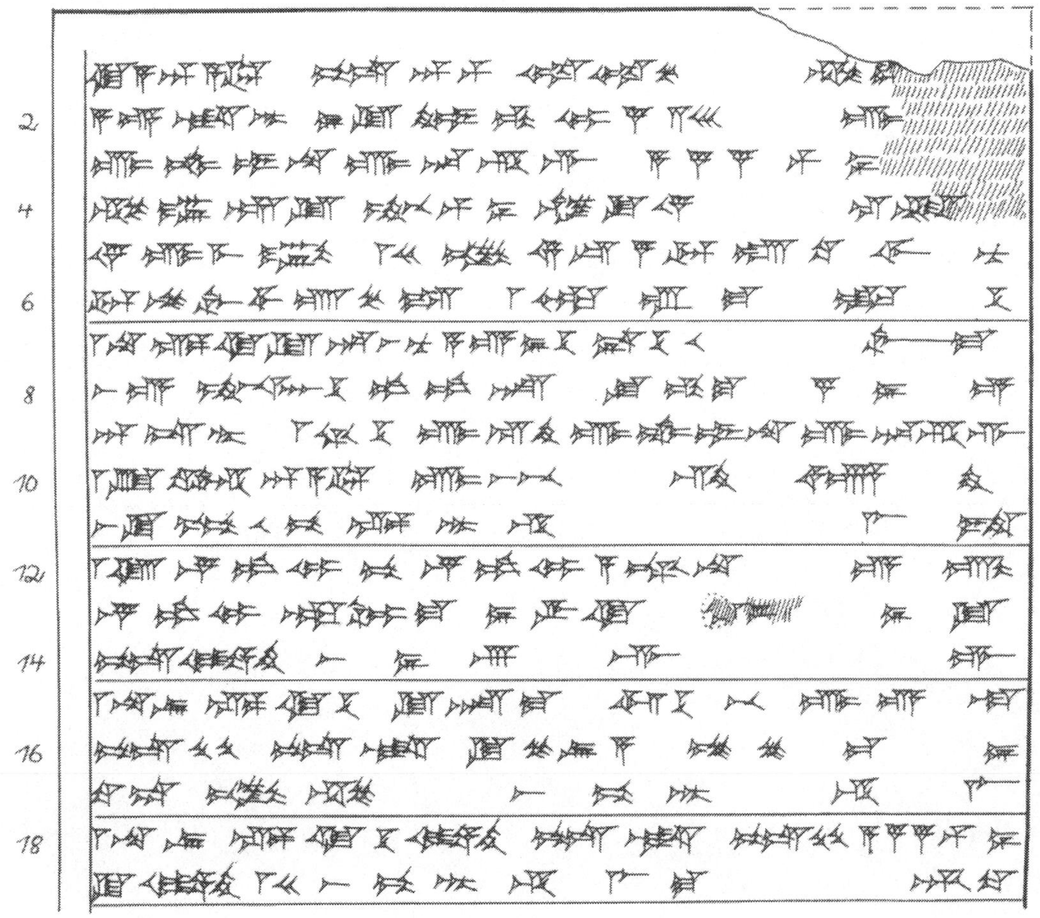

## 3 VAT 9029

Kol. III

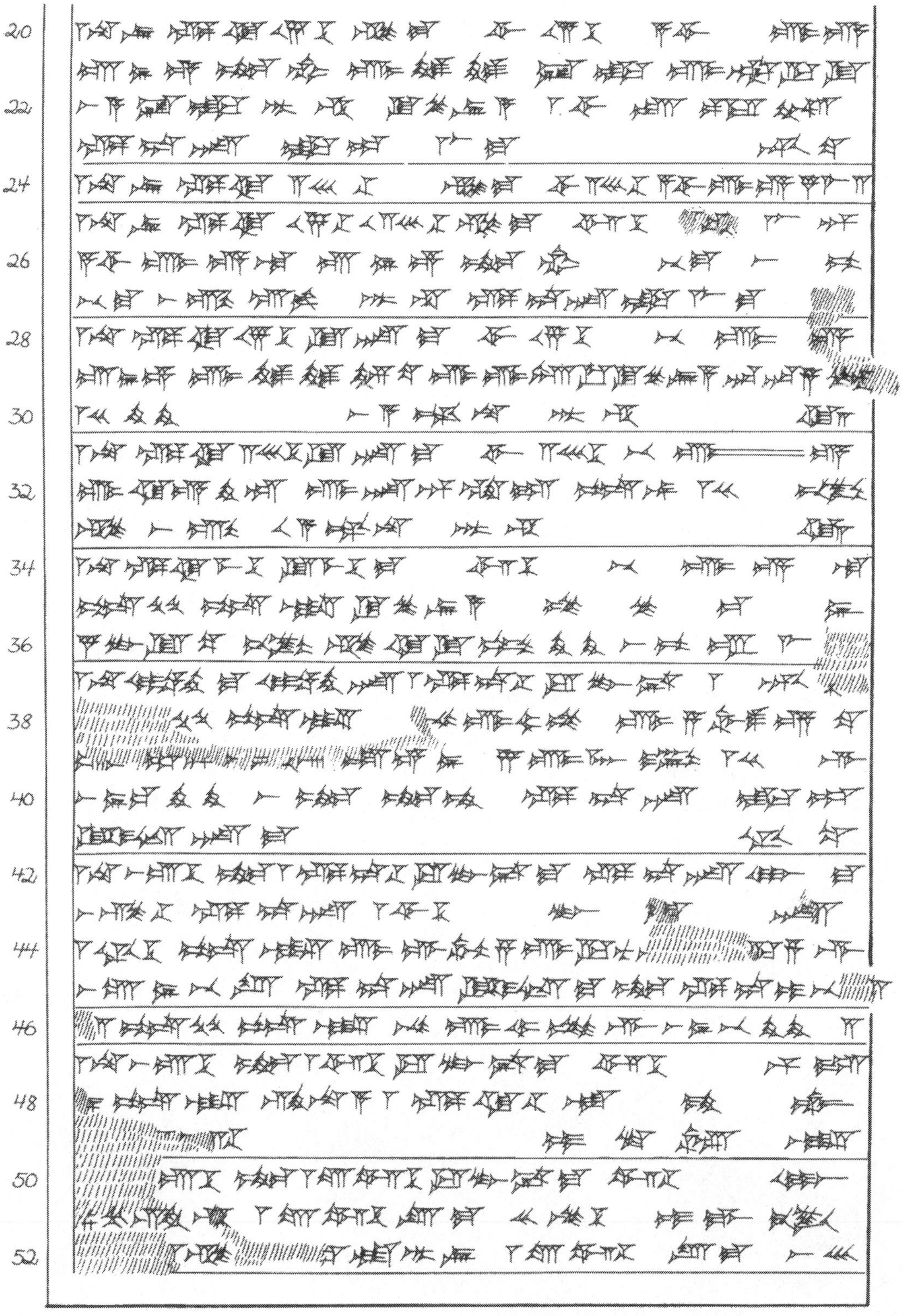

## 3 VAT 9029

Kol. IV

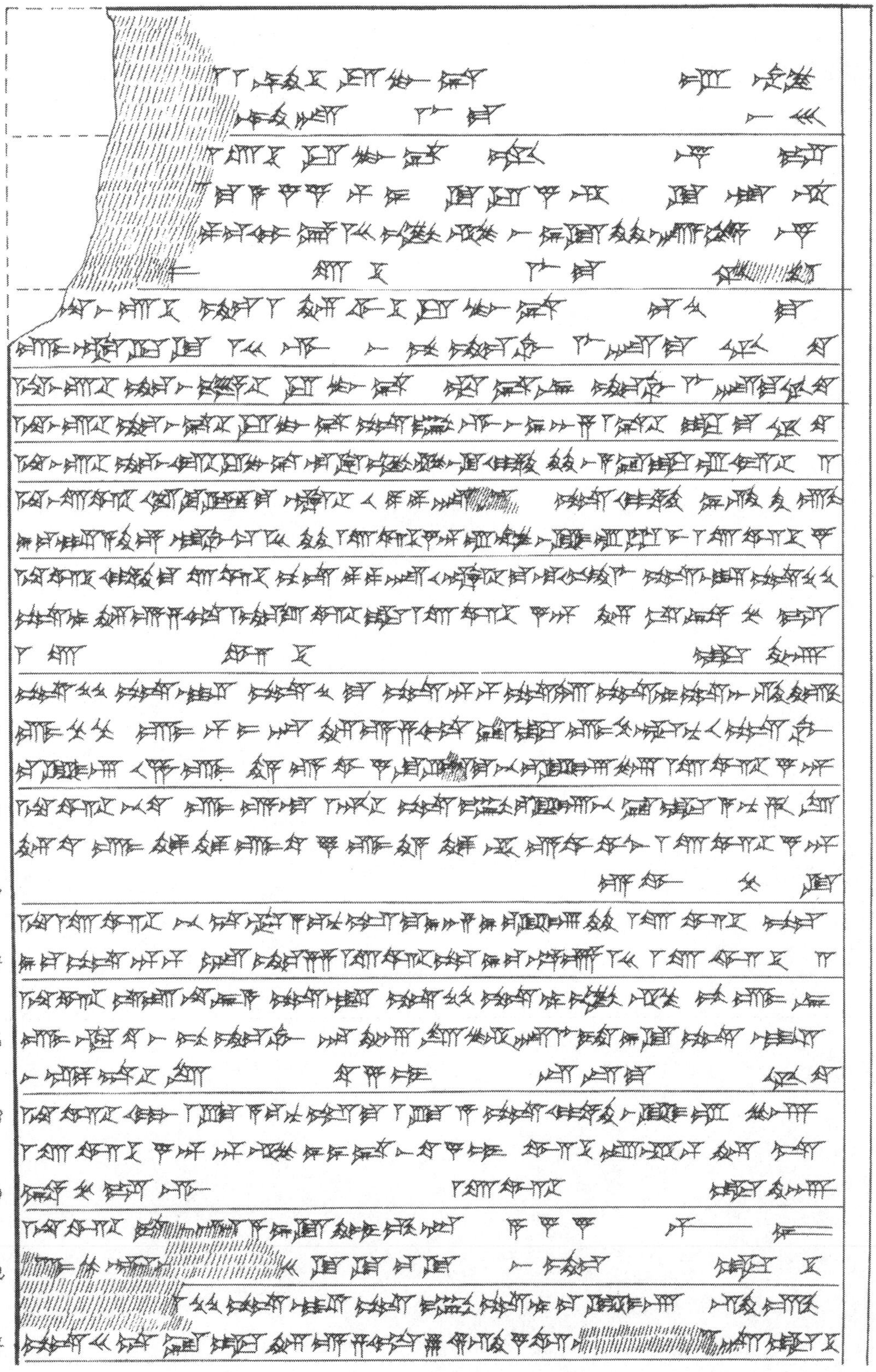

## 3 VAT 9029

Kol. IV

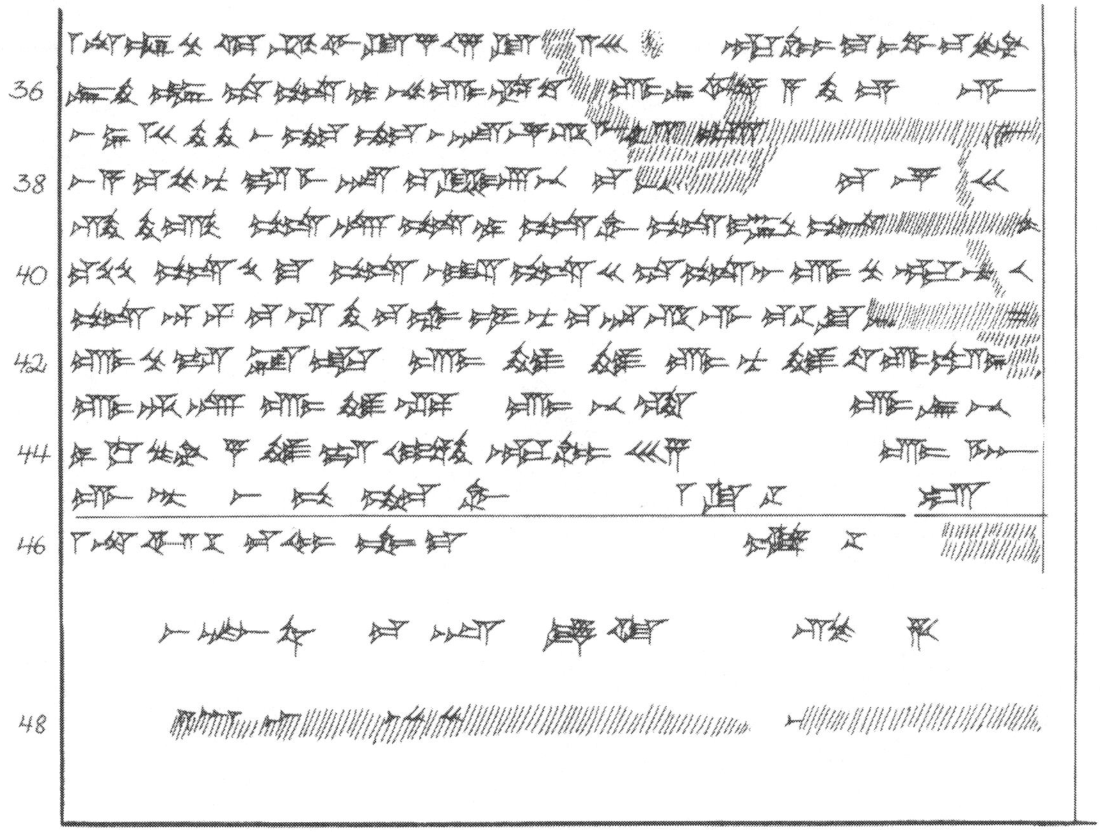


## 4 Div. 158

Kol. I

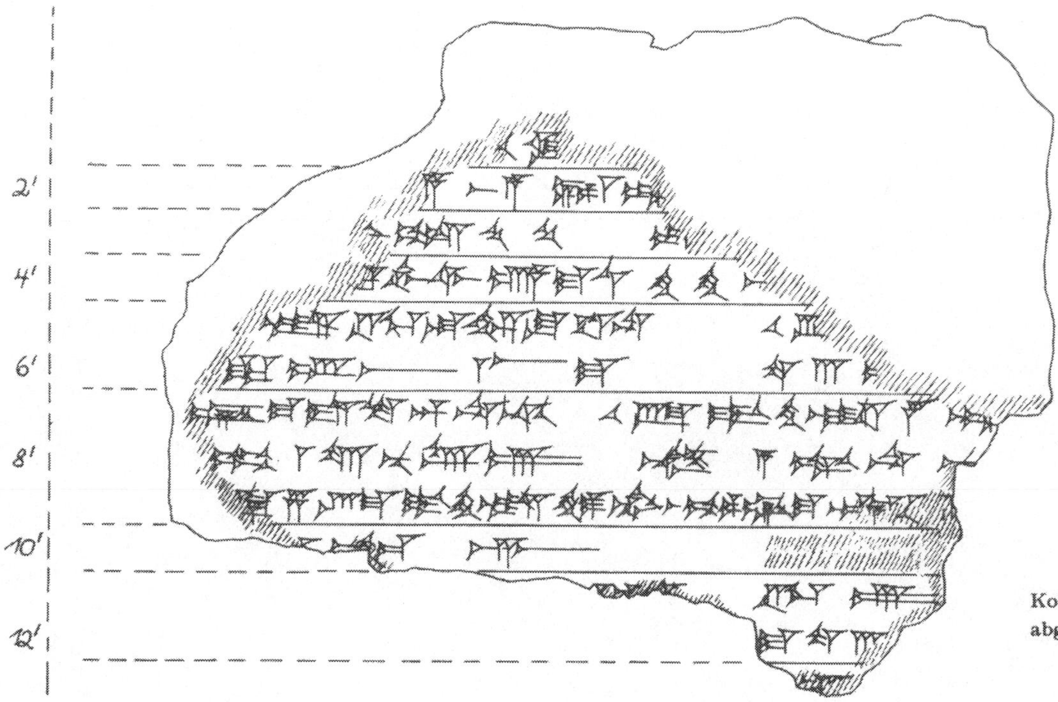


Kol. II u. III abgebrochen

## 4 Div. 158

Kol. IV

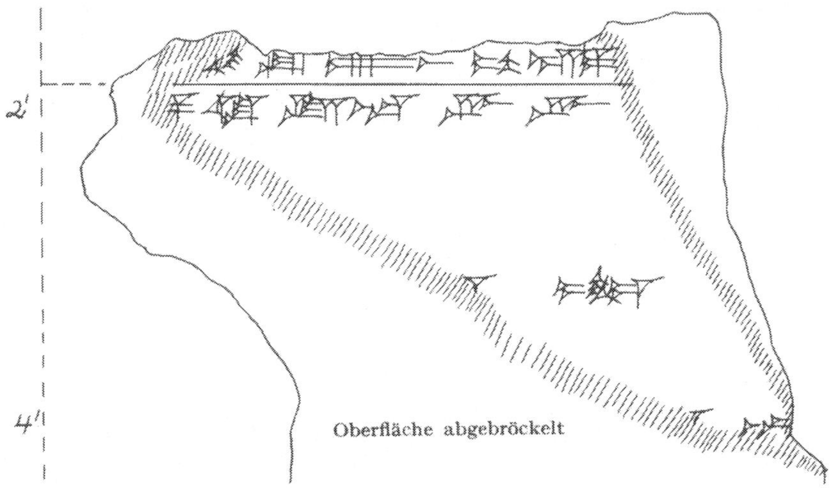


## 5 VAT 10314

Vs.

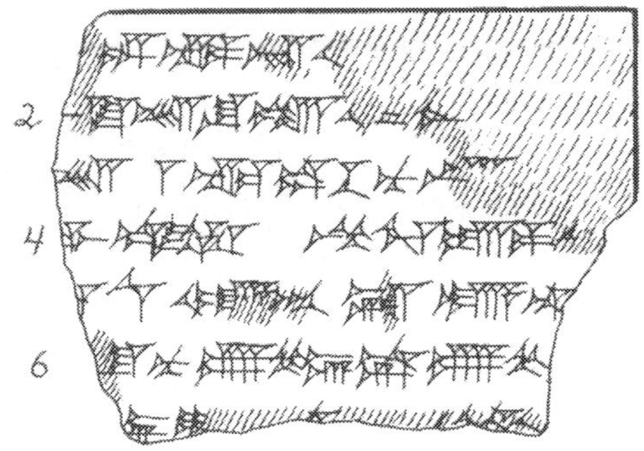


Rs.

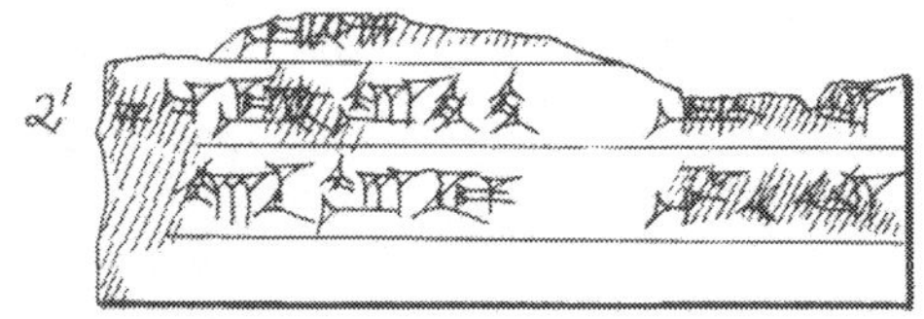


## 6 VAT 9781*

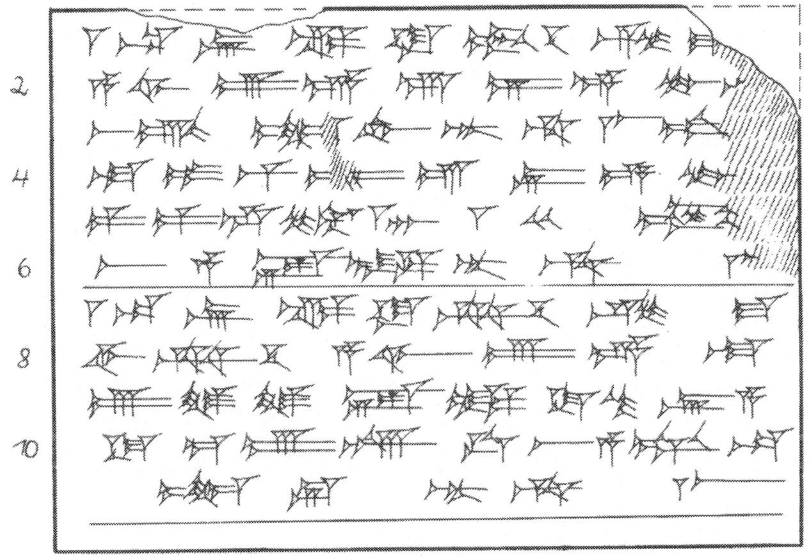


## 7 VAT 9989*

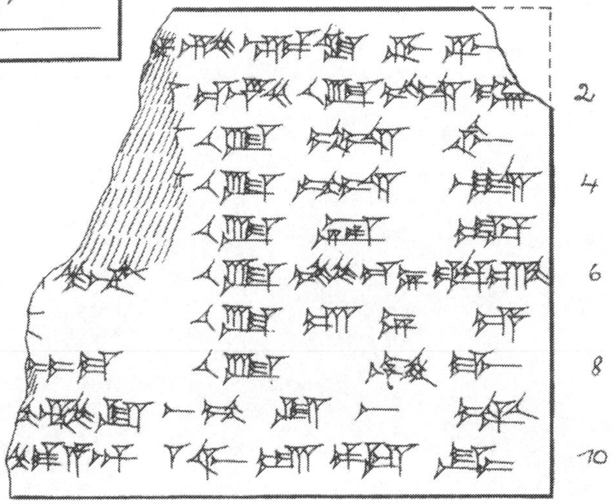


## 8 VAT 10506*

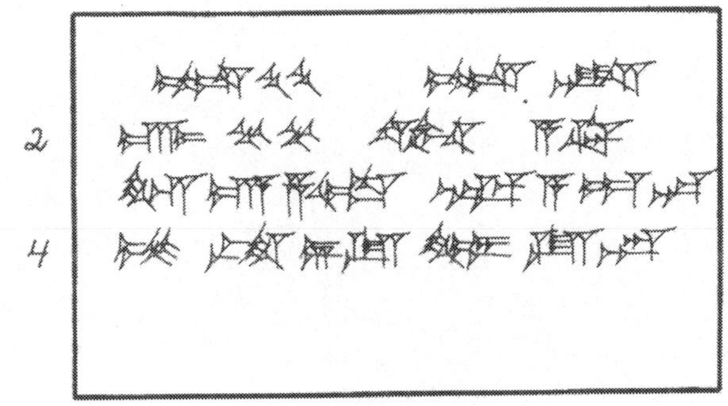

## 9 VAT 13785

Vs.

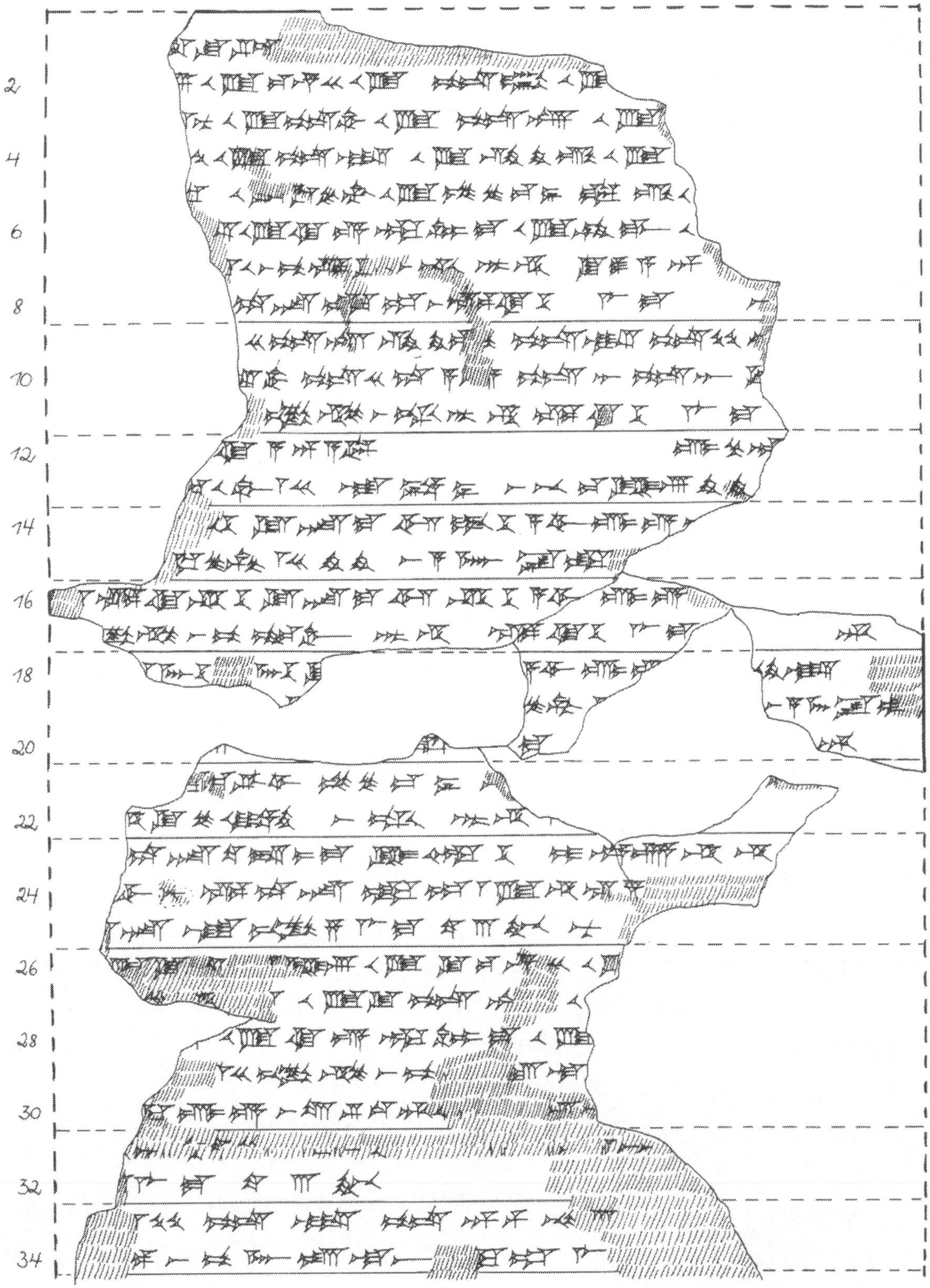

# 9 VAT 13785

Vs.

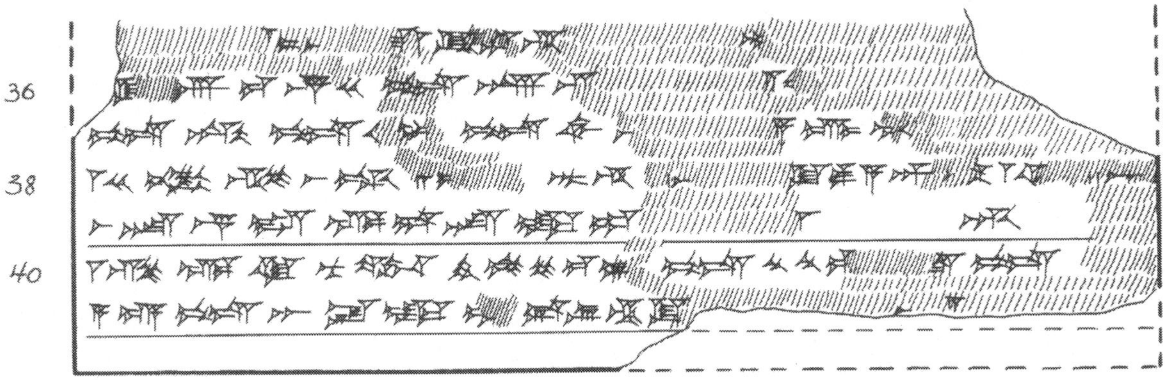

Rs.

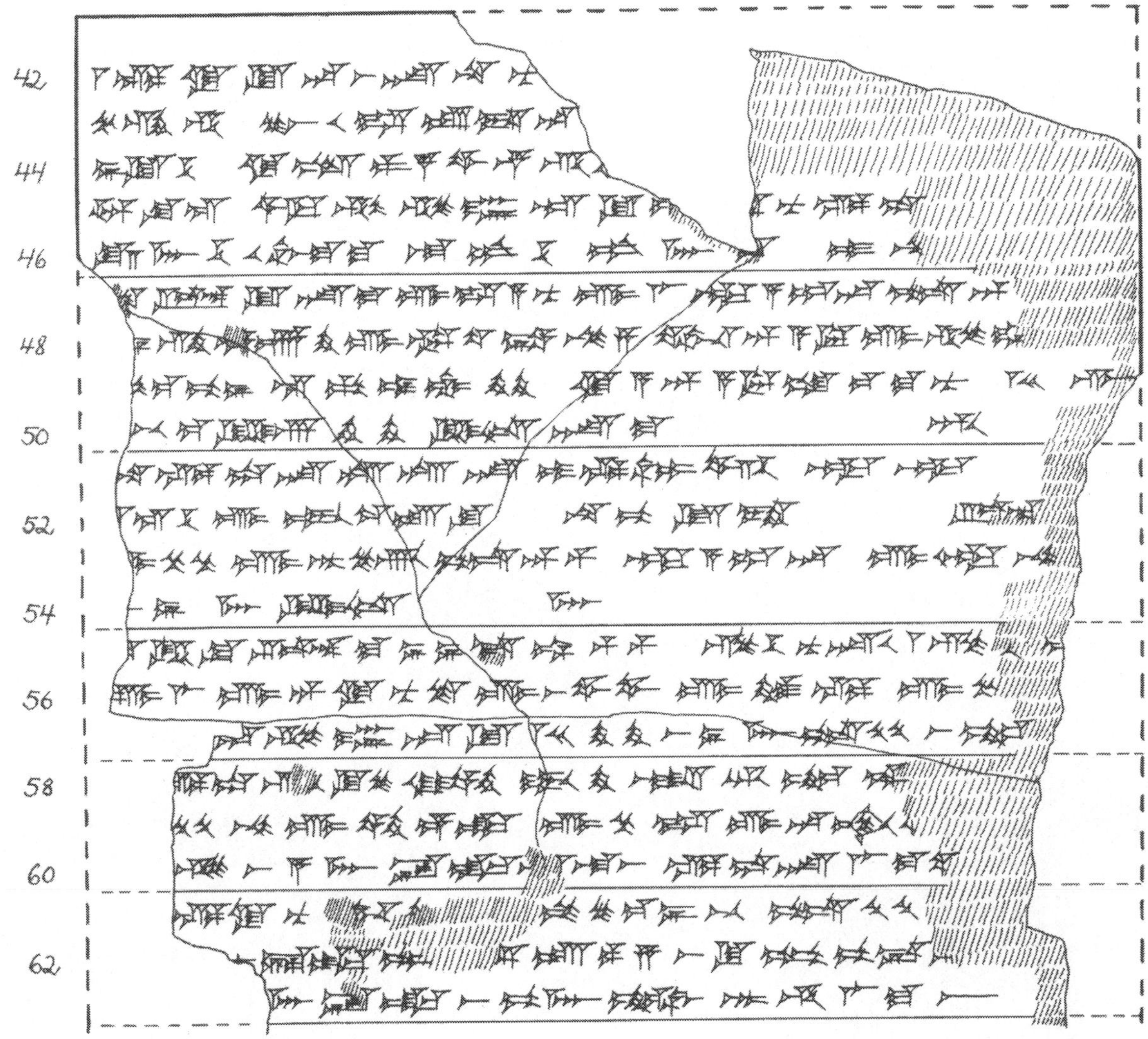

## 9 VAT 13785

Rs.

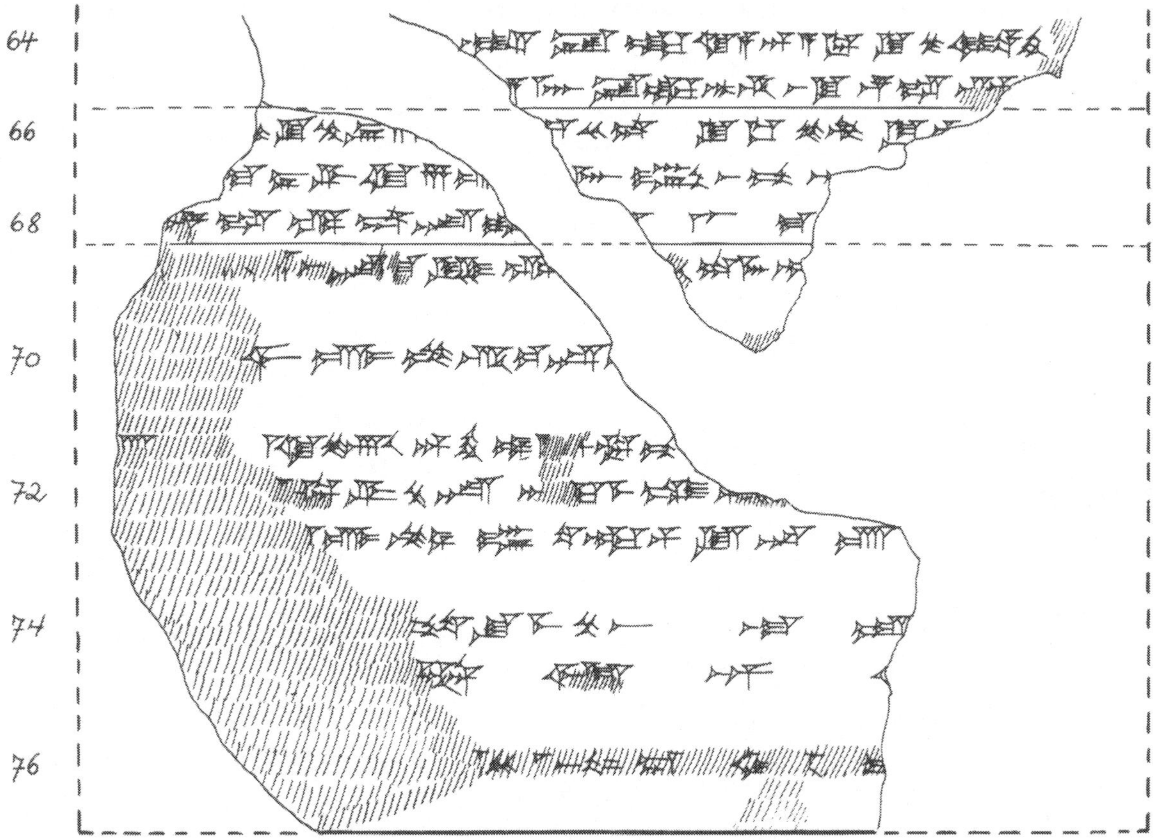


## 10 VAT 13931

Vs.

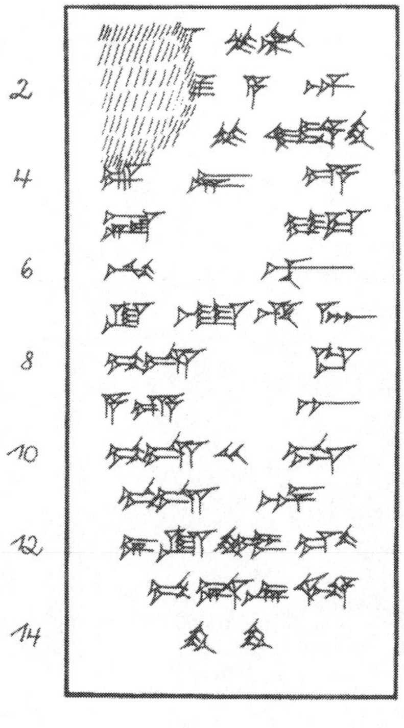


Rs.

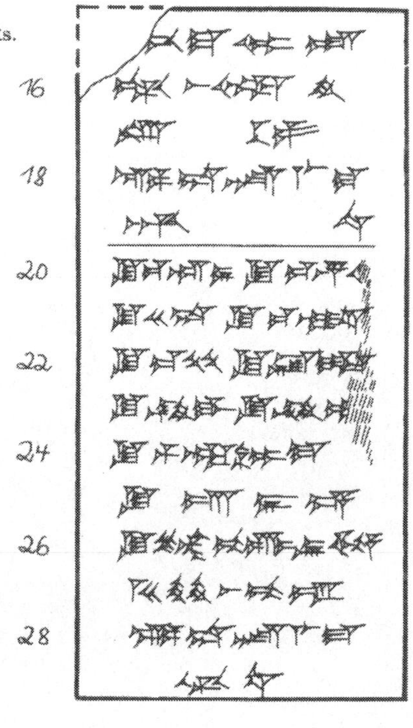

11 VAT 10267

Vs.

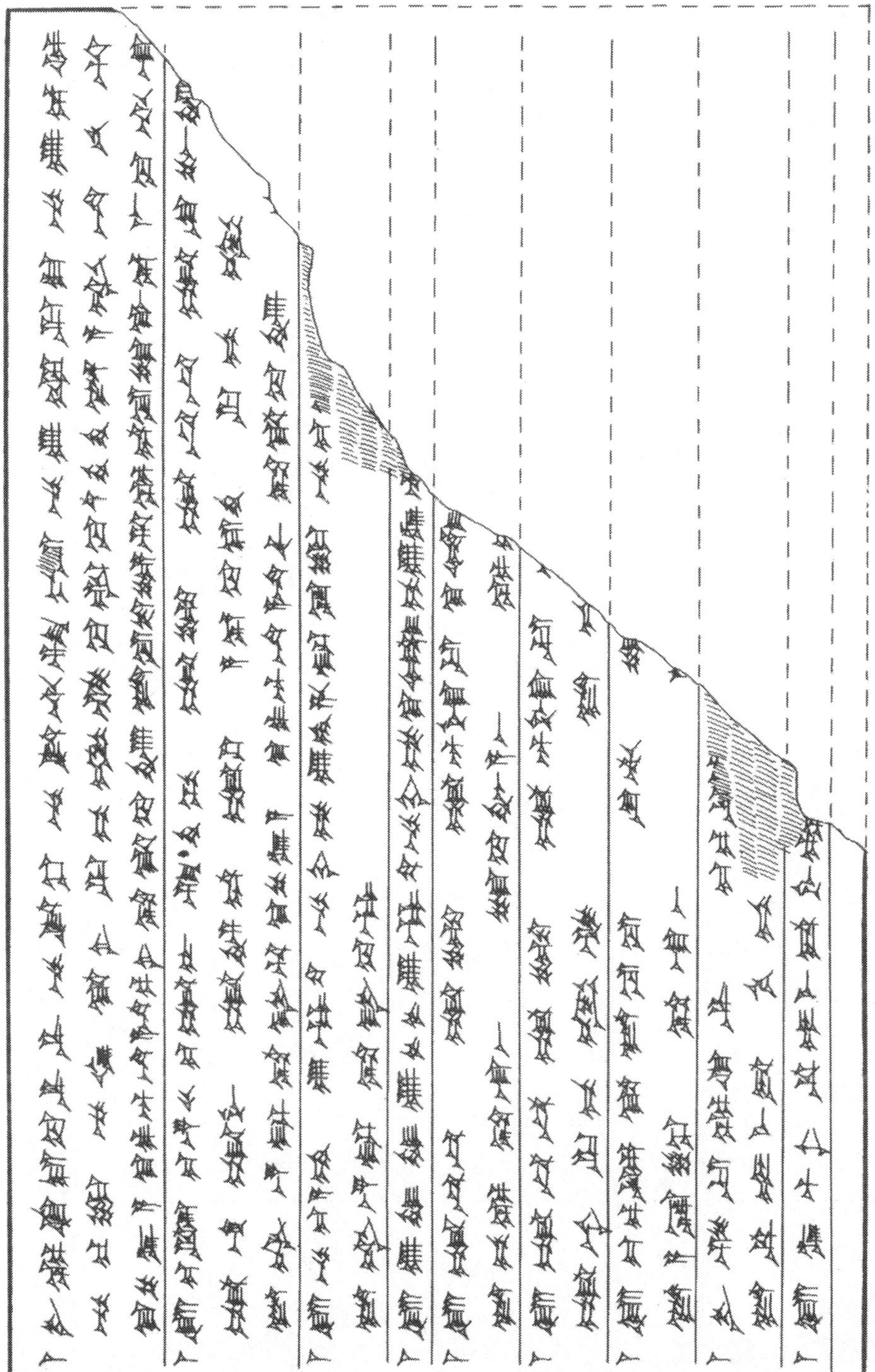

11 VAT 10267

Rs.

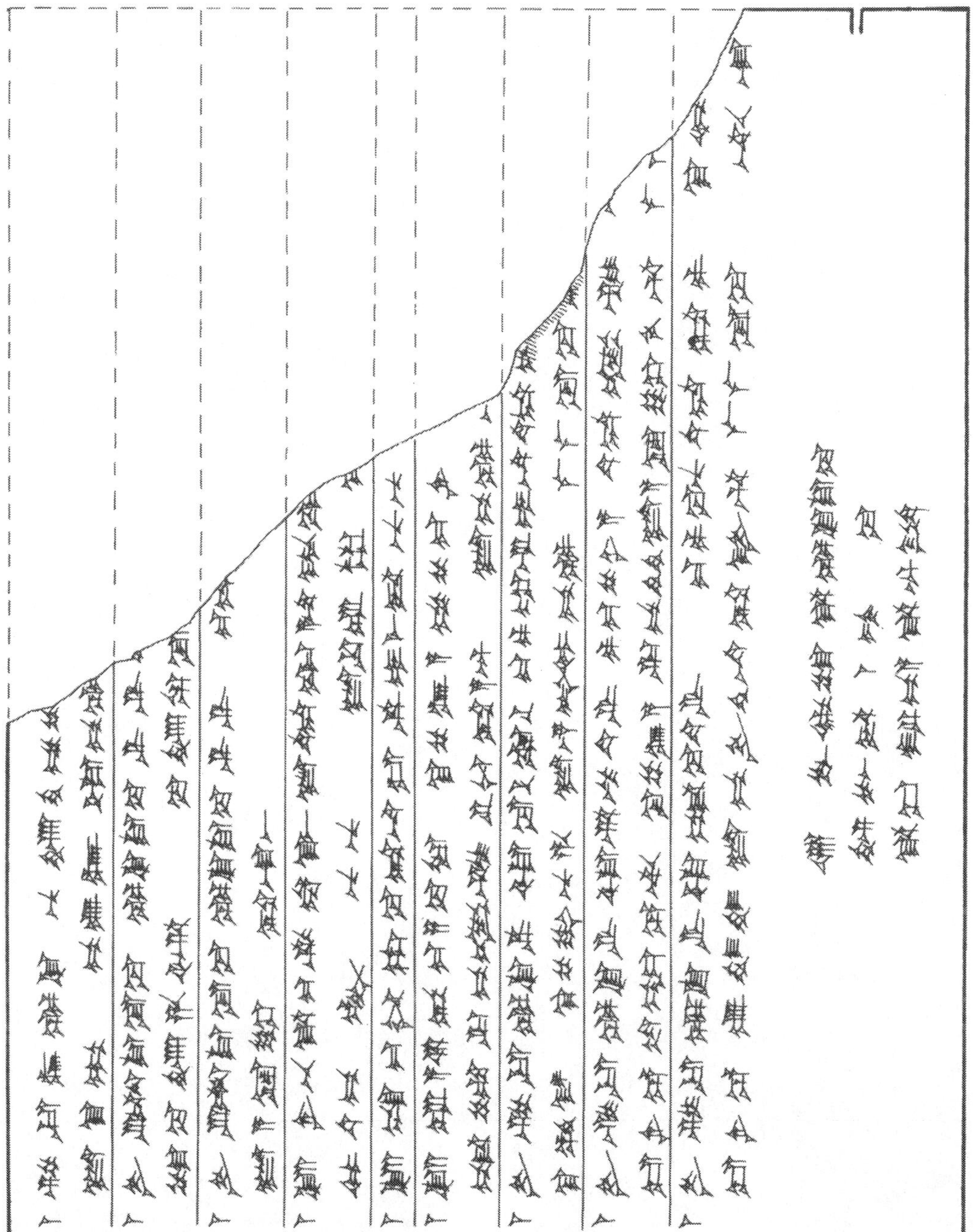

12 VAT 9535

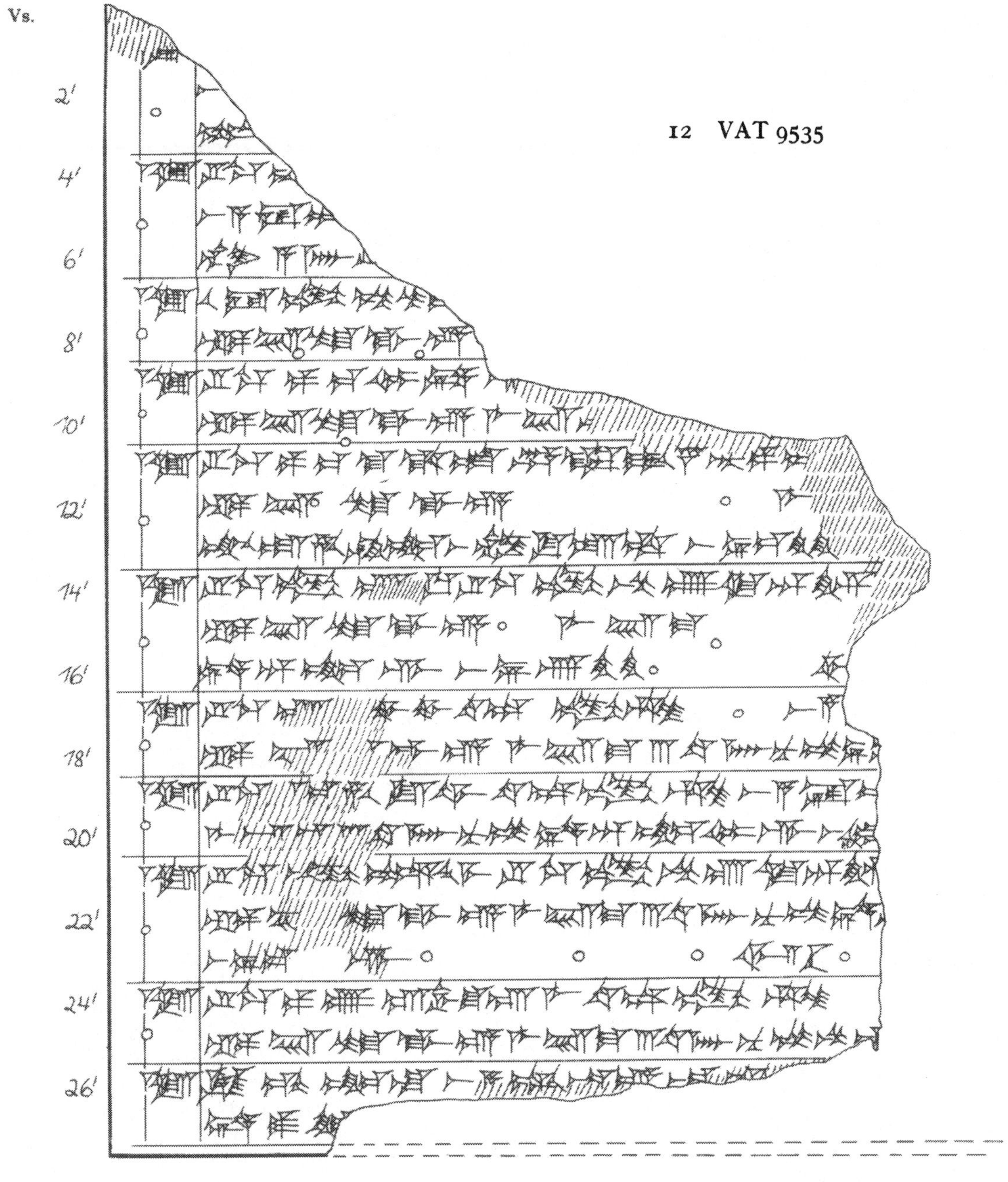


13 VAT 11488*

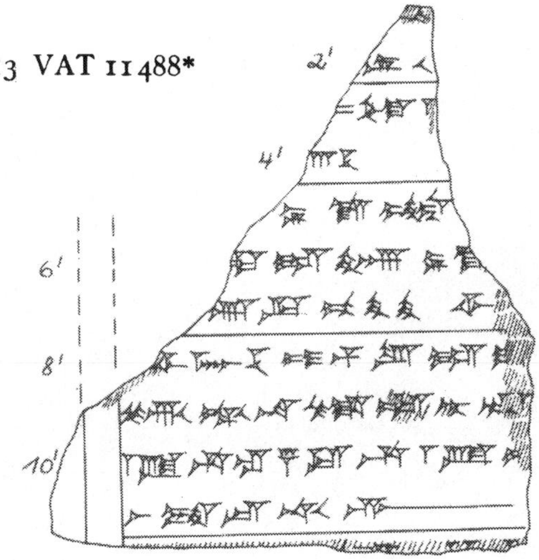


14 VAT 10699*

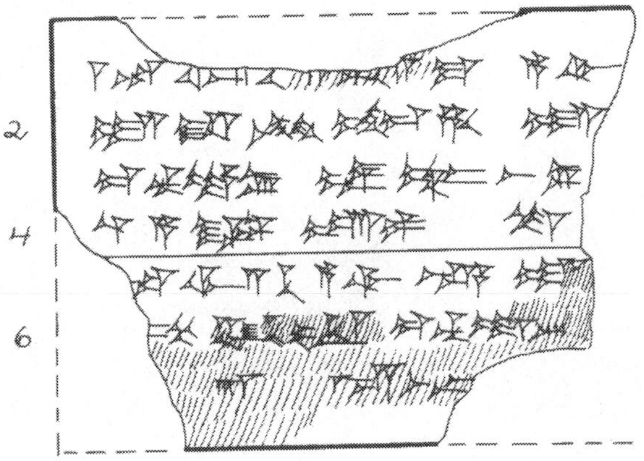

12 VAT 9535

Rs.

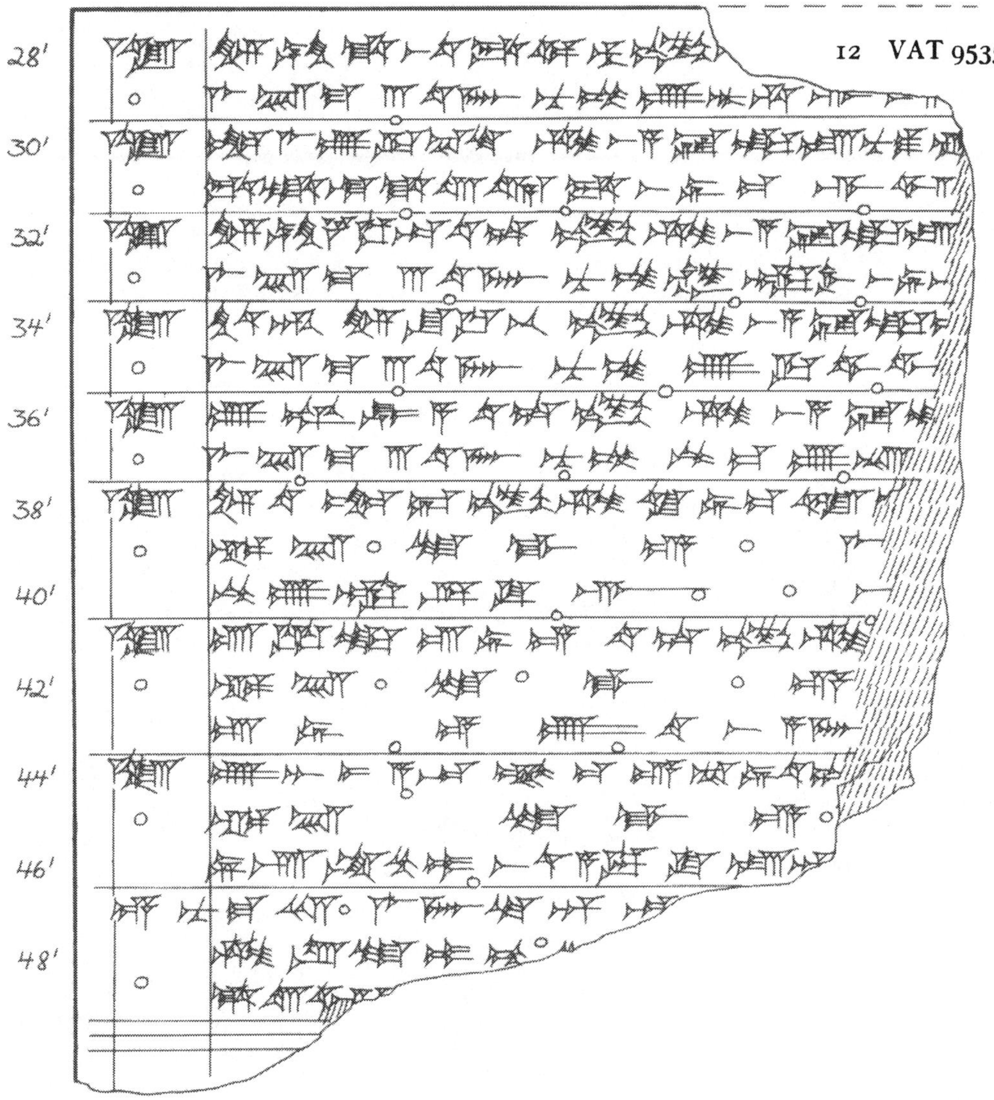


15 VAT 13892

Vs.

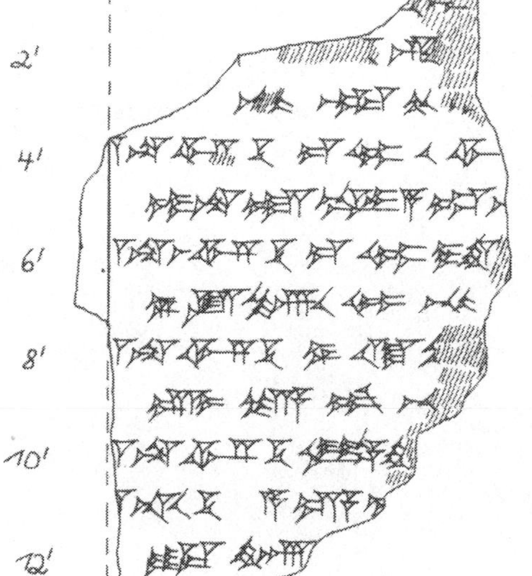


Rs.

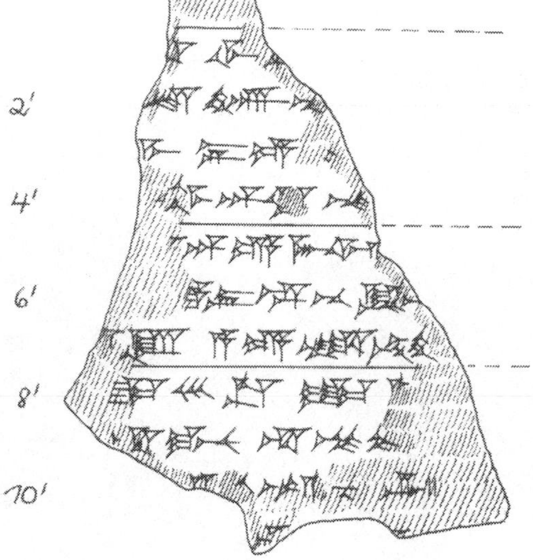

## 16 VAT 9935

Vs.

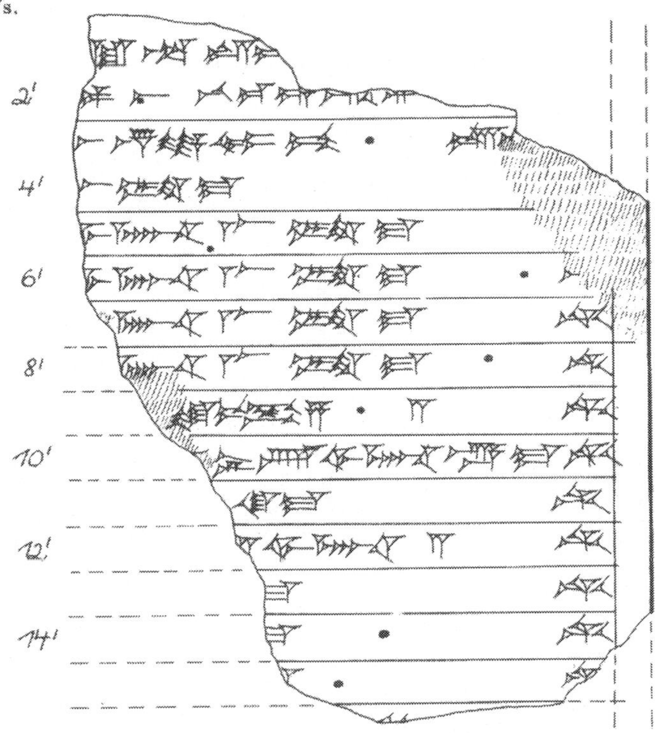


Rs.

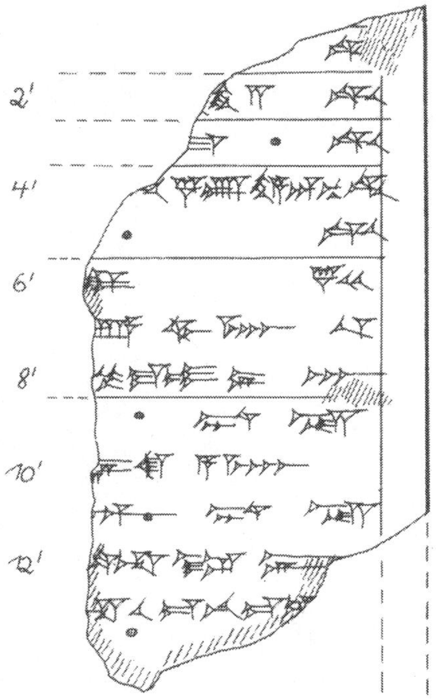


## 17 VAT 10363

Vs.

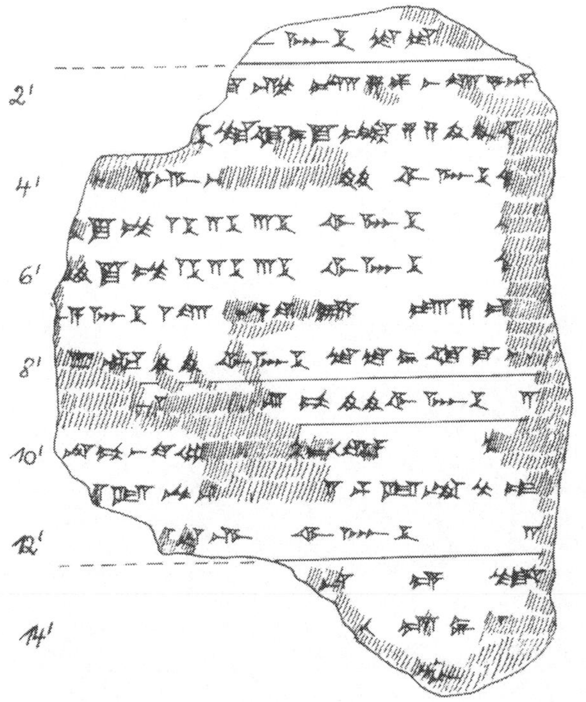


Rs.

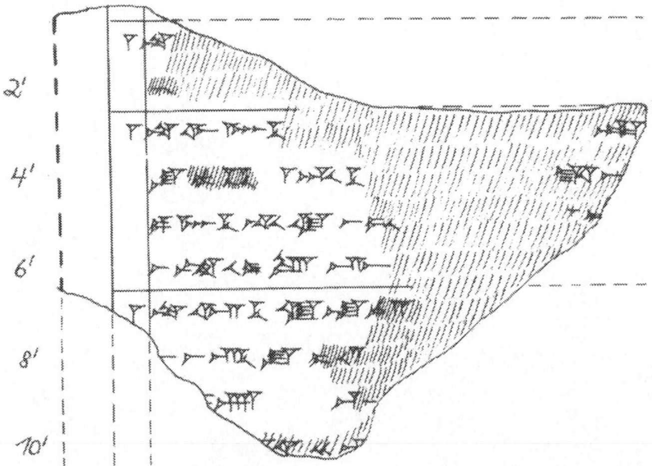

## 18 VAT 9896 + 10895 + 12399

Vs.

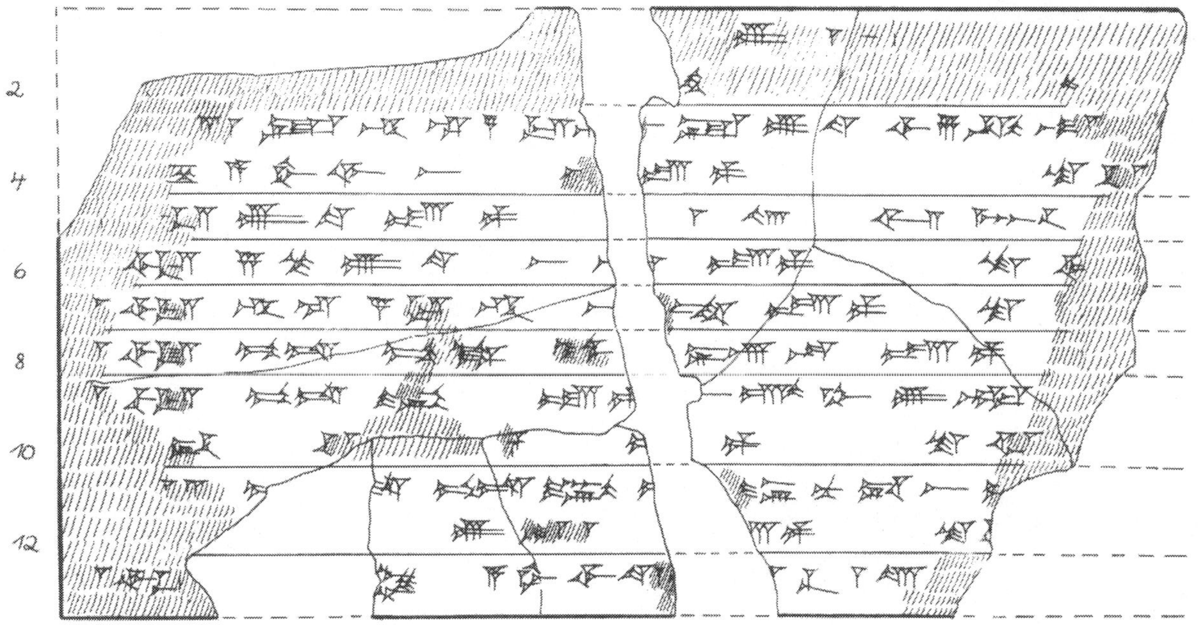

Rs.

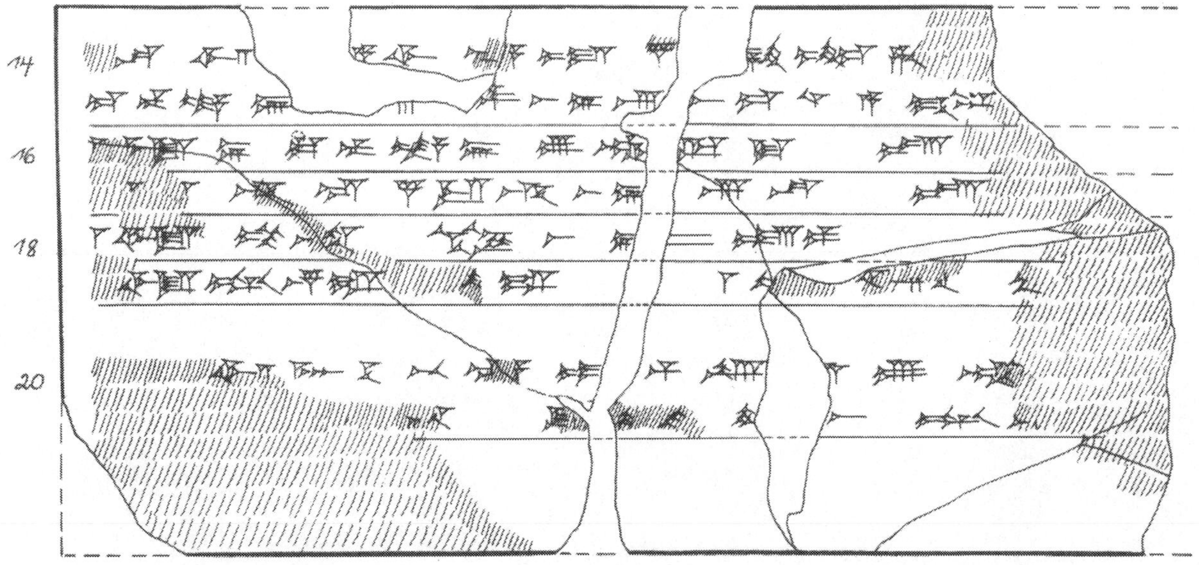

19 EHE 330*

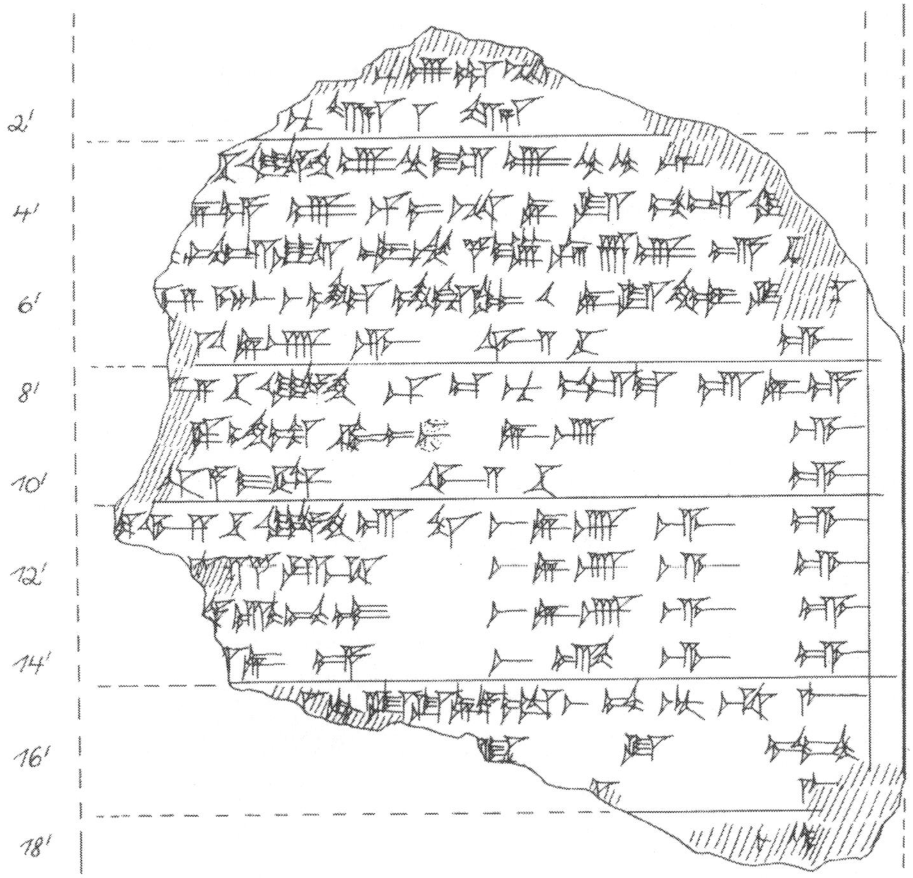

20 VAT 8281*

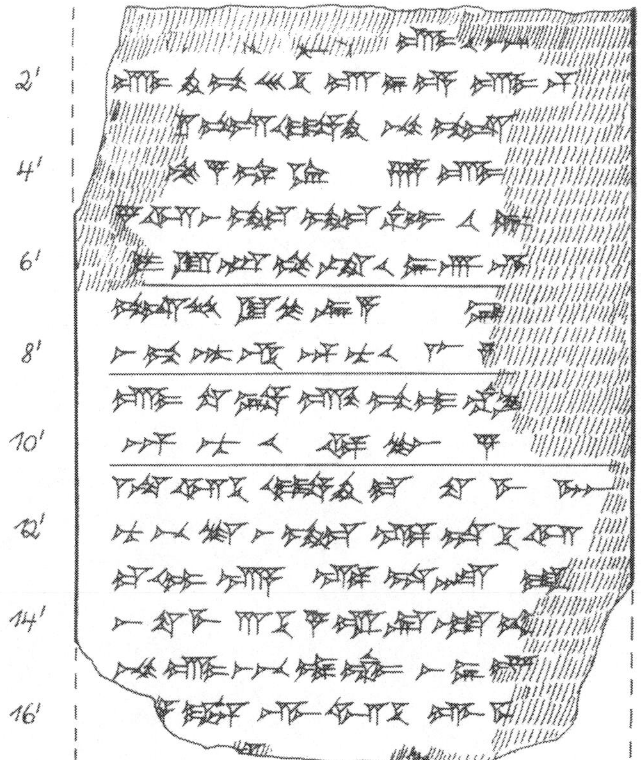

21 VAT 13922*

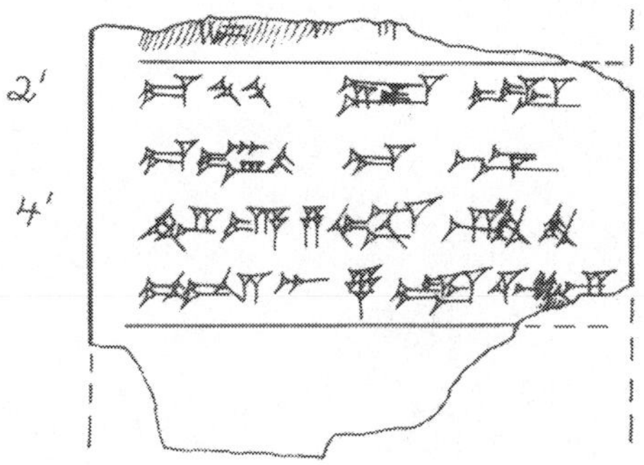

22 VAT 13732

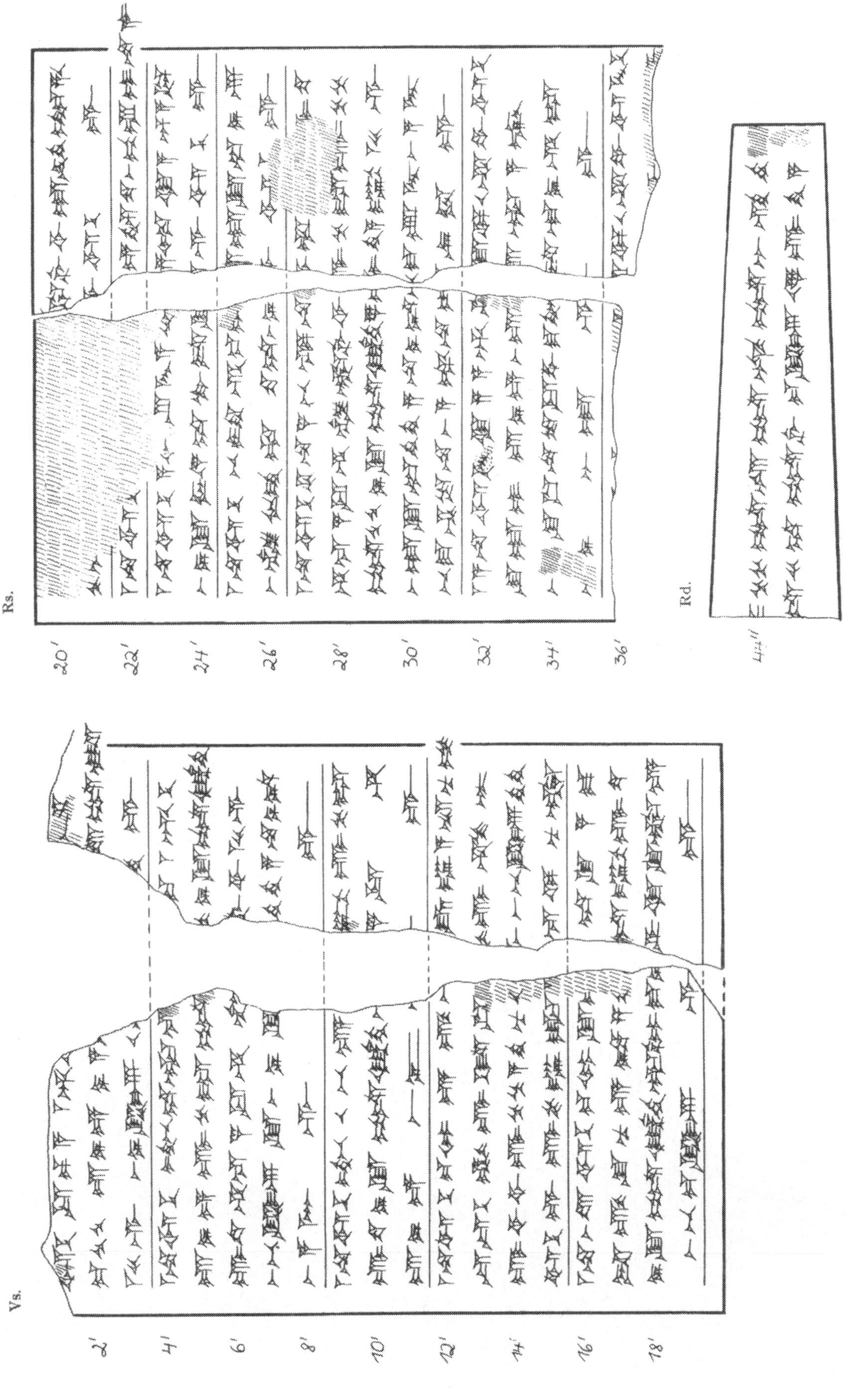

## 23 VAT 13728 + 13904

Vs.

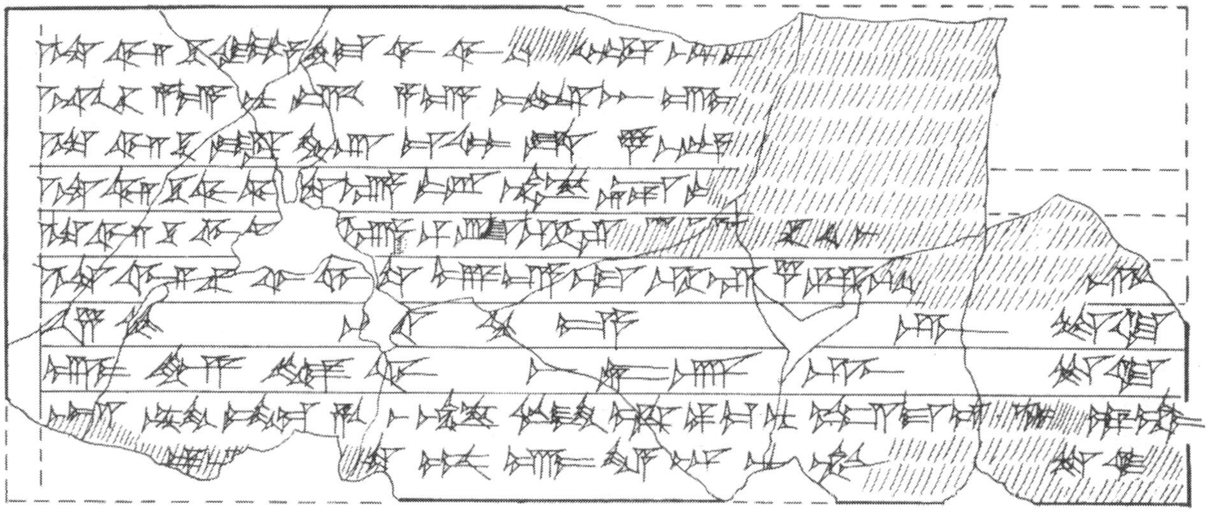

Rs.

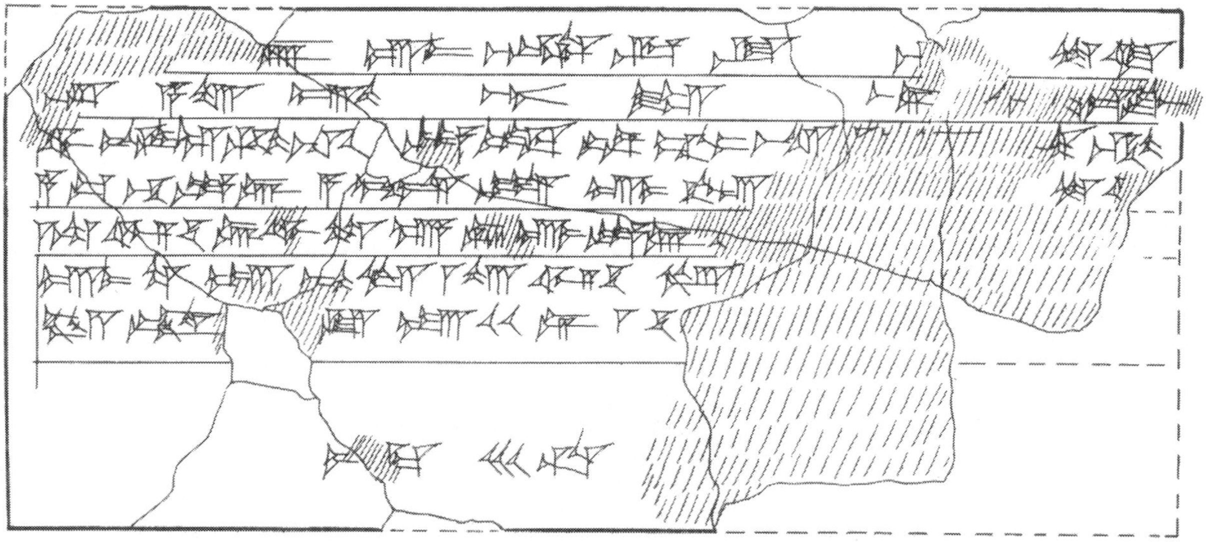

## 24 VAT 13928

Vs.

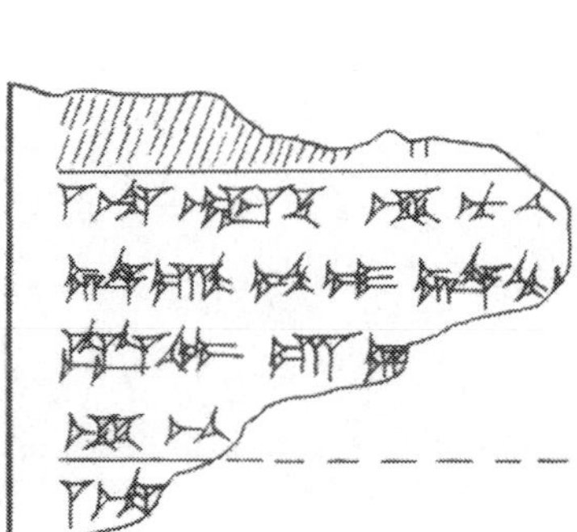

Rs.

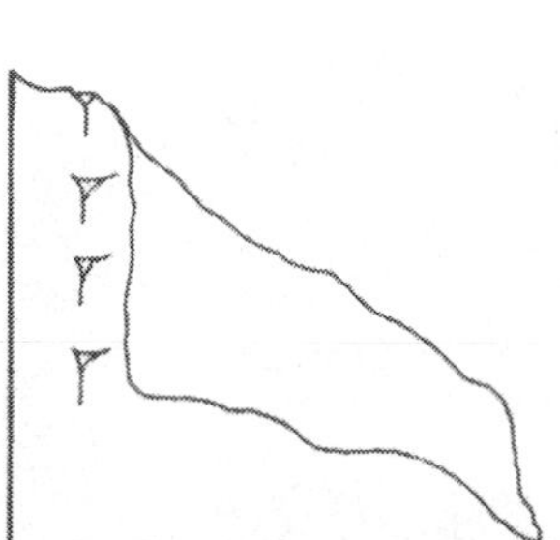

**25 VAT 16464***

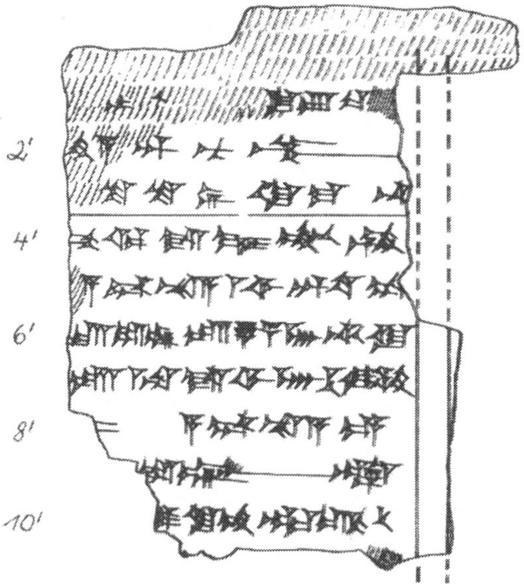

26 VAT 8278

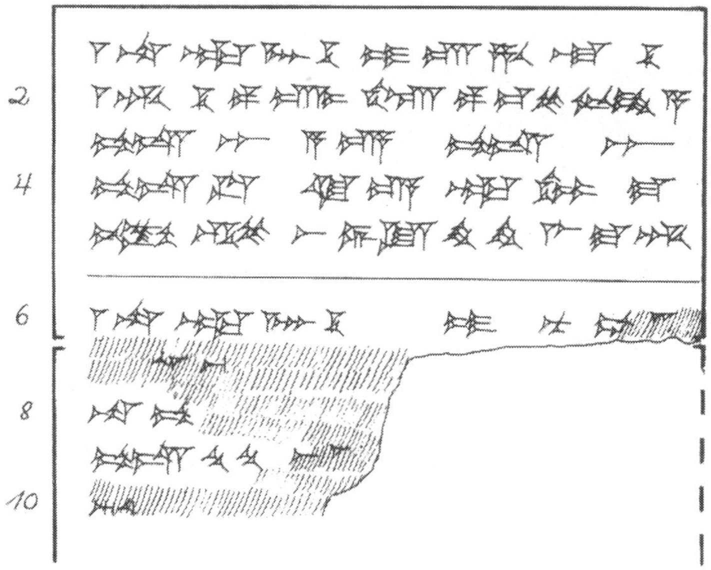

**27 VAT 13888**

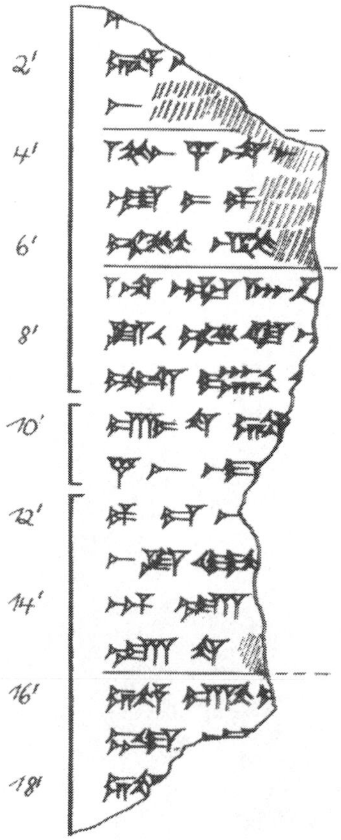

28 EHE 333

Vs.

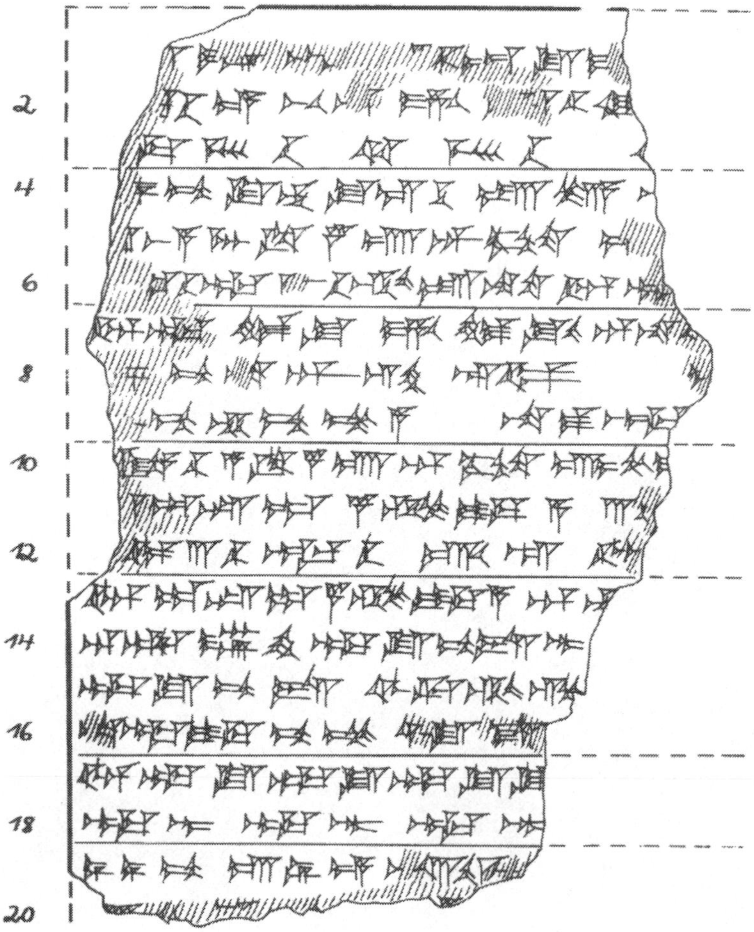

28 EHE 333

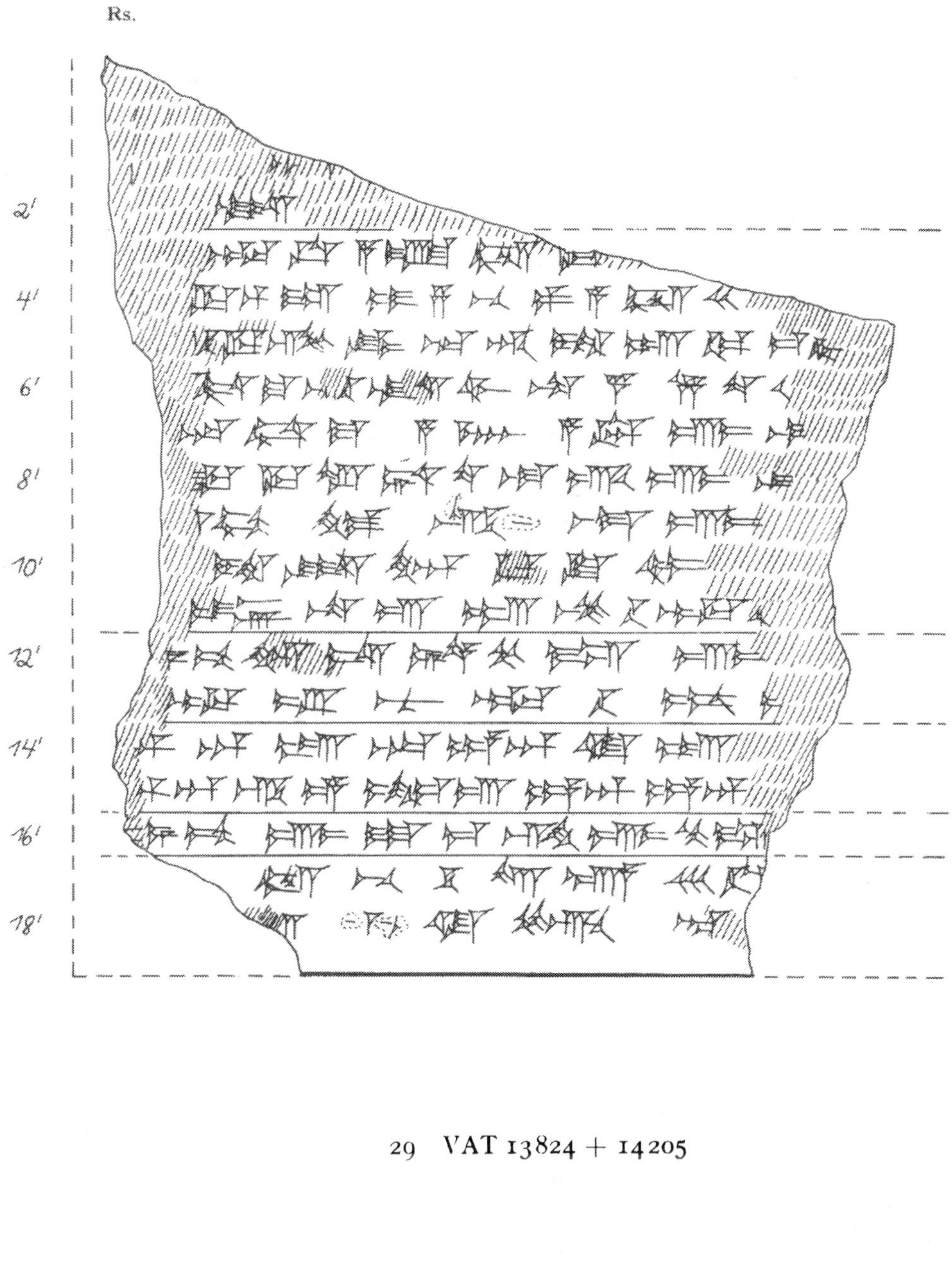


29 VAT 13824 + 14205

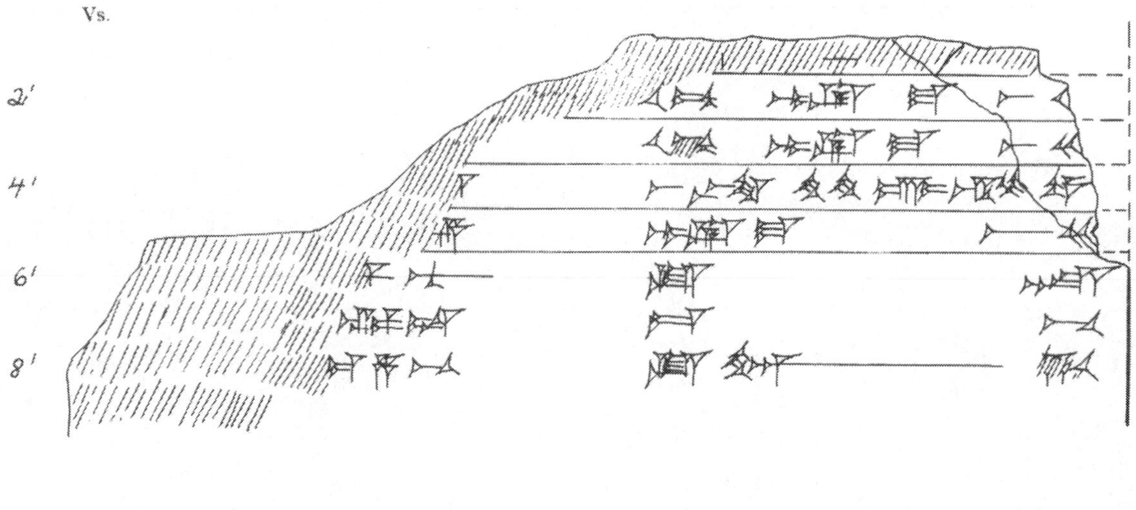

# 29 VAT 13824 + 14205

Vs.

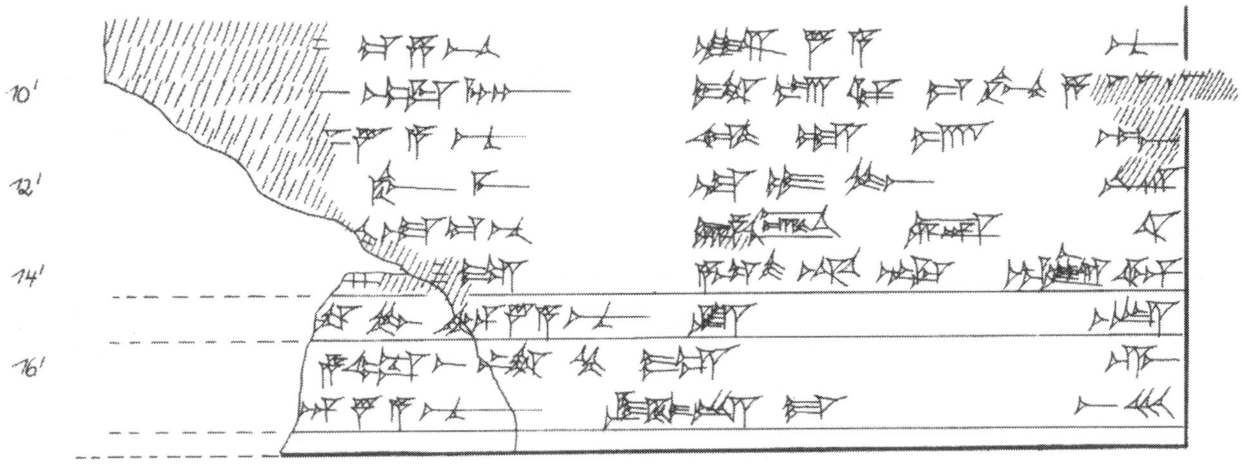


Rs.

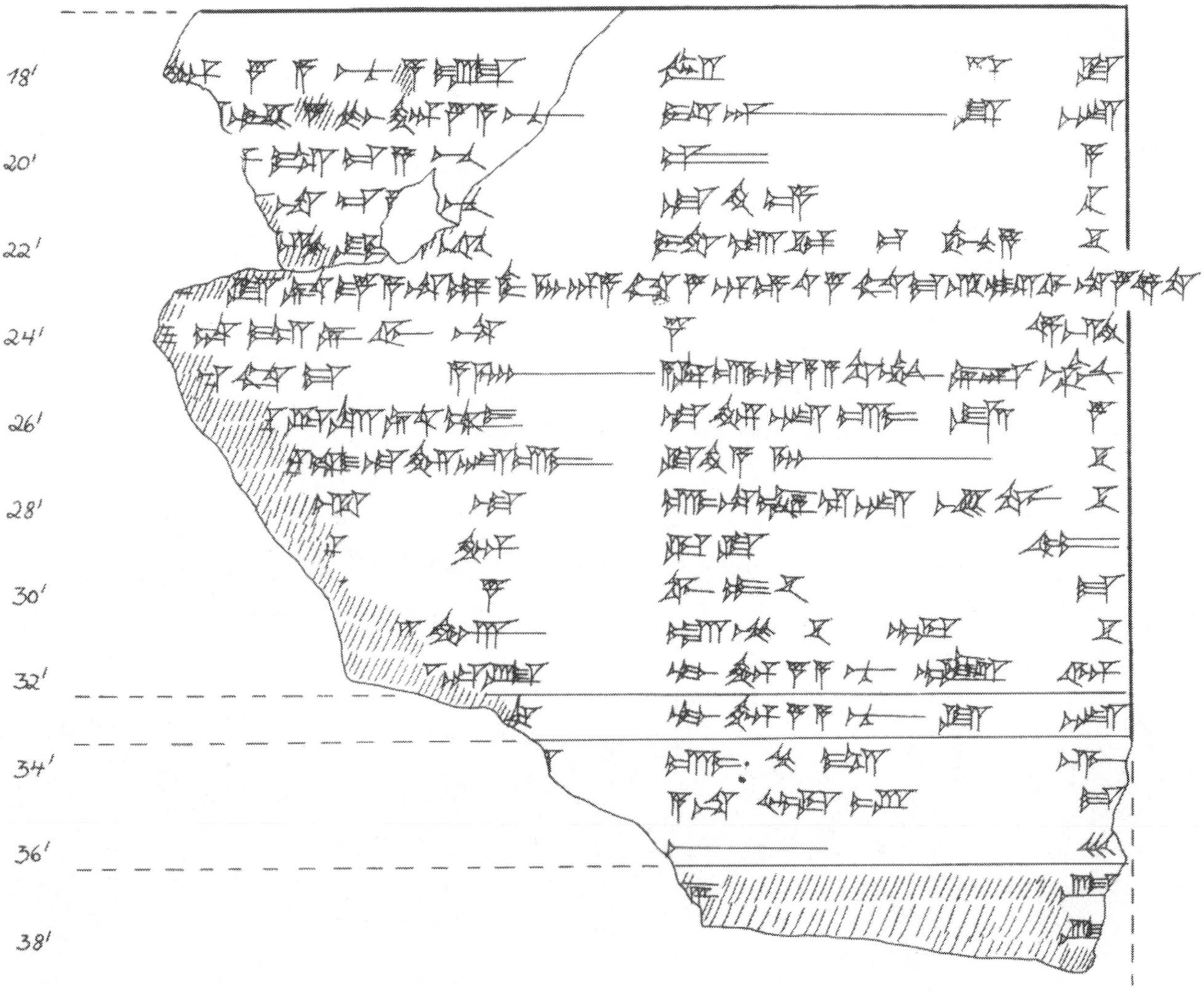

# 30 VAT 13725

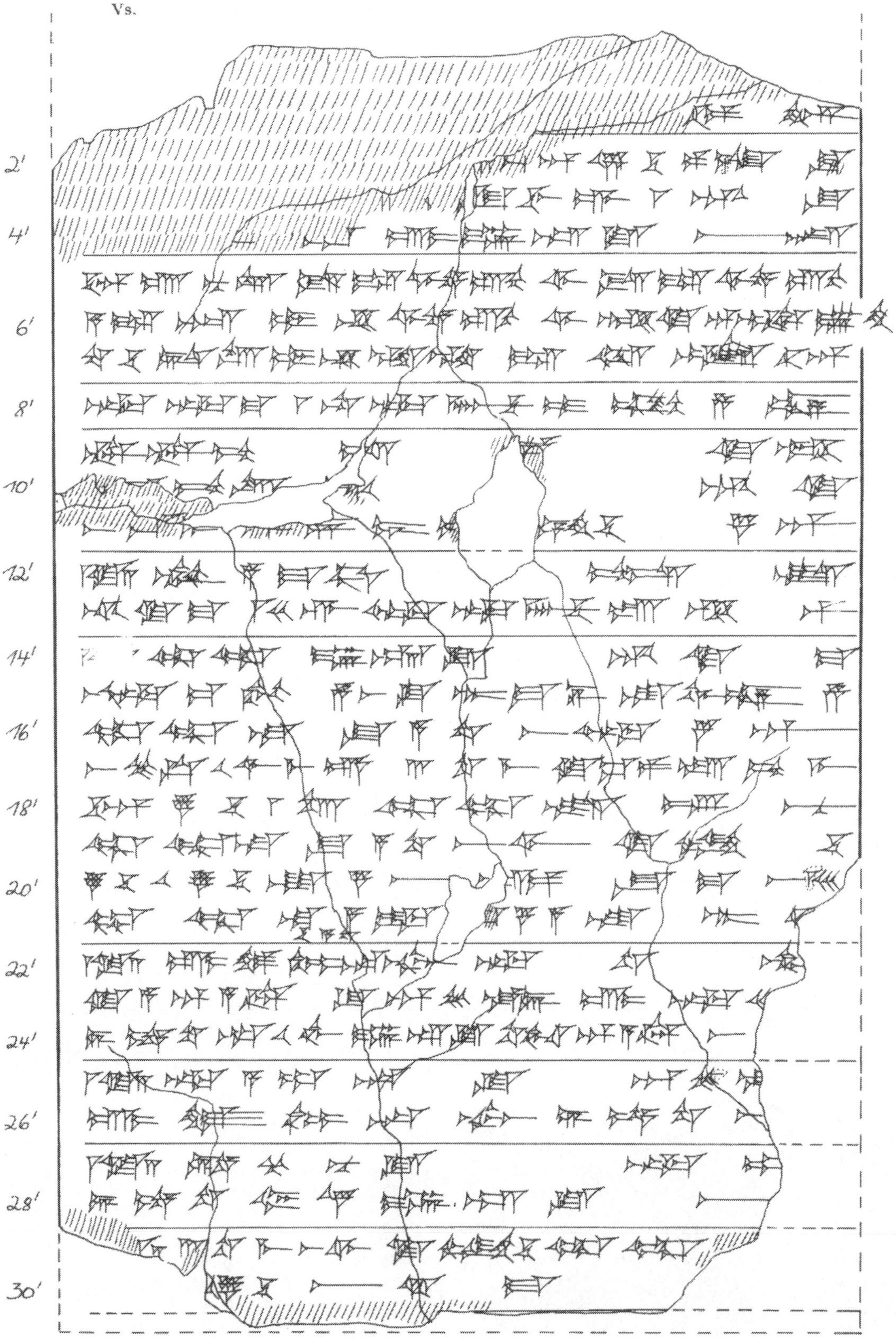

30 VAT 13725

Rs.

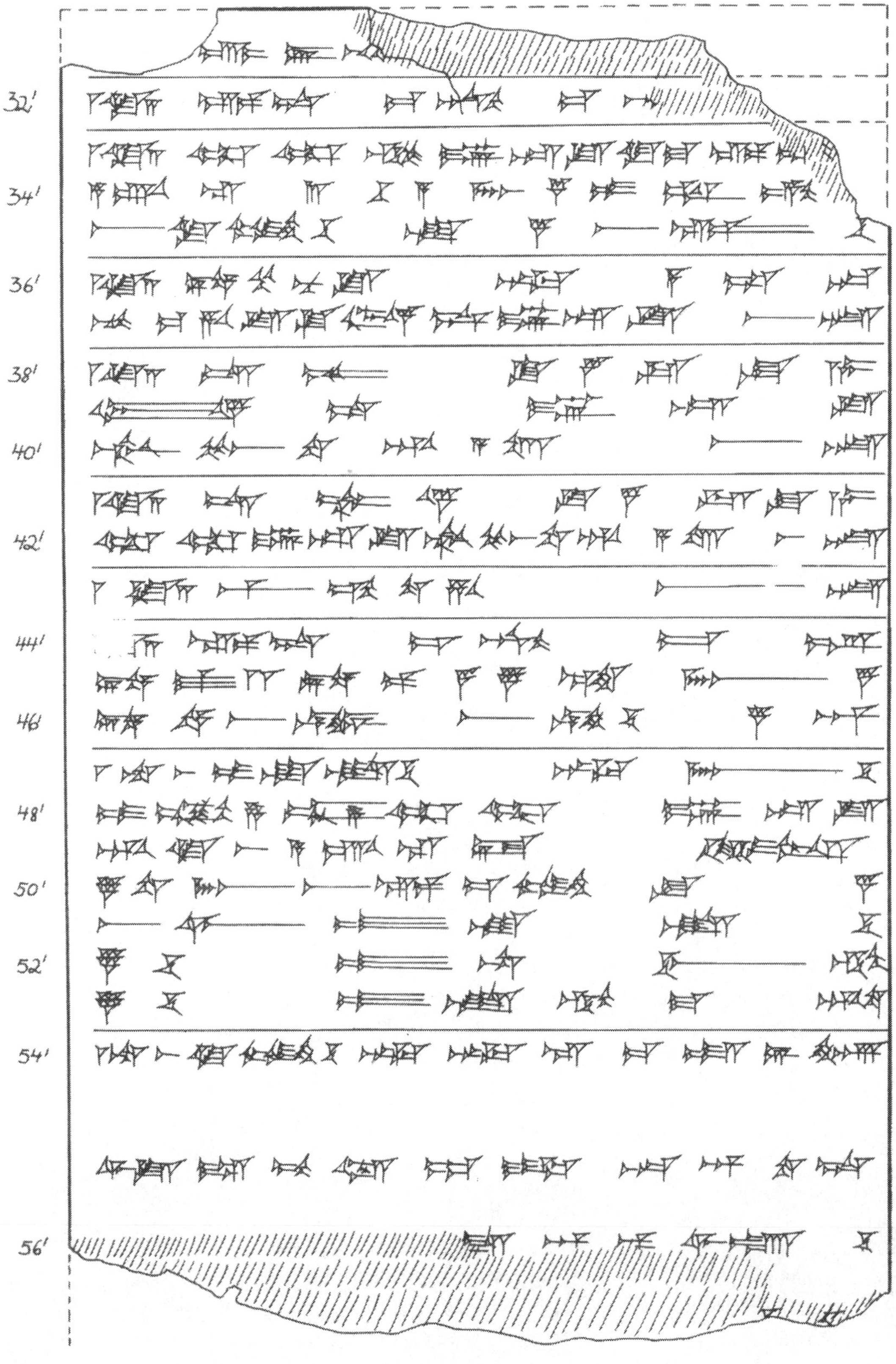

## 31 VAT 9841

Vs.

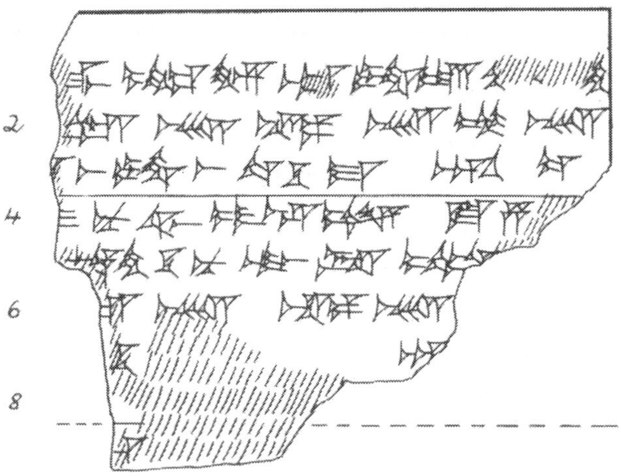

Rs.

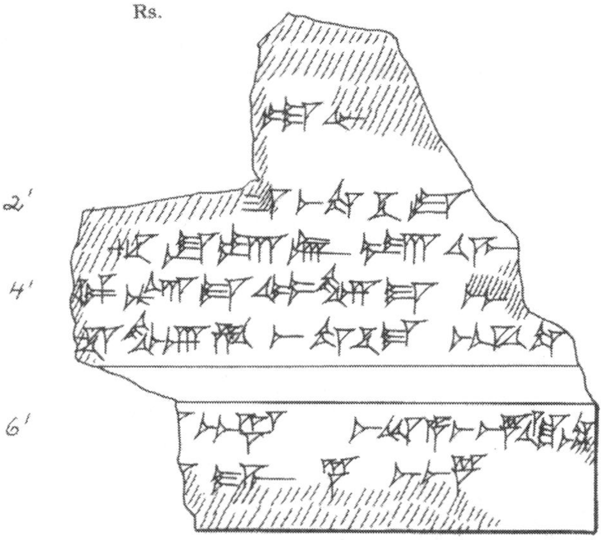

## 32 VAT 8912*

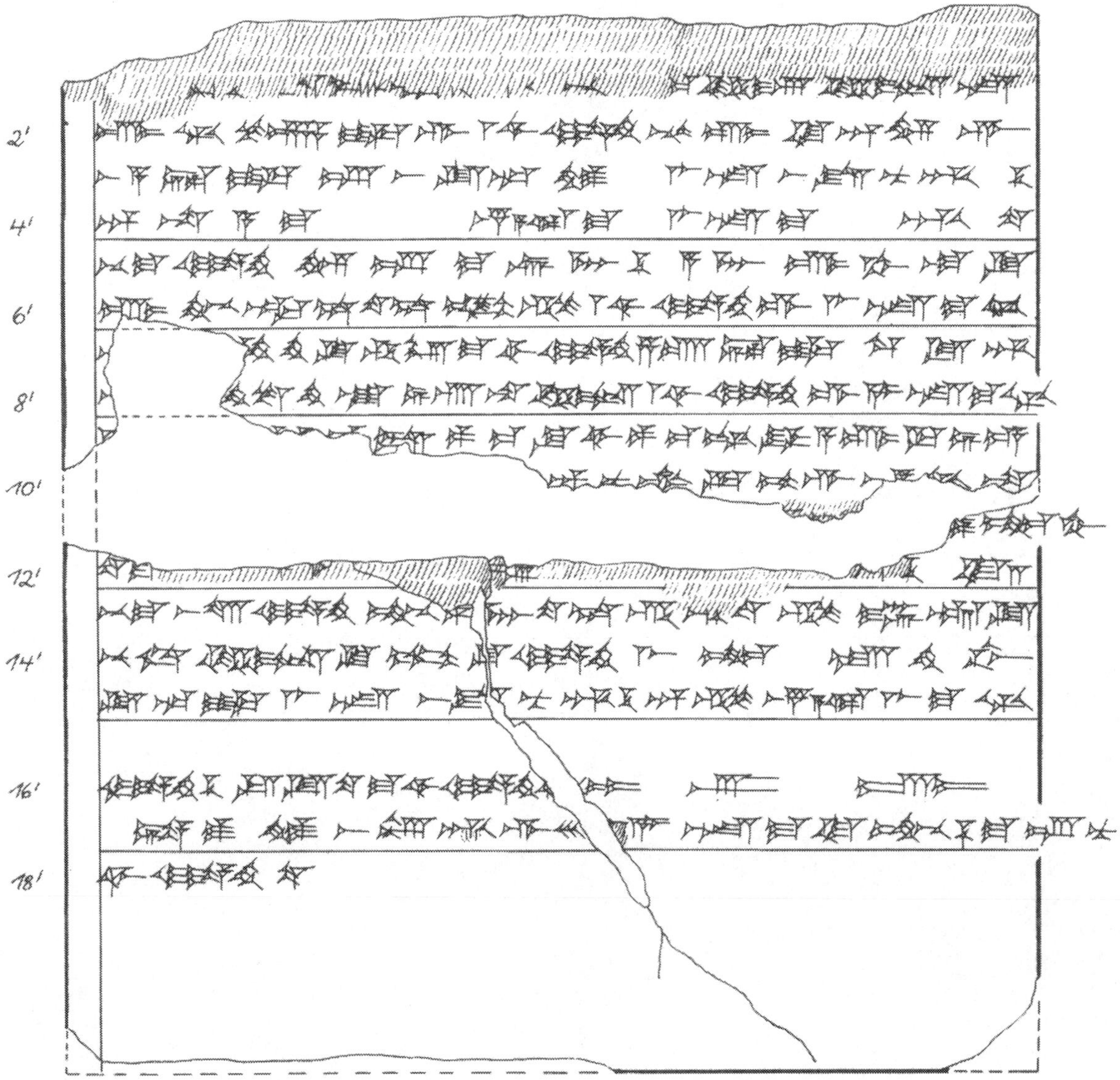

33 A 259

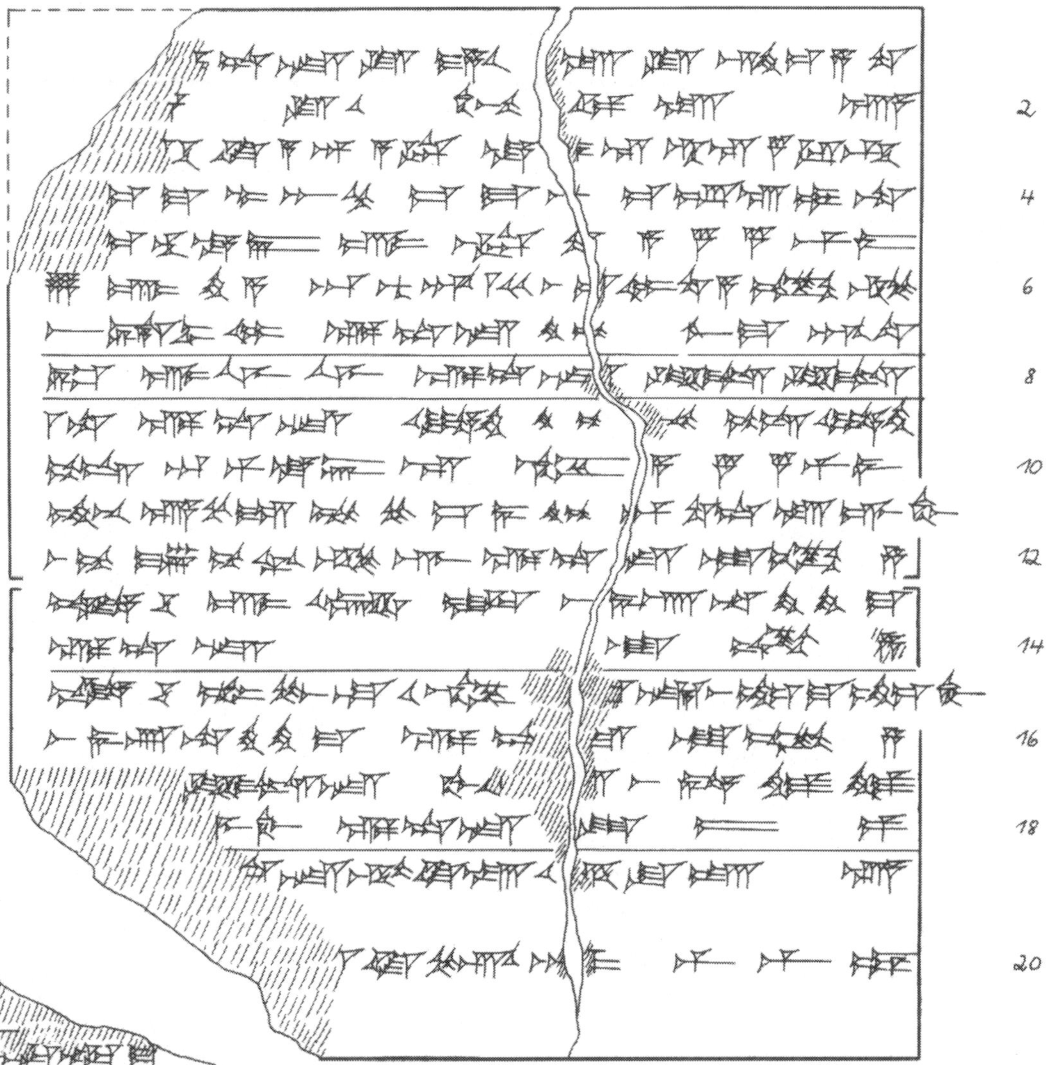

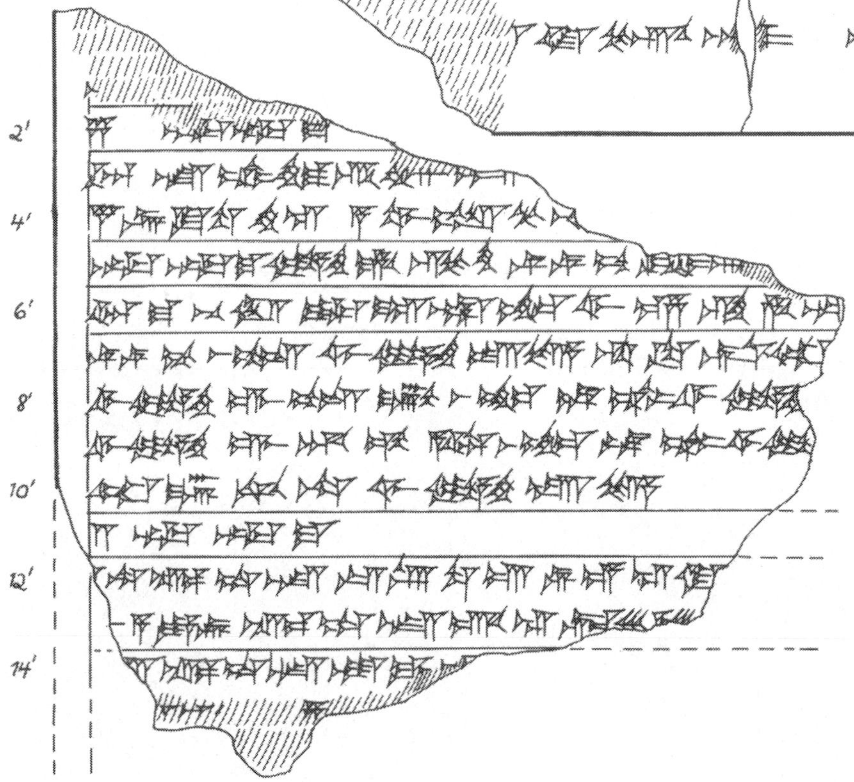

34 AO 7482*

35 VAT 13749* + 13792* + 13905* + o. A. 13741 + 13926

Kol. I

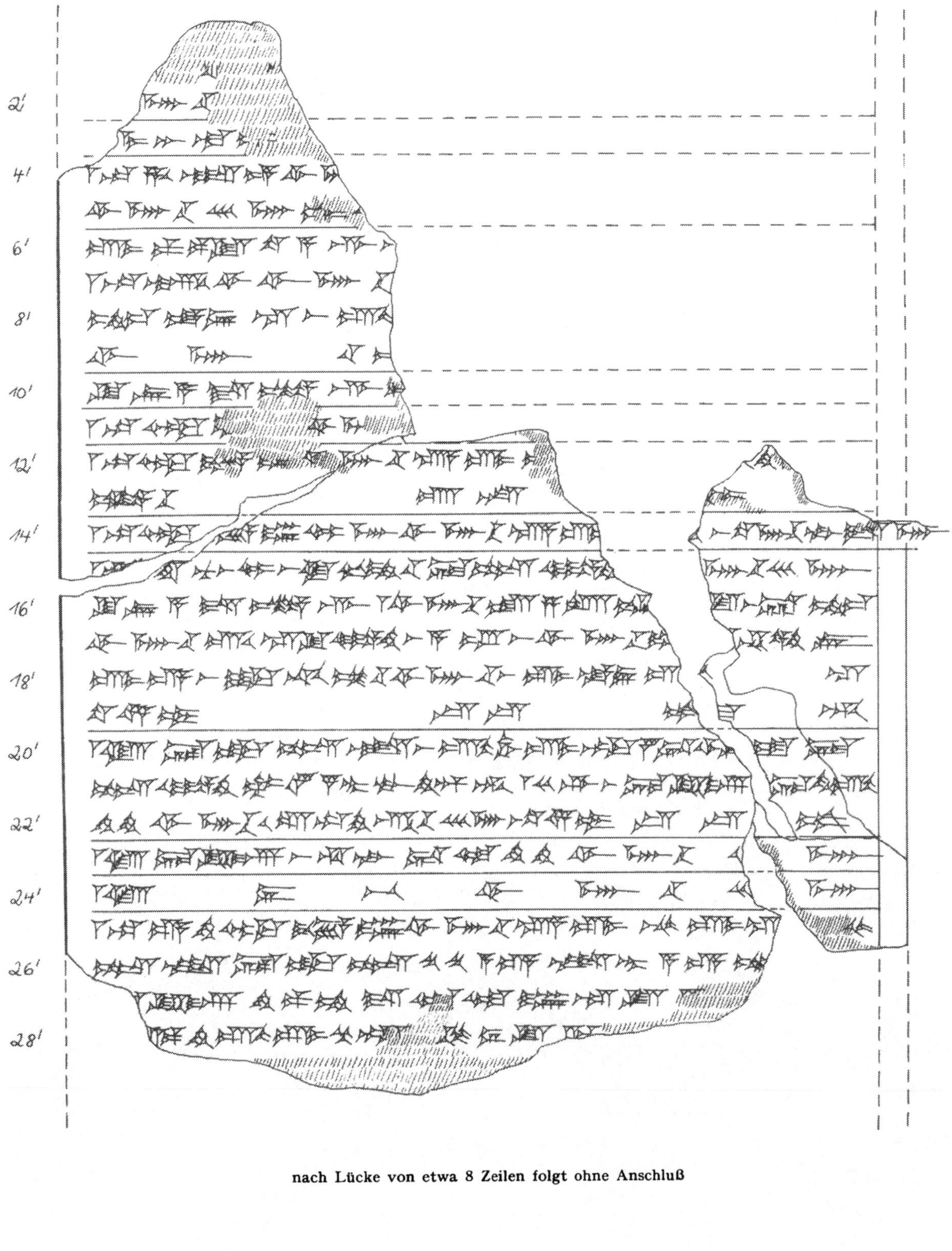


nach Lücke von etwa 8 Zeilen folgt ohne Anschluß

35 VAT 13749* + 13792* + 13905* + o. A. 13741 + 13926

Kol. I

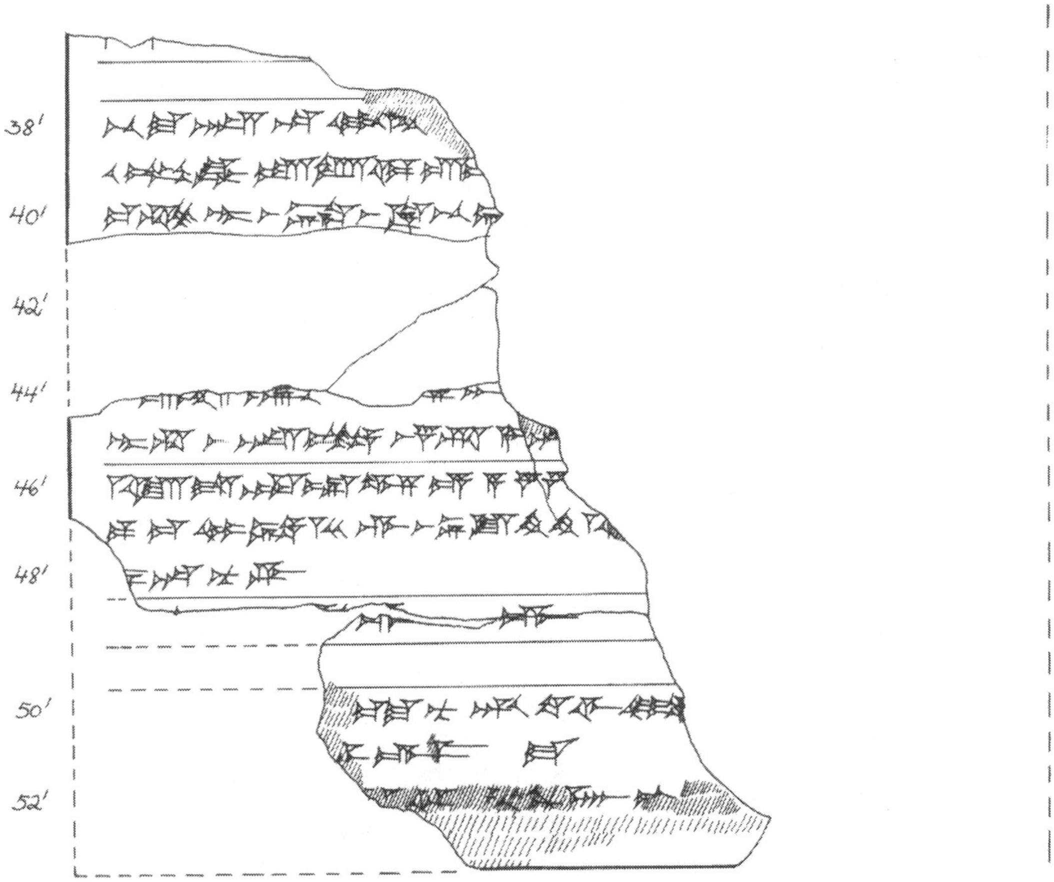

Kol. II

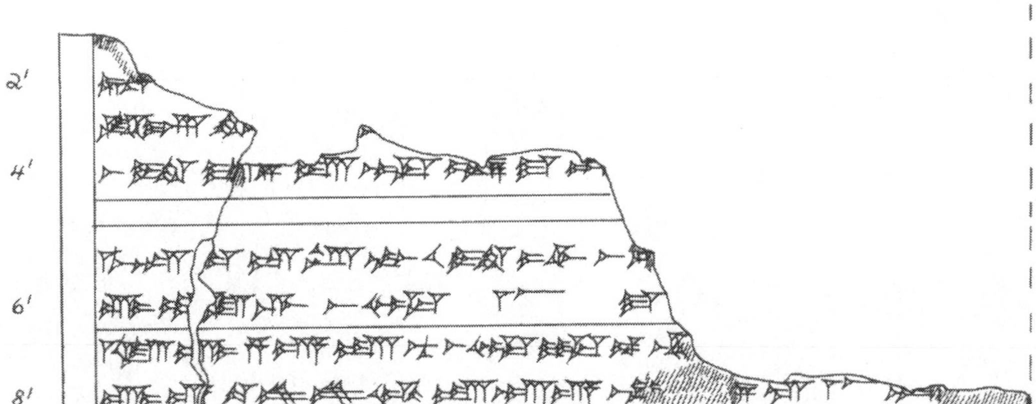

# 35 VAT 13749* + 13792* + 13905* + o. A. 13741 + 13926

Kol. II

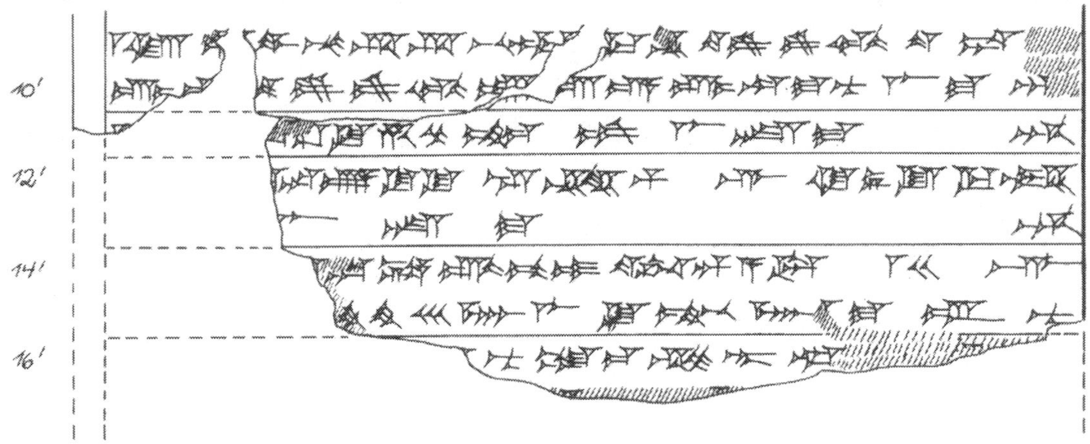

Kol. IV

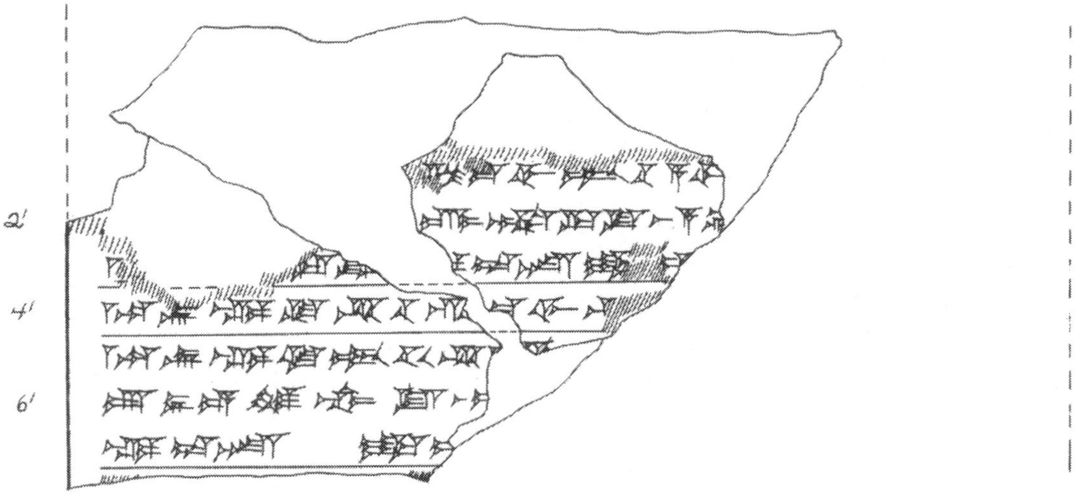

nach Lücke von etwa 15 Zeilen folgt ohne Anschluß

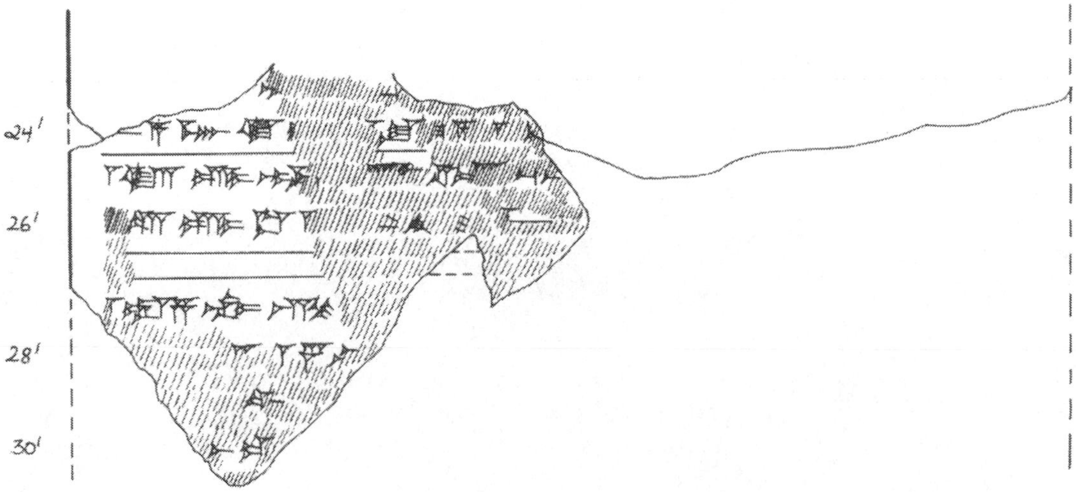

36 VAT 12933*

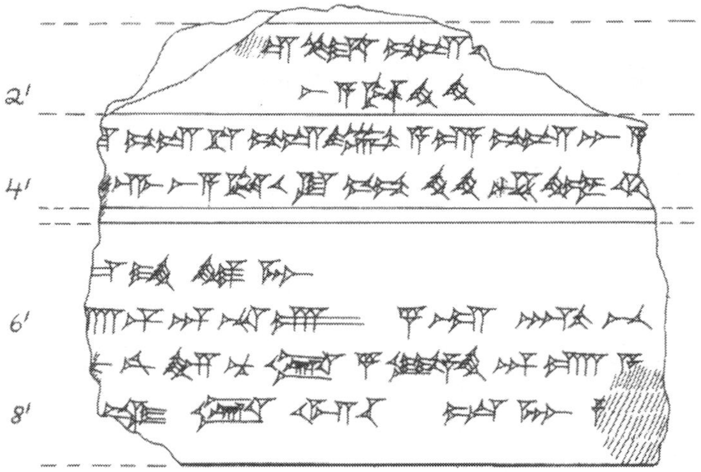

37 VAT 11238*

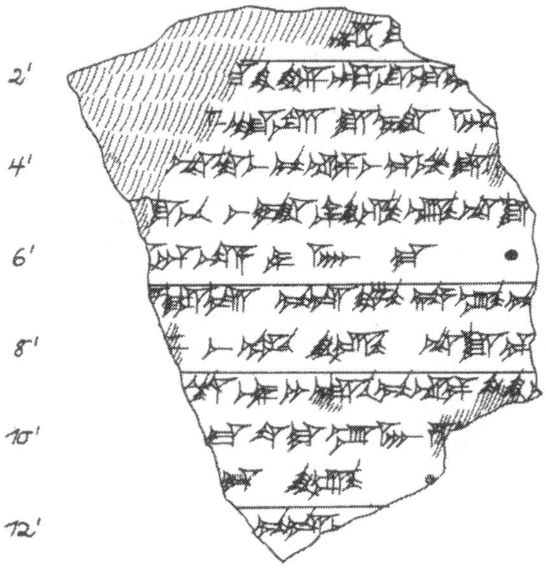

38 VAT 10515

Vs. Rs.

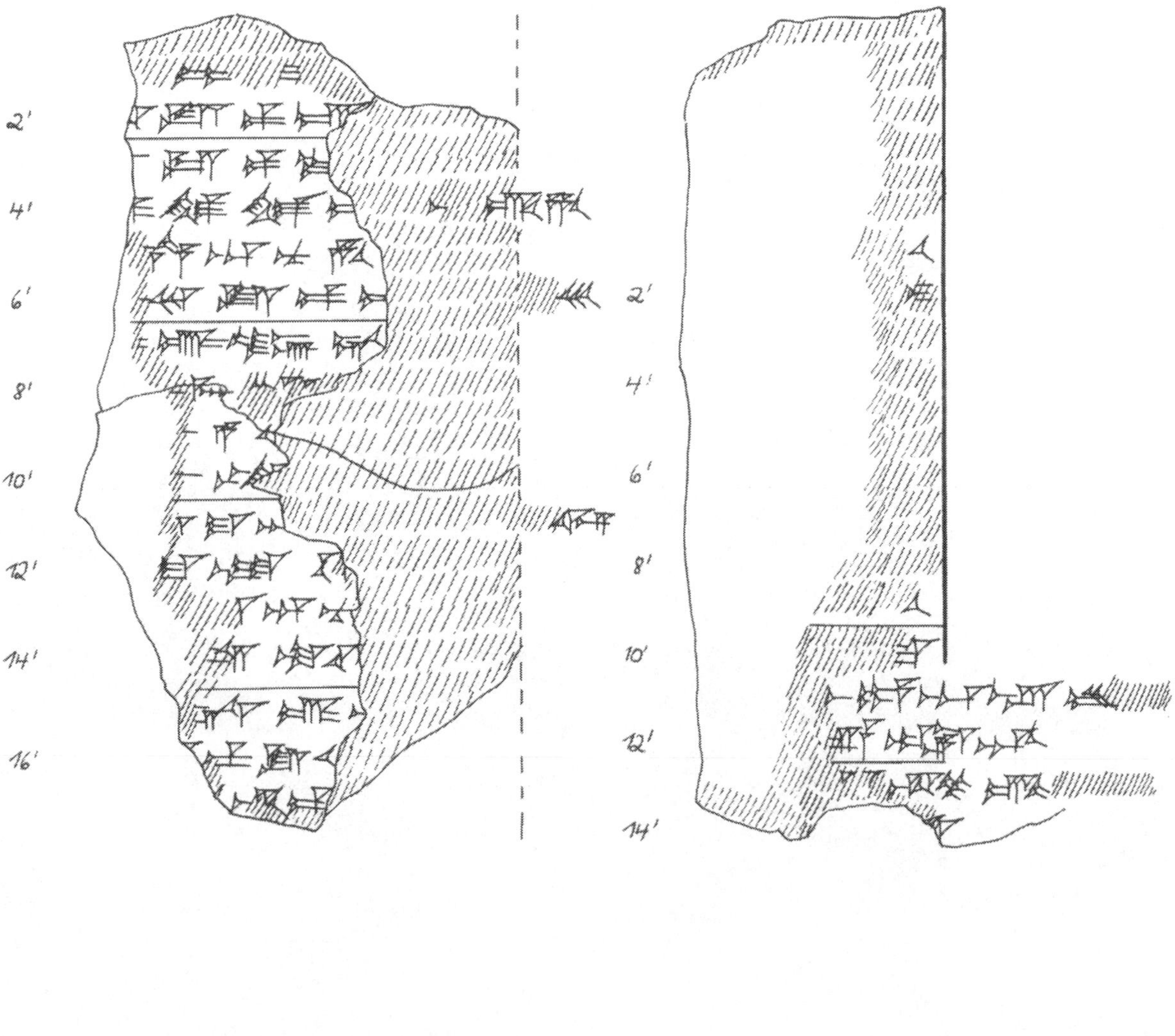

39 VAT 10633*

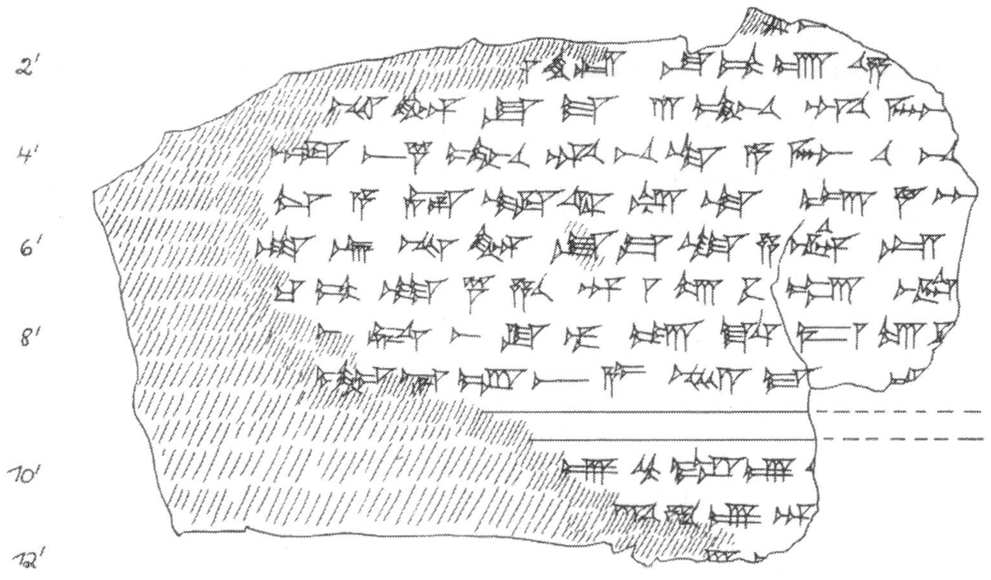

40 VAT 13773 + o. A. 14073

Vs.

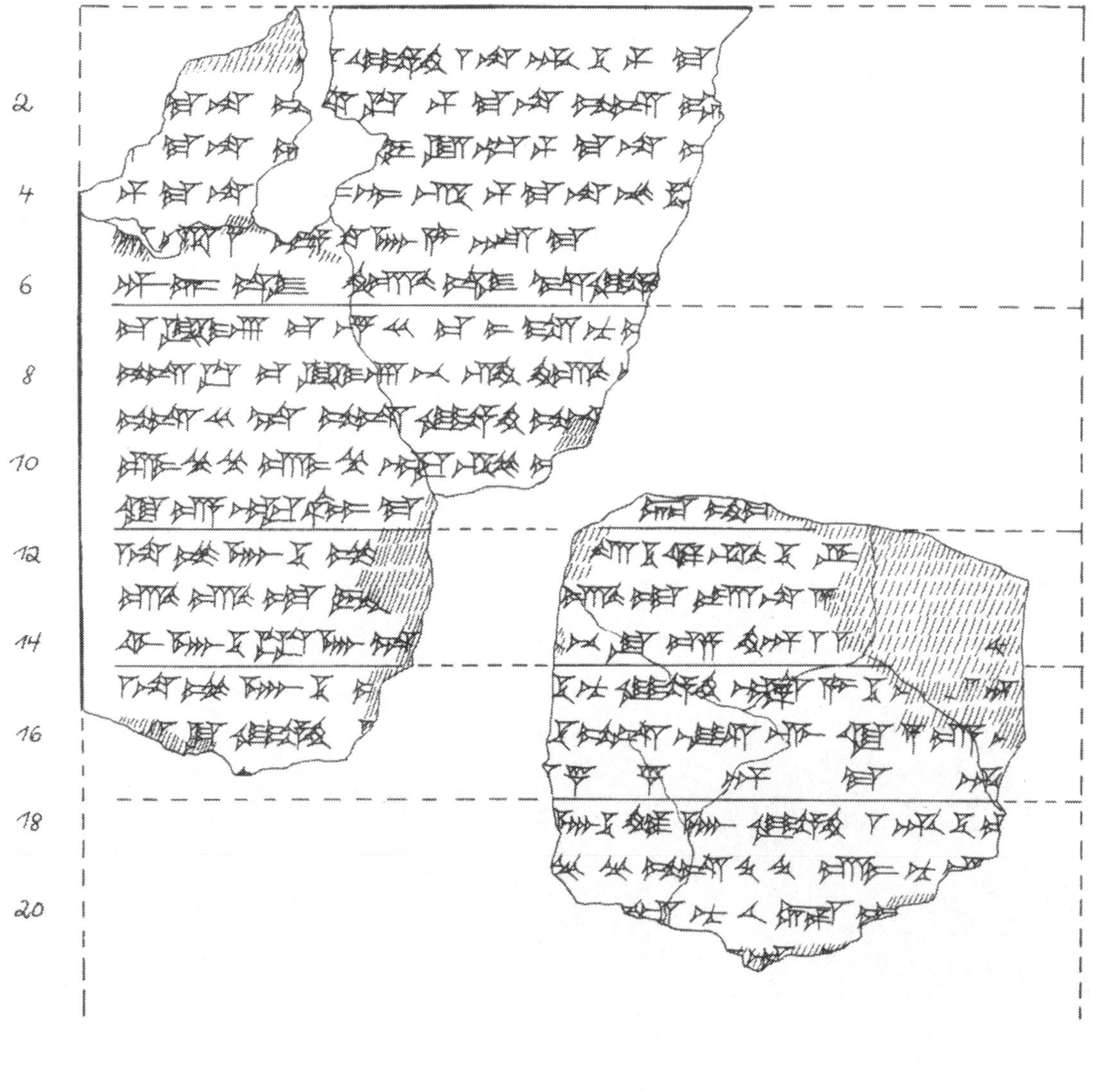

40 VAT 13773 + o. A. 14073

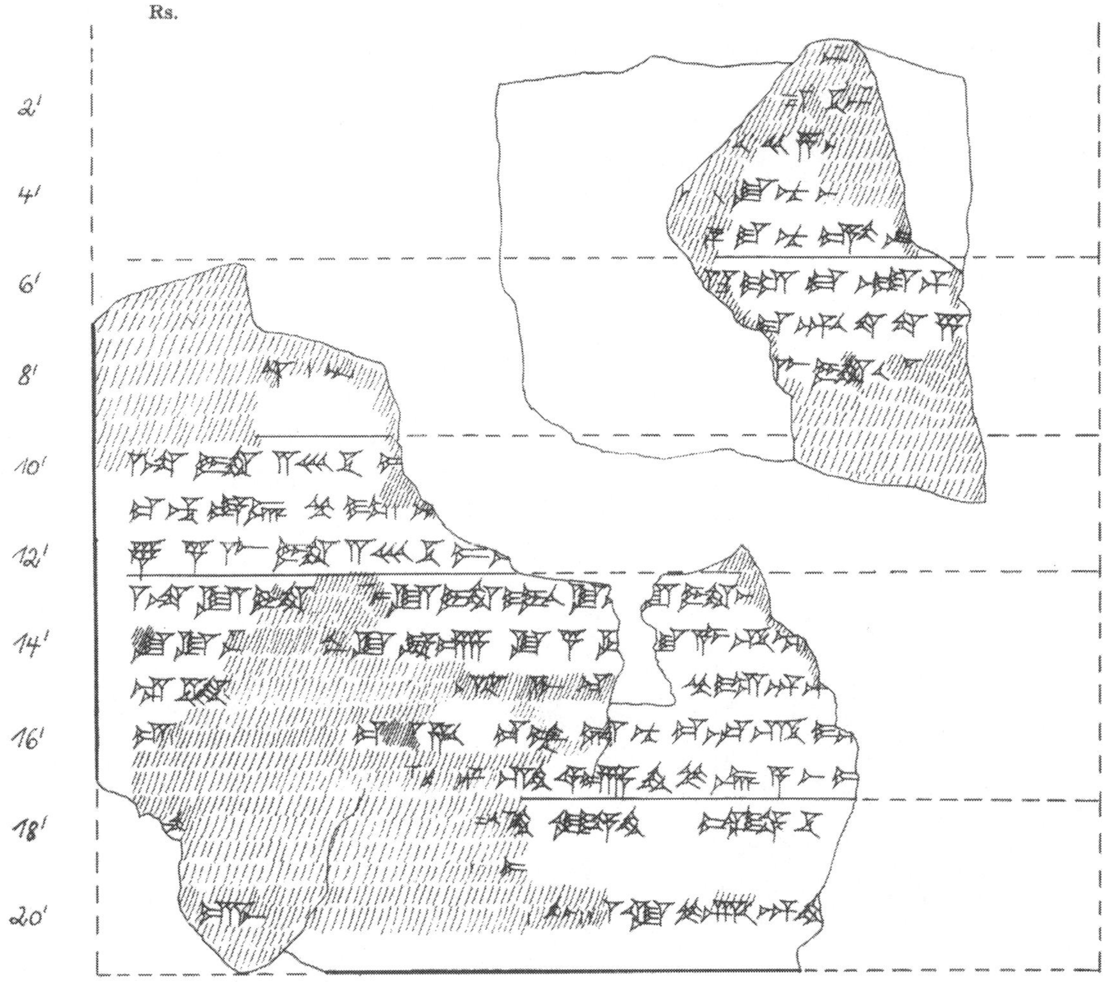


41 VAT 10980*

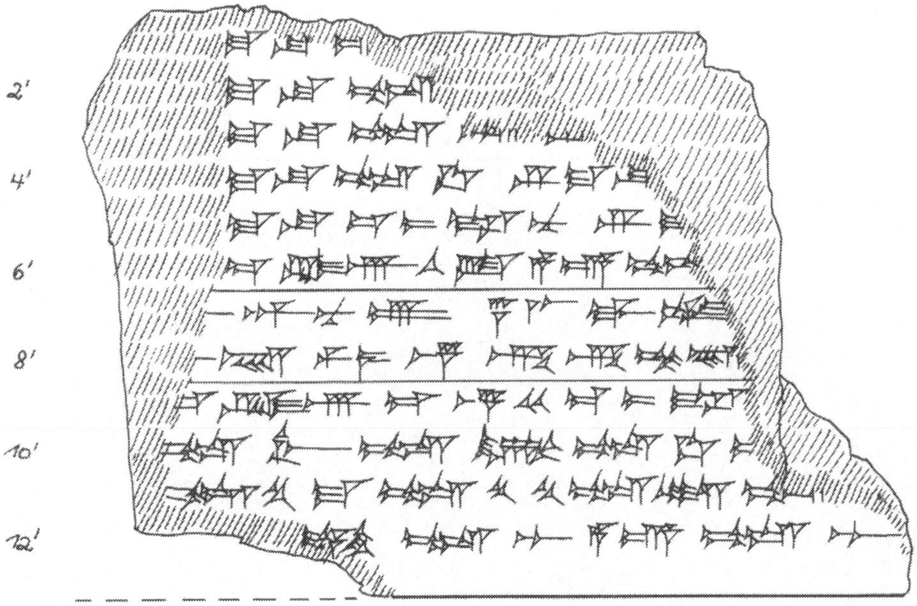

## 42 VAT 13735 + 13936 + 13984 + 14173

Vs.

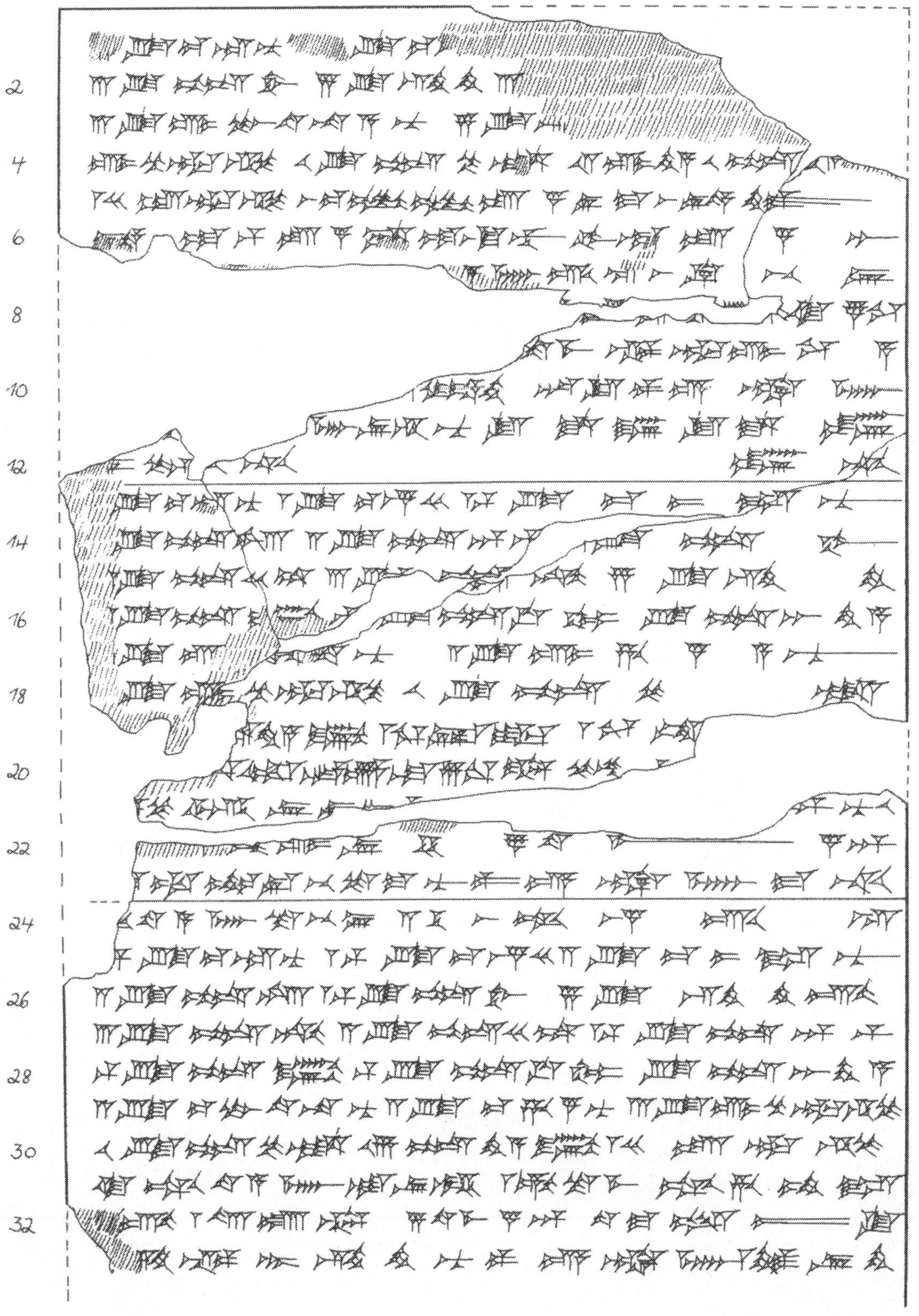

42 VAT 13735 + 13936 + 13984 + 14173

Vs.

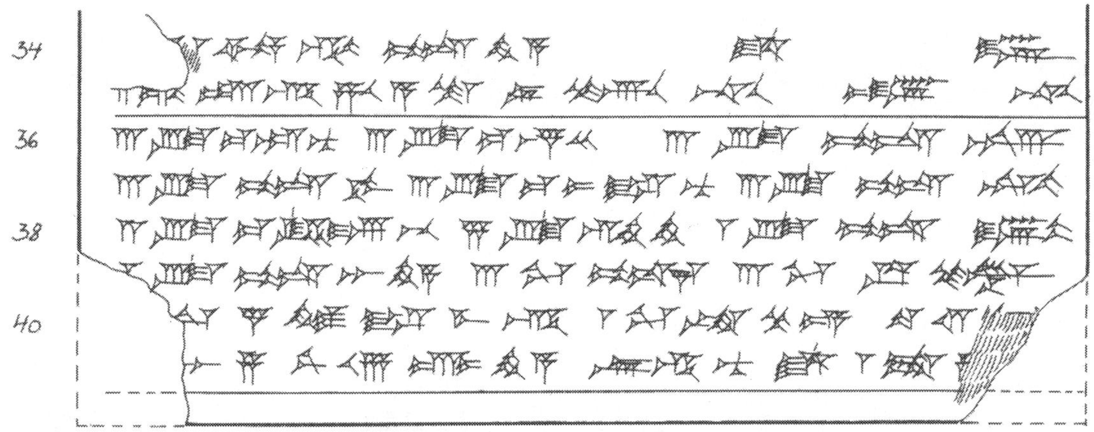

Rs.

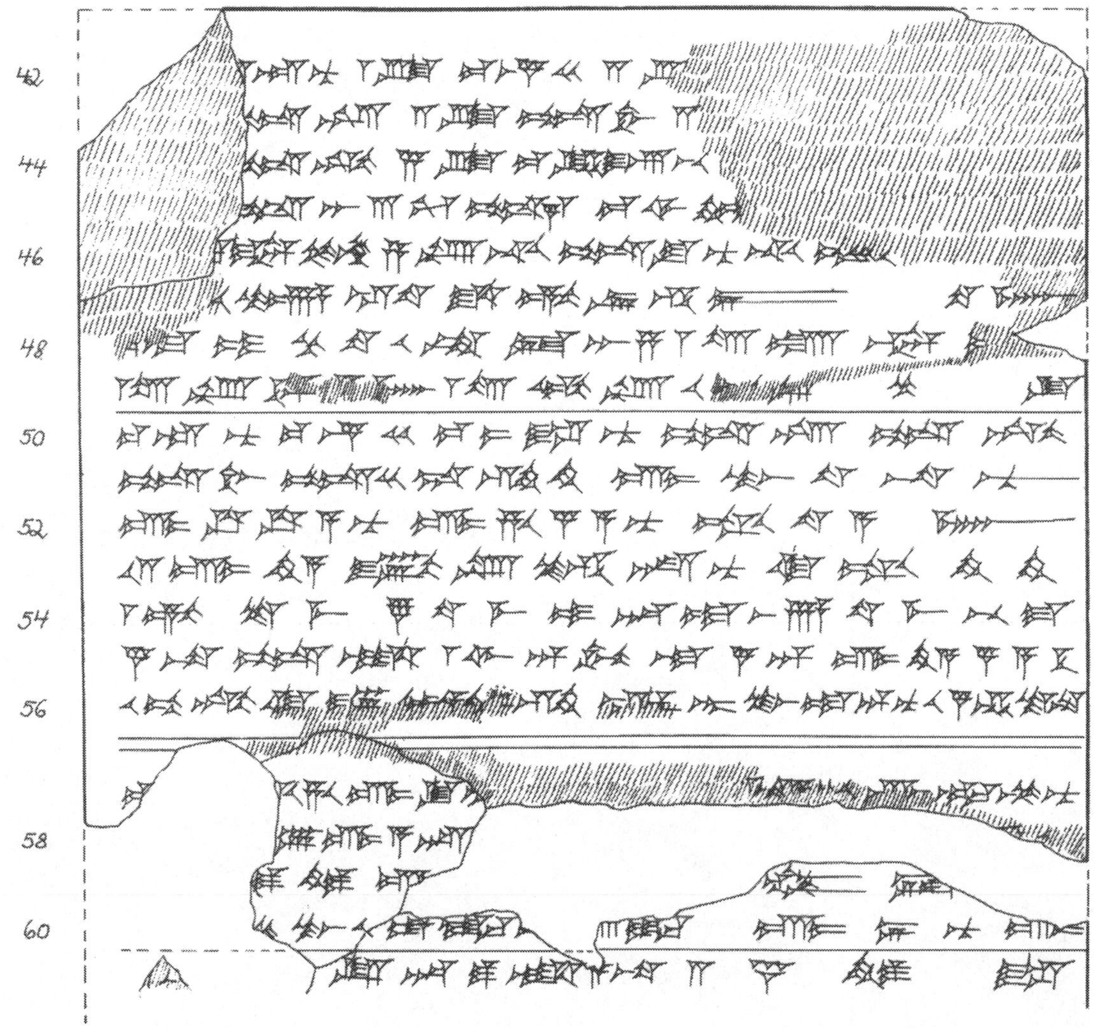

## 42 VAT 13735 + 13936 + 13984 + 14173

Rs.

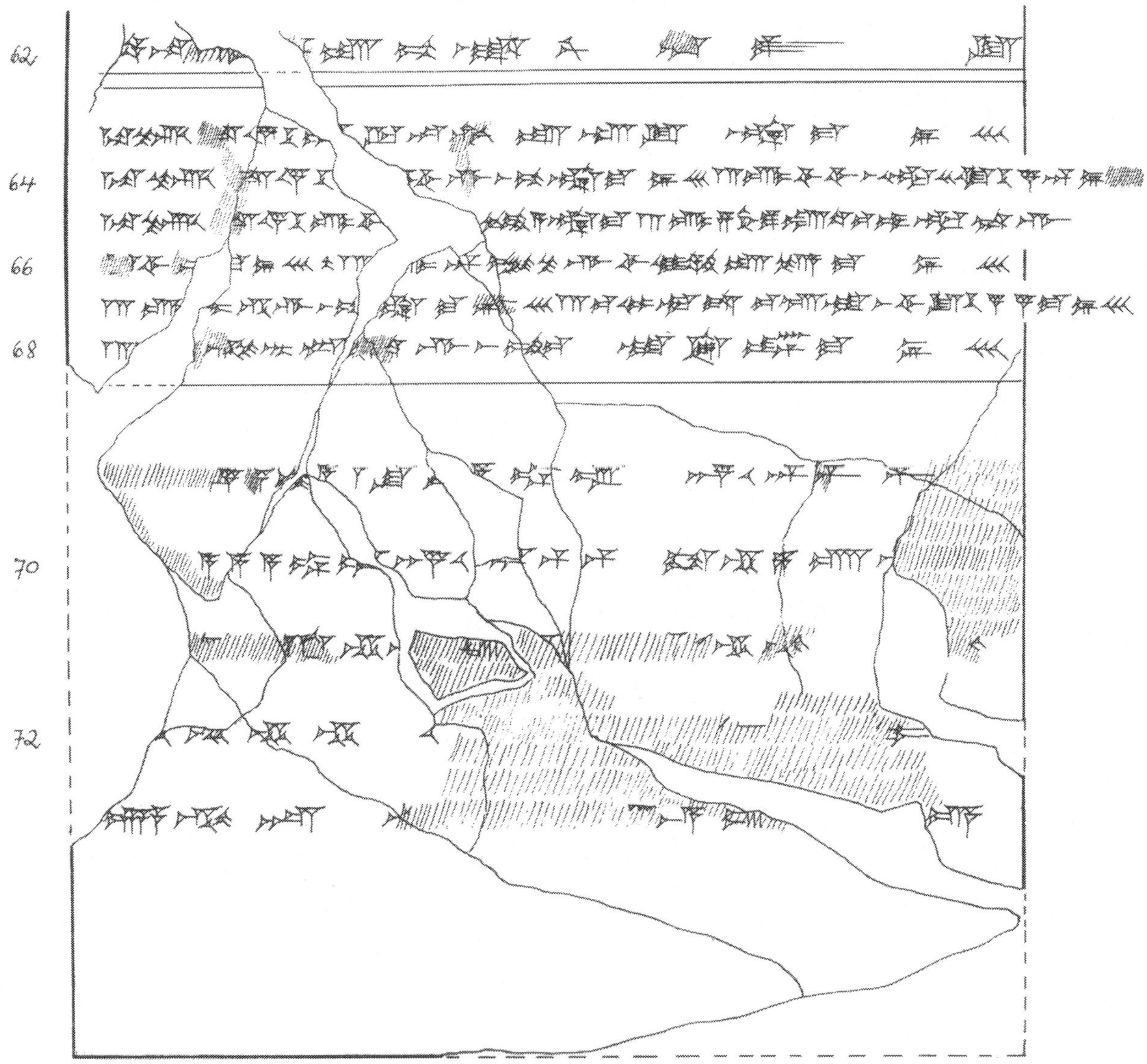


## 43 VAT 11243*

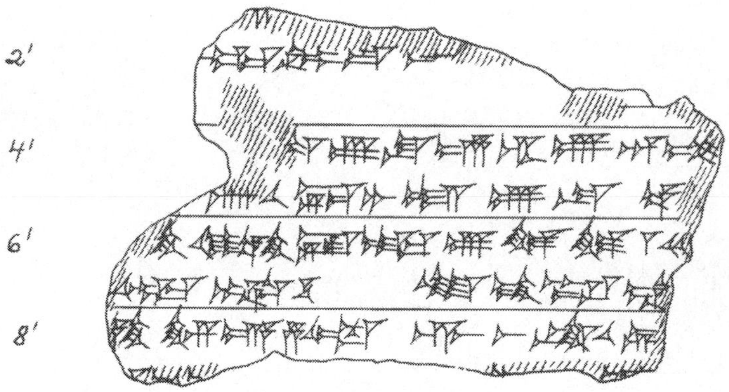

# 44 VAT 13730 + 13744* + 14303*

Vs.

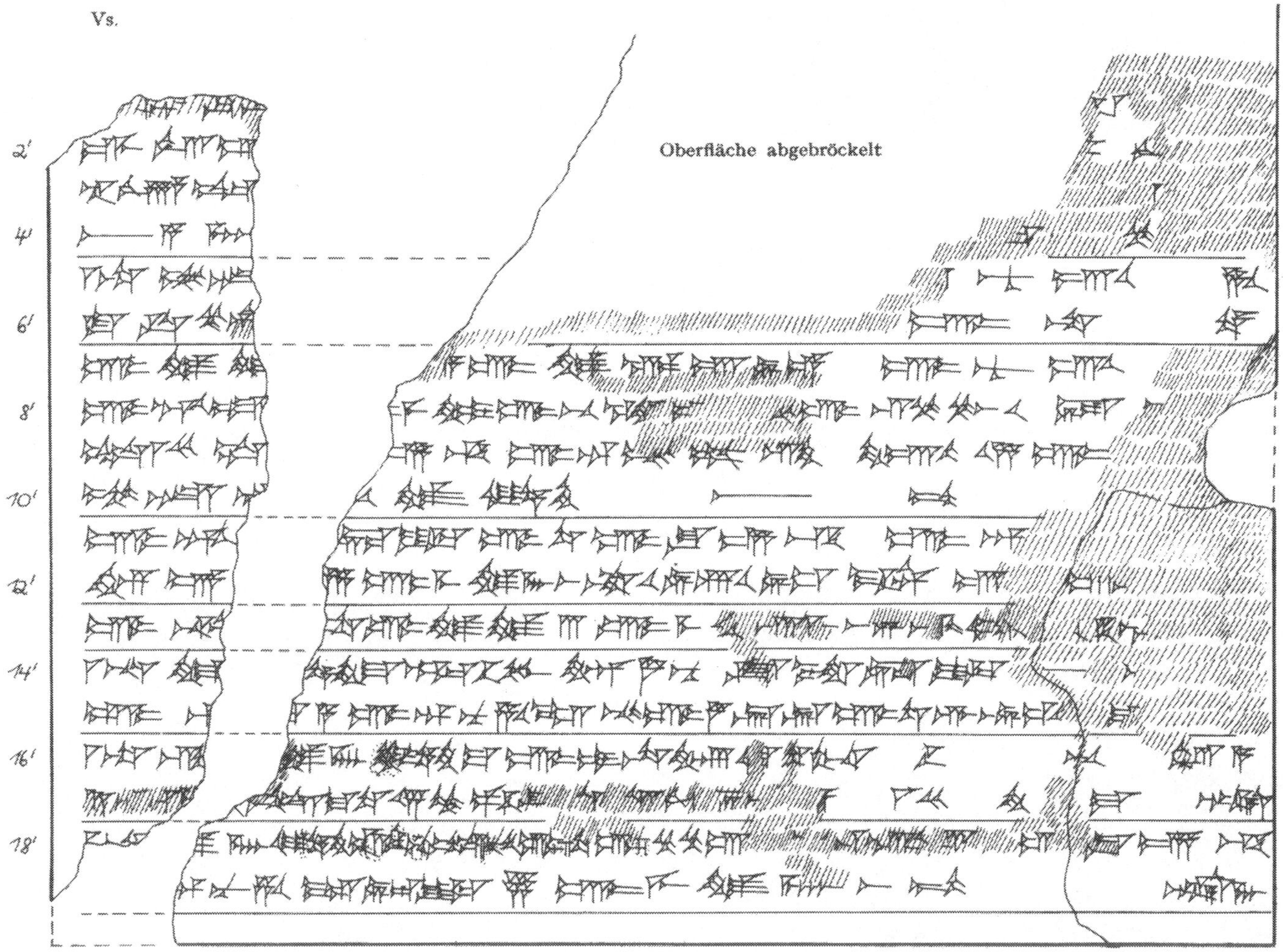


Rs.

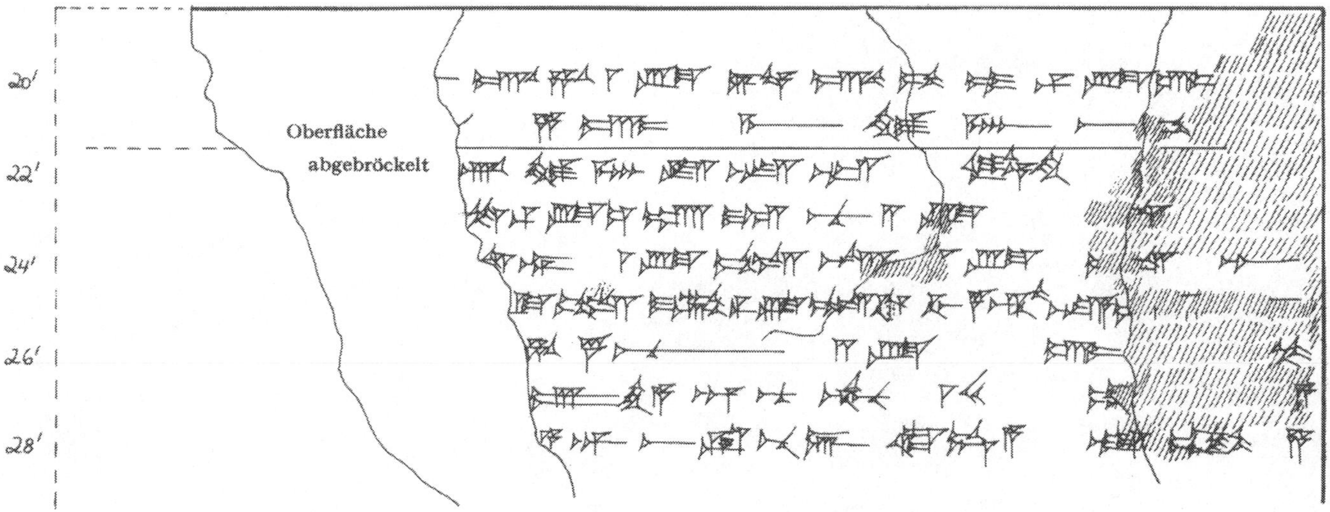

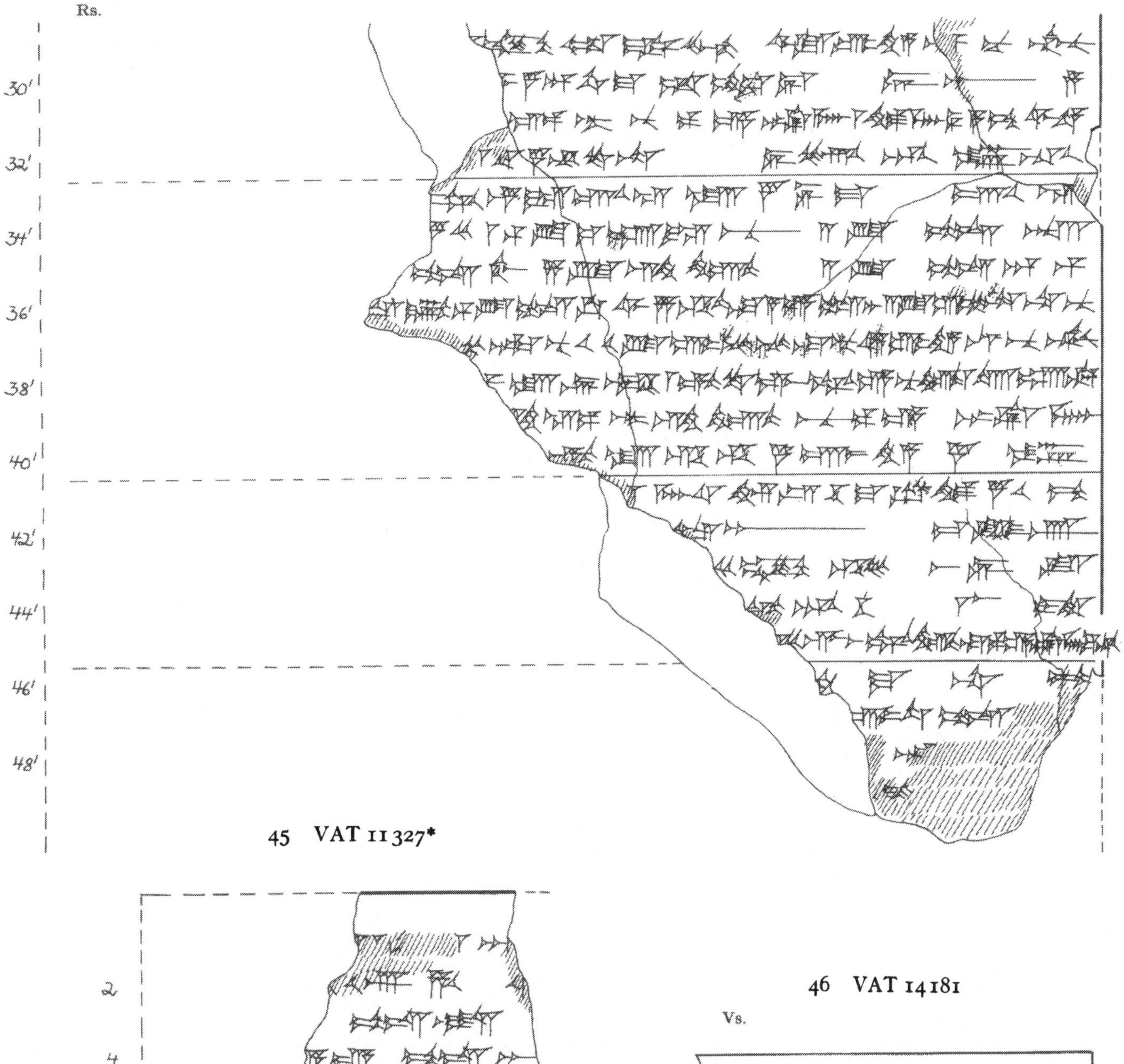


45 VAT 11327*

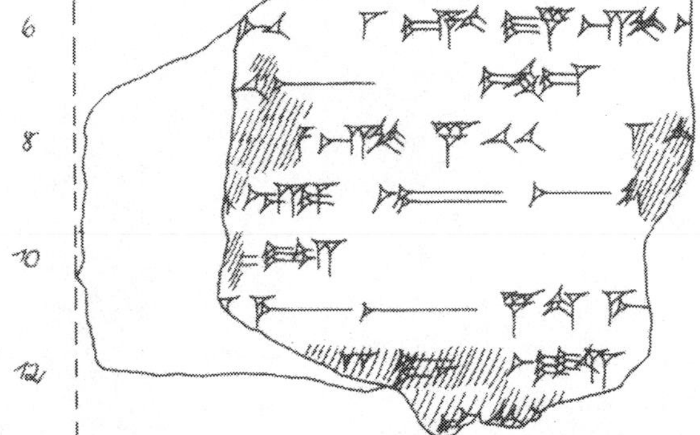


46 VAT 14181

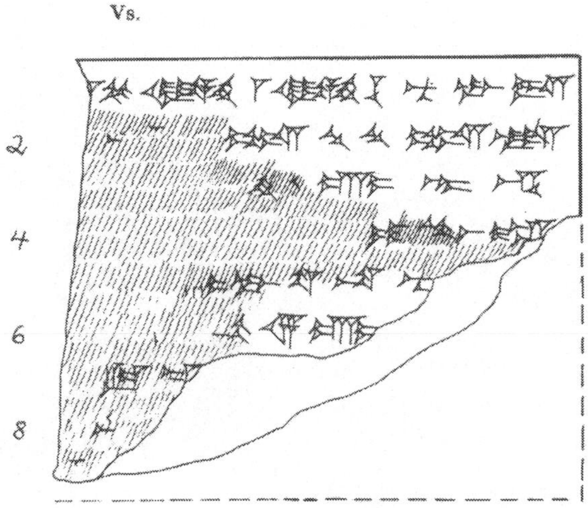

## 46 VAT 14181

Rs.

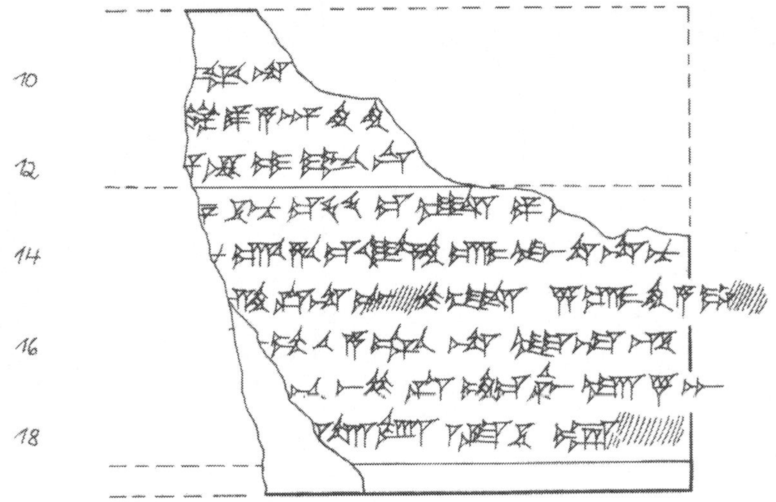

## 47 VAT 11325*

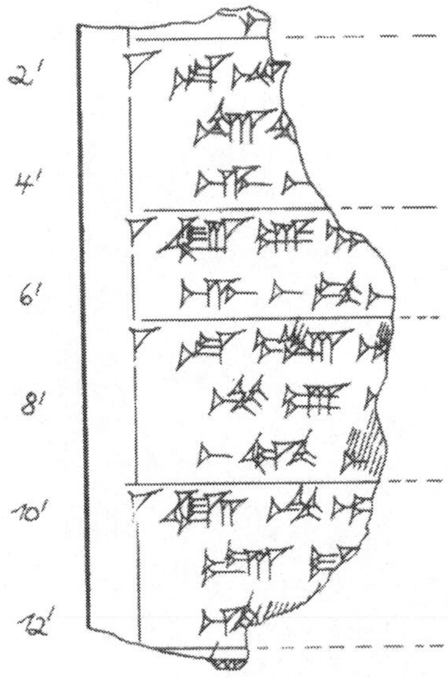

## 48 VAT 14157*

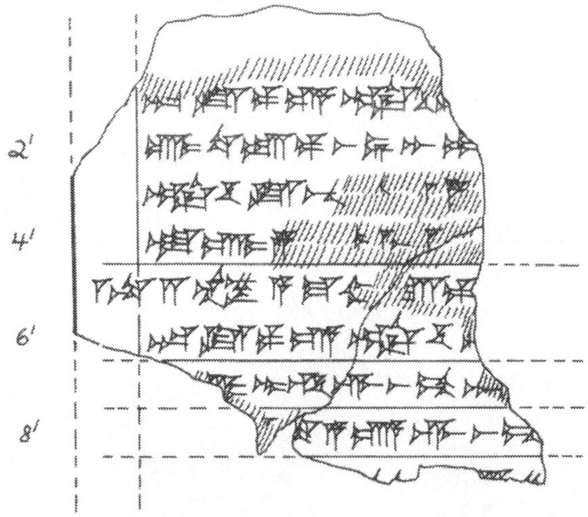

## 49 VAT 7822

Vs.

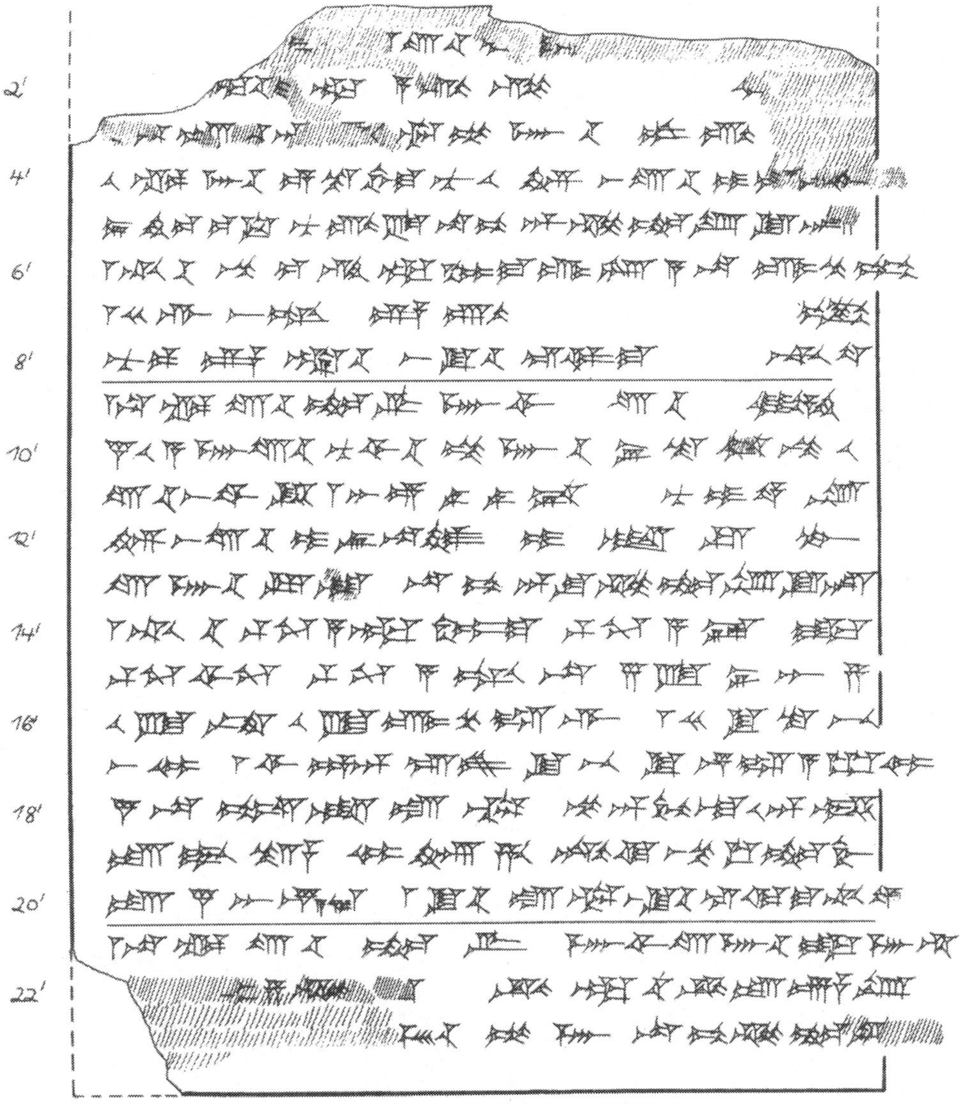


Rs.

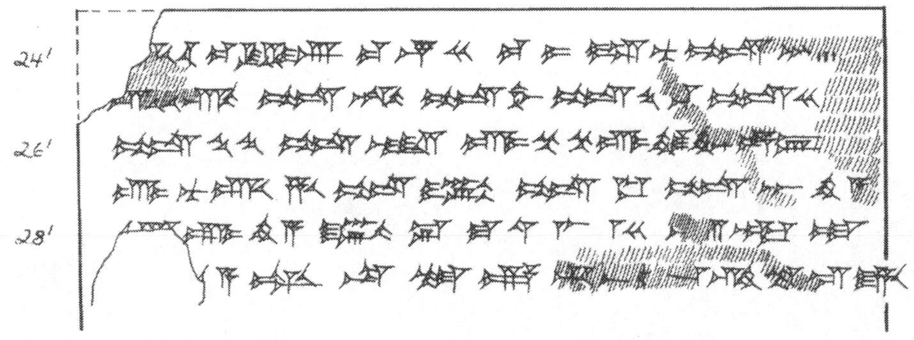

## 49 VAT 7822

Rs.

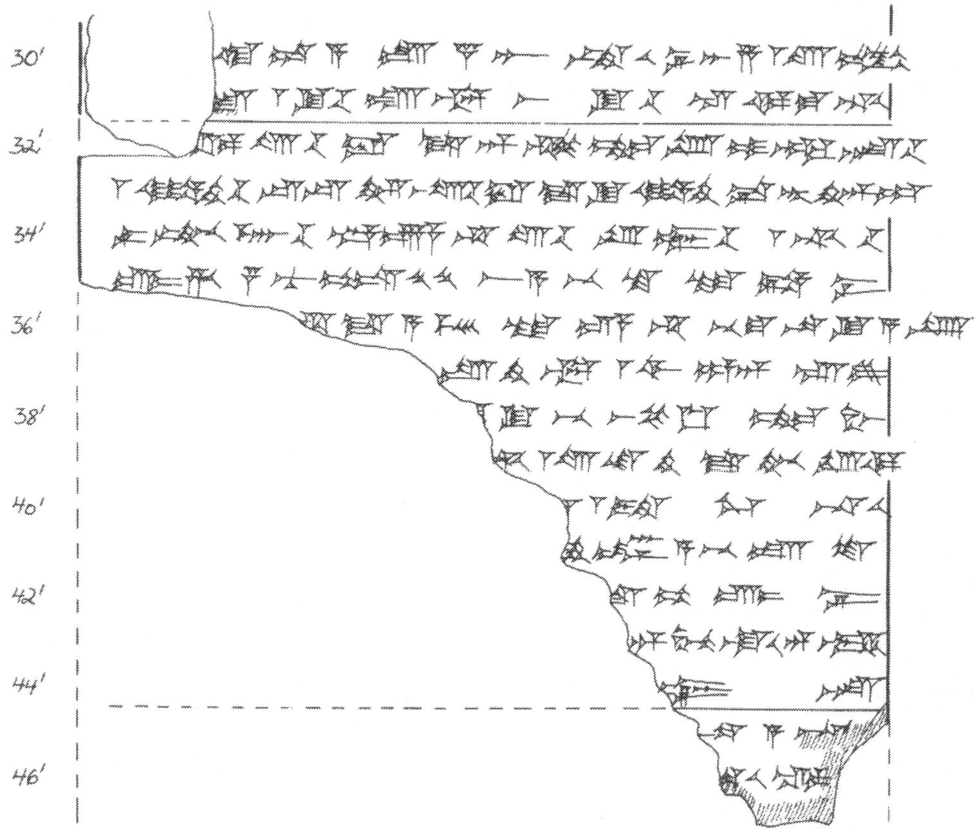

## 50 VAT 14082

Vs.

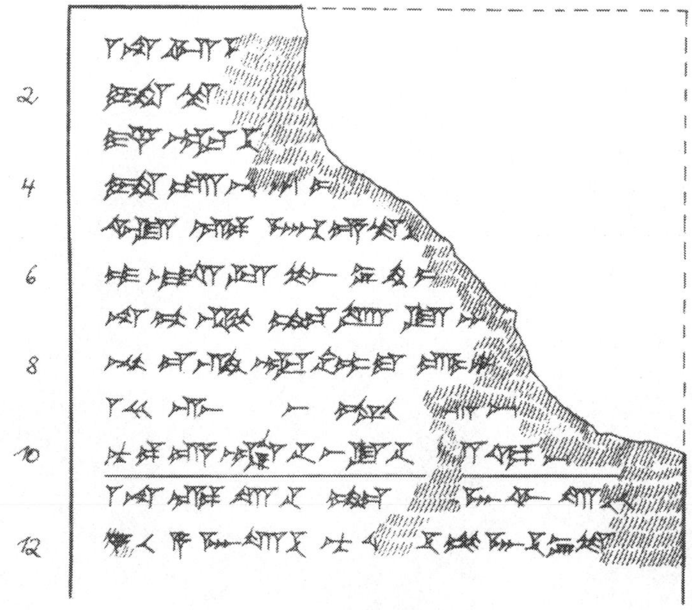

## 51 VAT 10580*

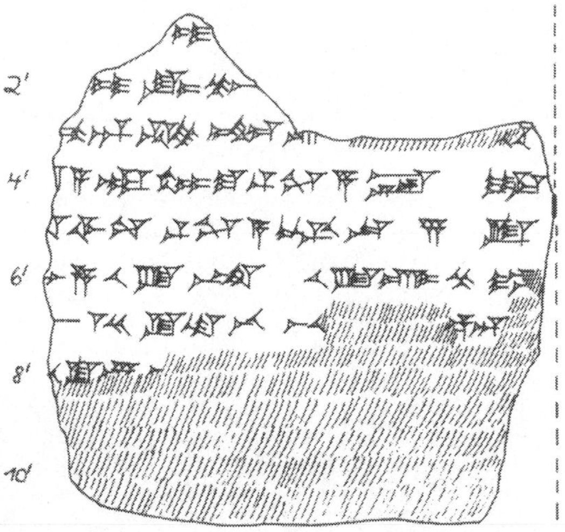

## 50 VAT 14082

Vs.

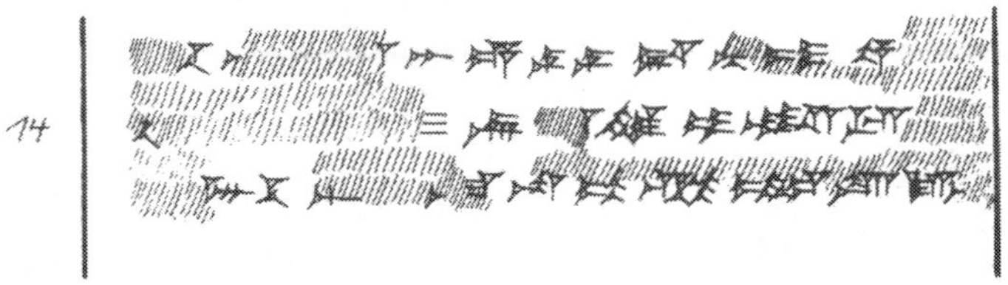

Rest der Tafel-Vs. abgebröckelt

Rs.

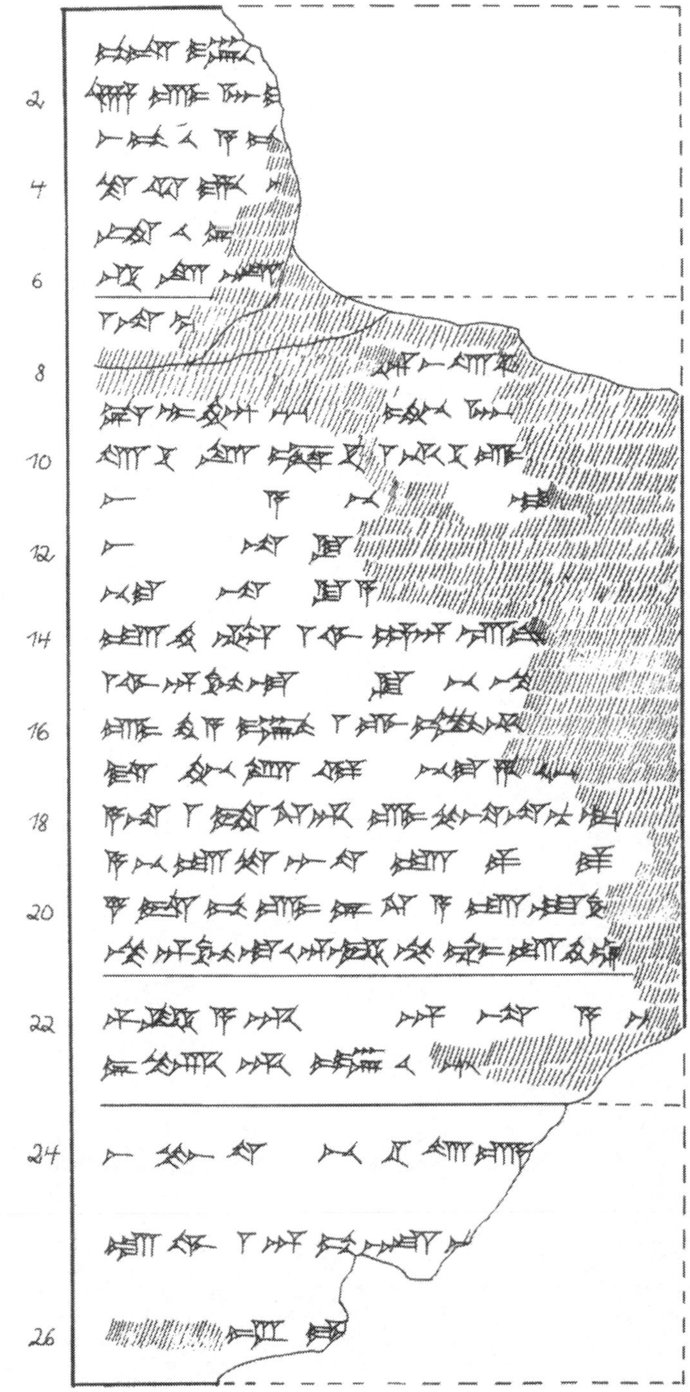

# 52 VAT 13733 + 13738

Vs.

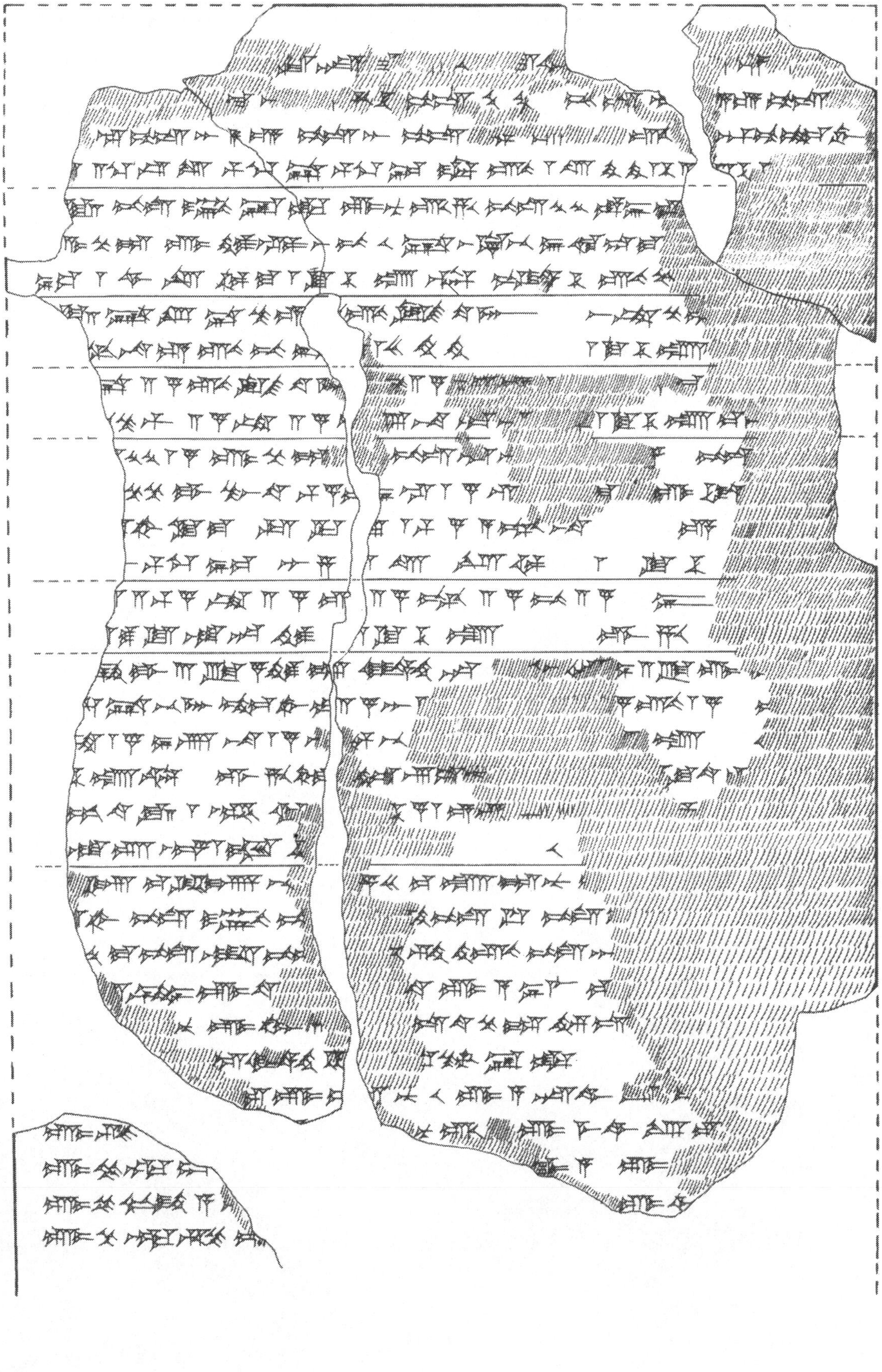

52 VAT 13733 + 13738

Vs.

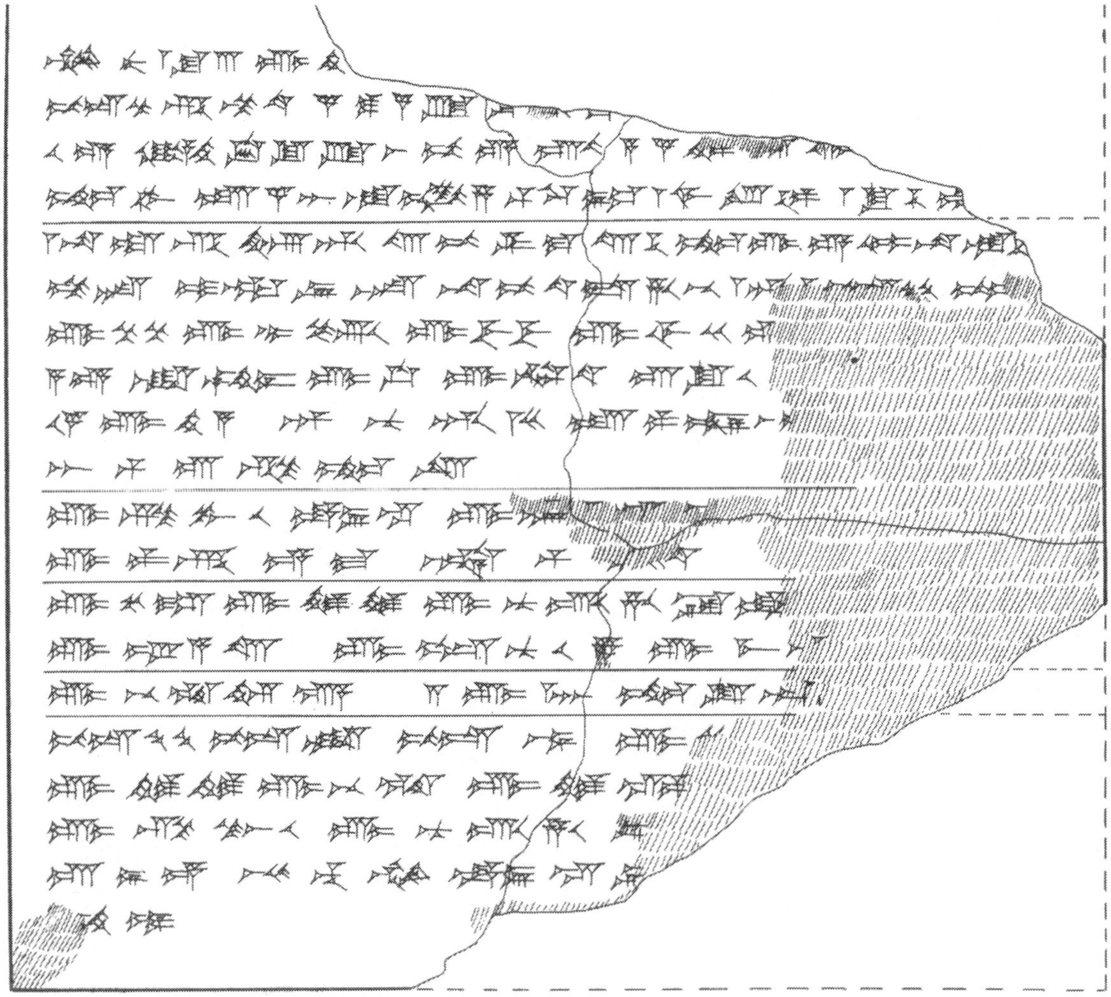

Rs.

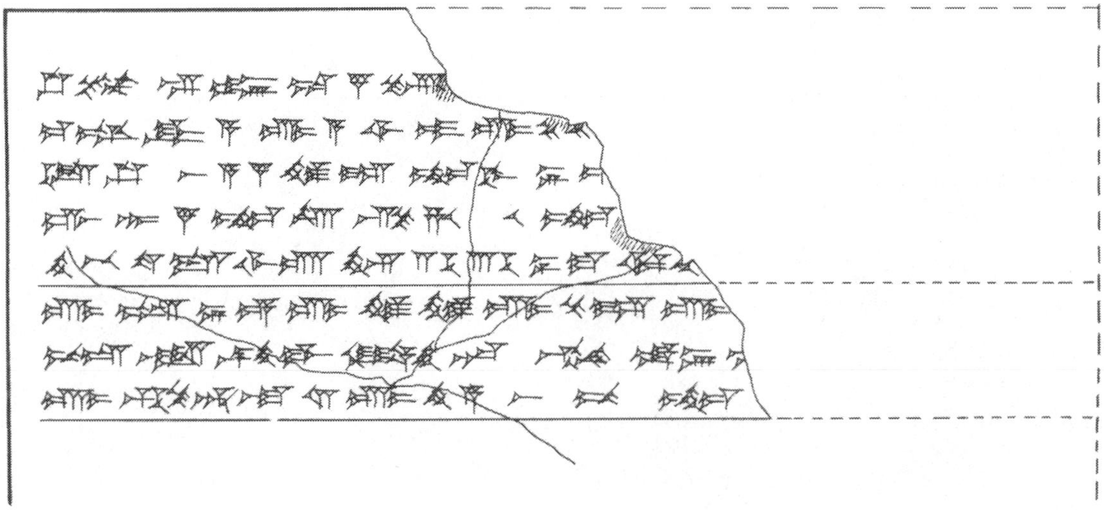

## 52 VAT 13733 + 13738

Rs.

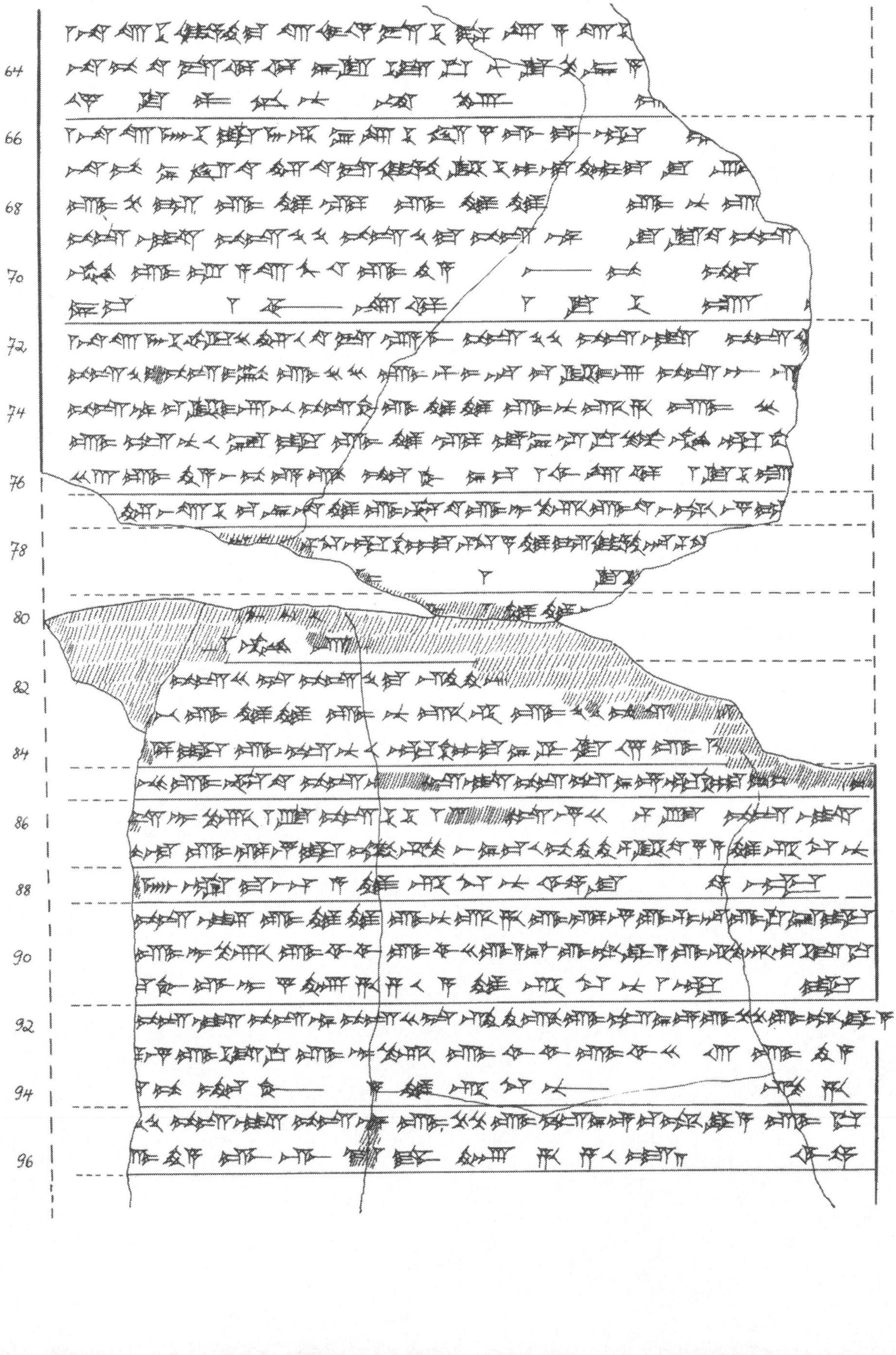

## 52 VAT 13733 + 13738

Rs.

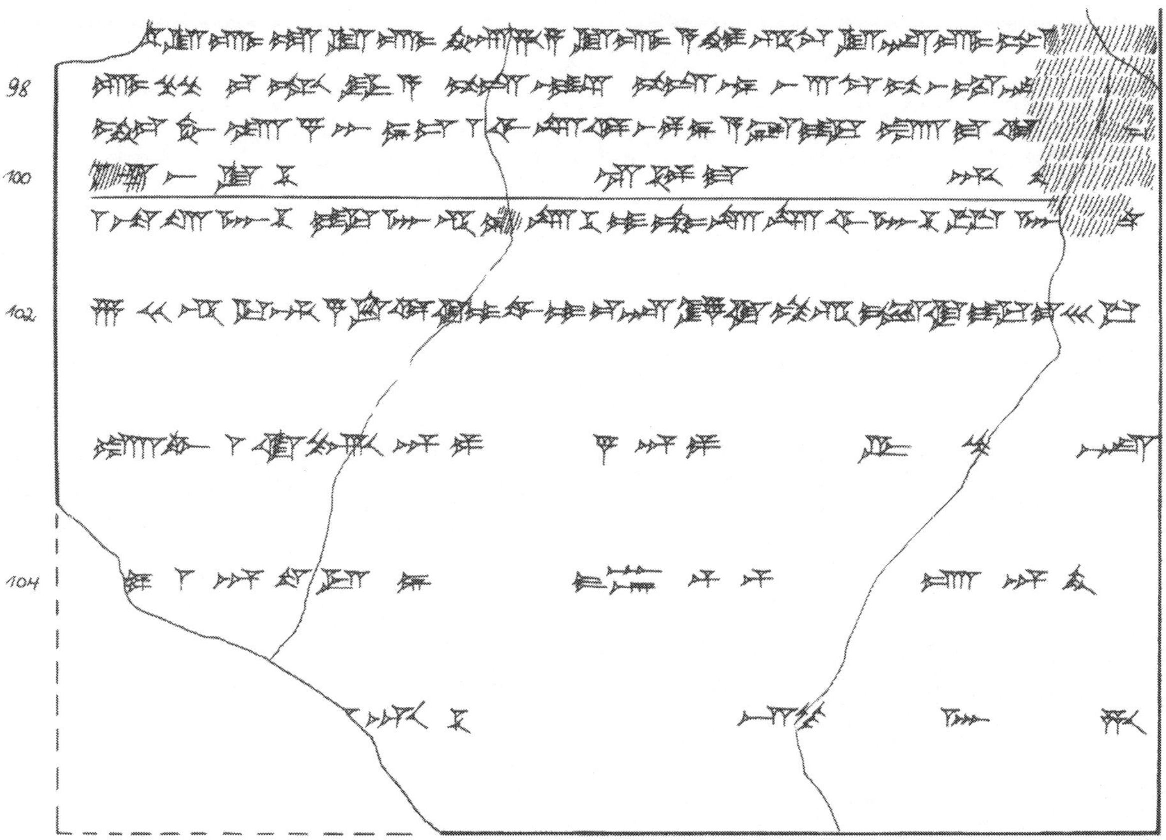

## 53 VAT 11203*

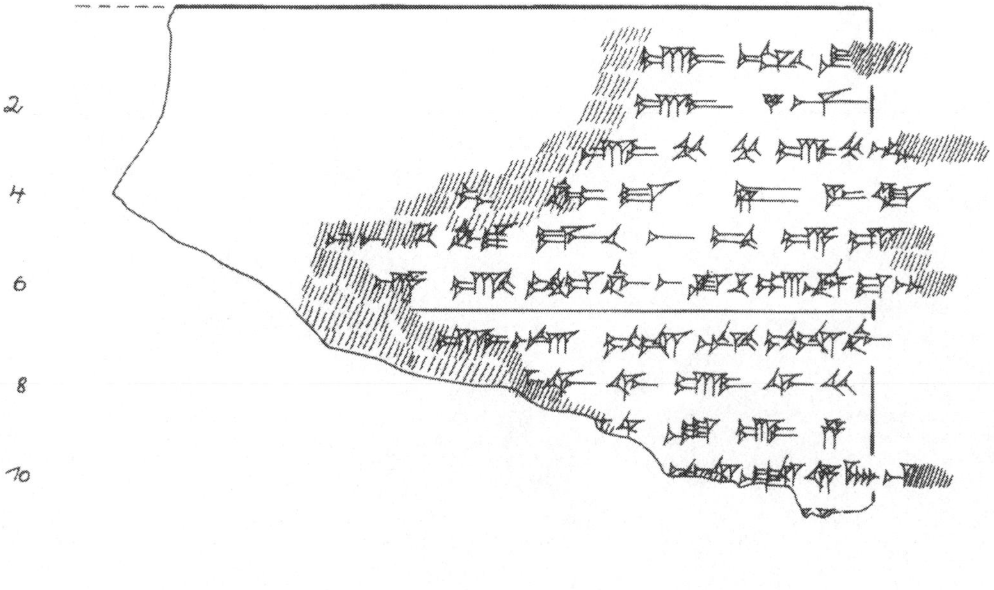

54 VAT 8027*

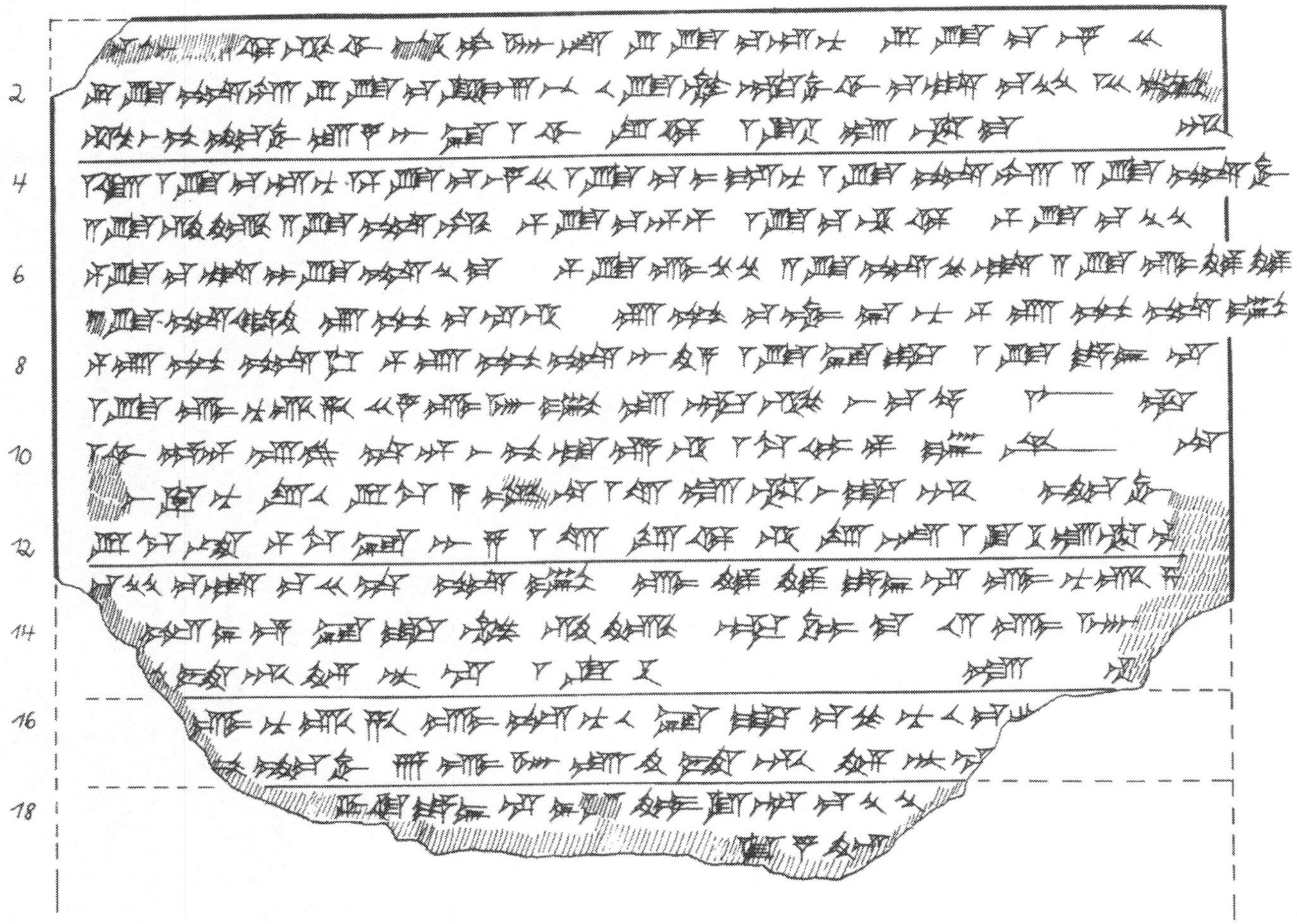

55 VAT 13890* + 13895*

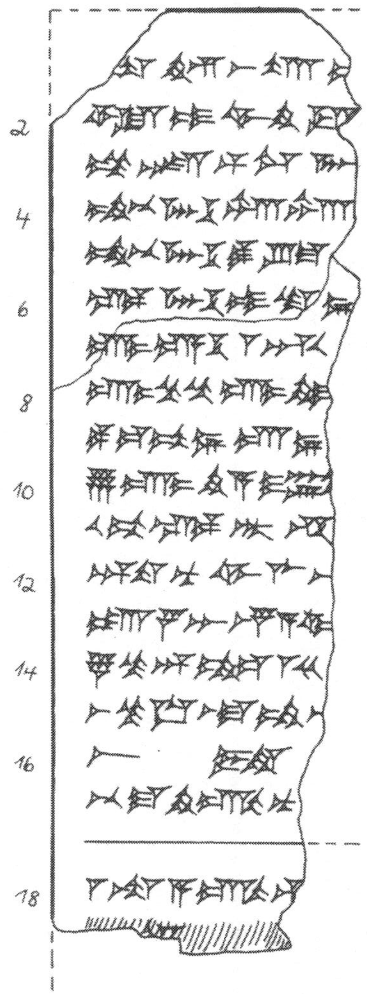

# 56 A 251

Vs.

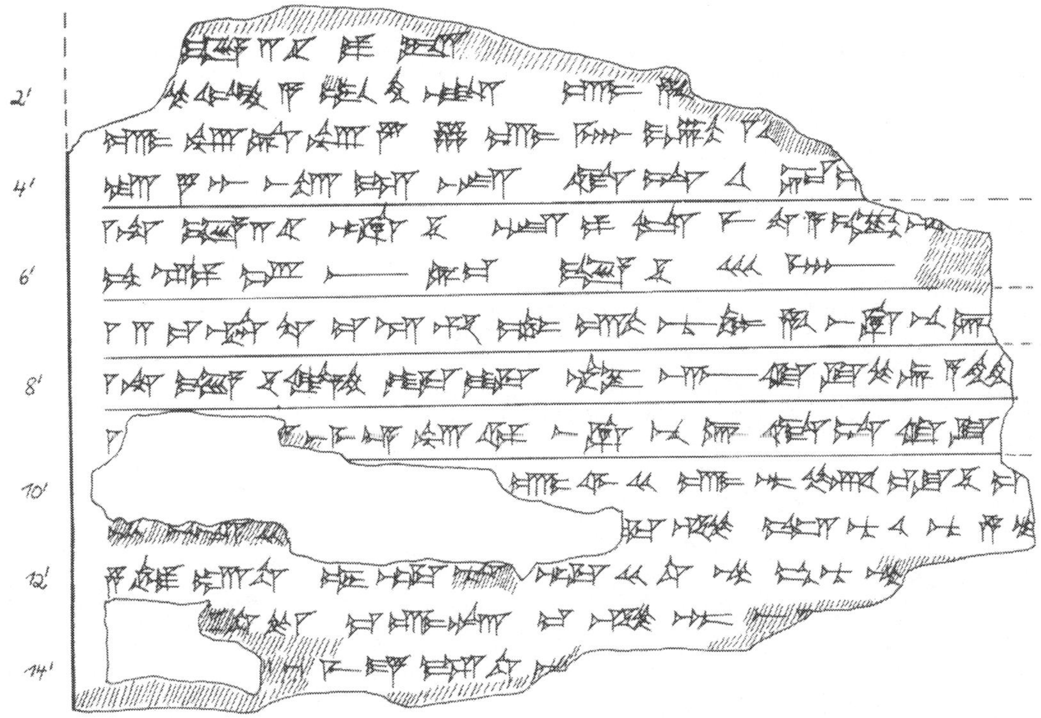


Rs.

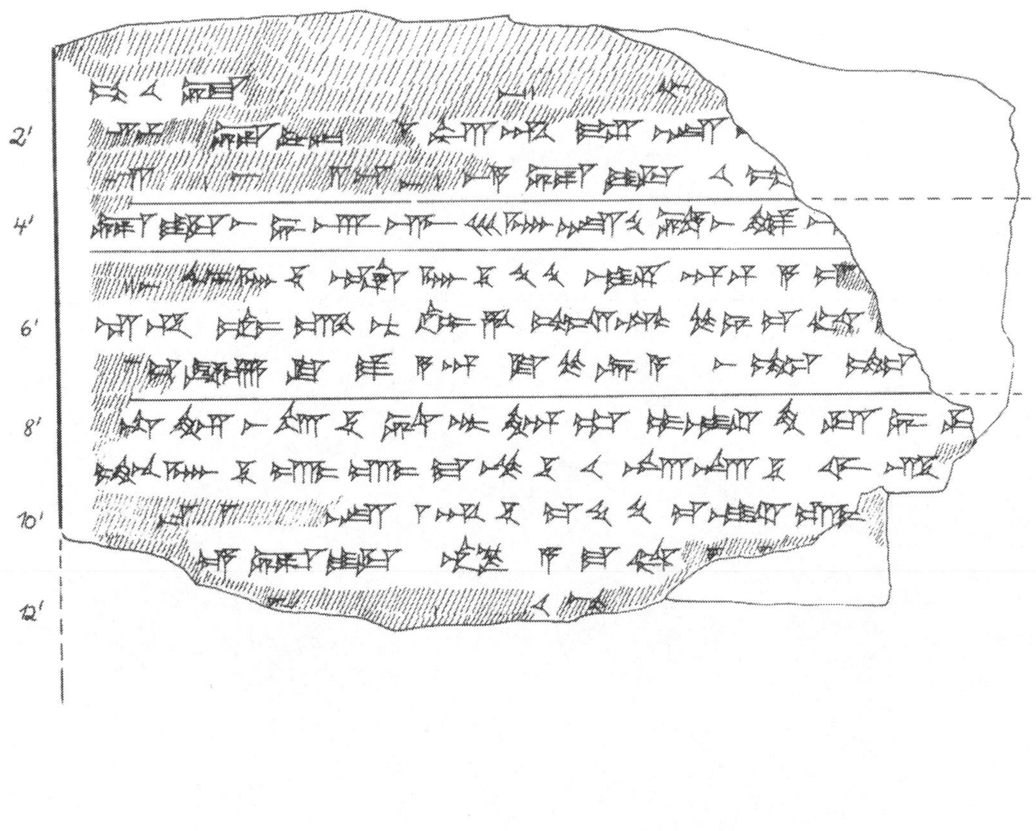

## 57 A 270

Vs.

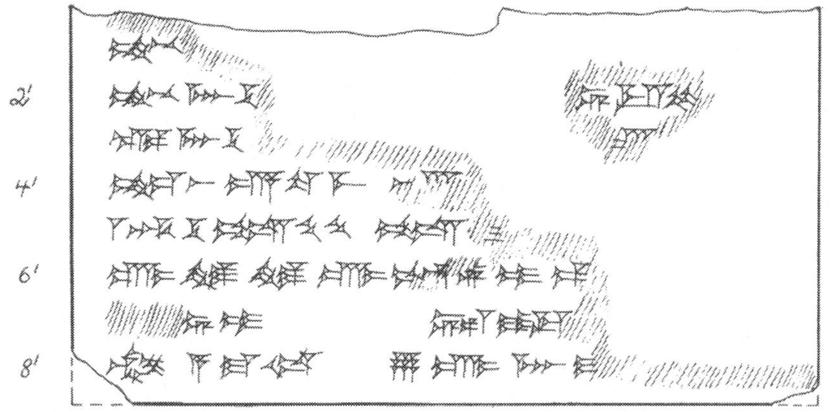

Rs.

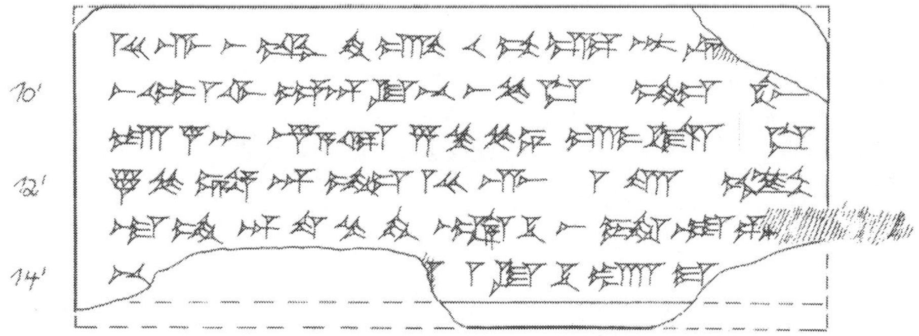

## 58 VAT 13774* + 14003*

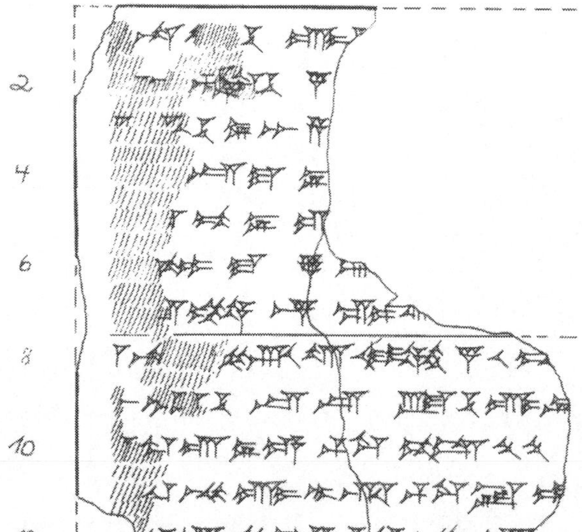

59 A 212

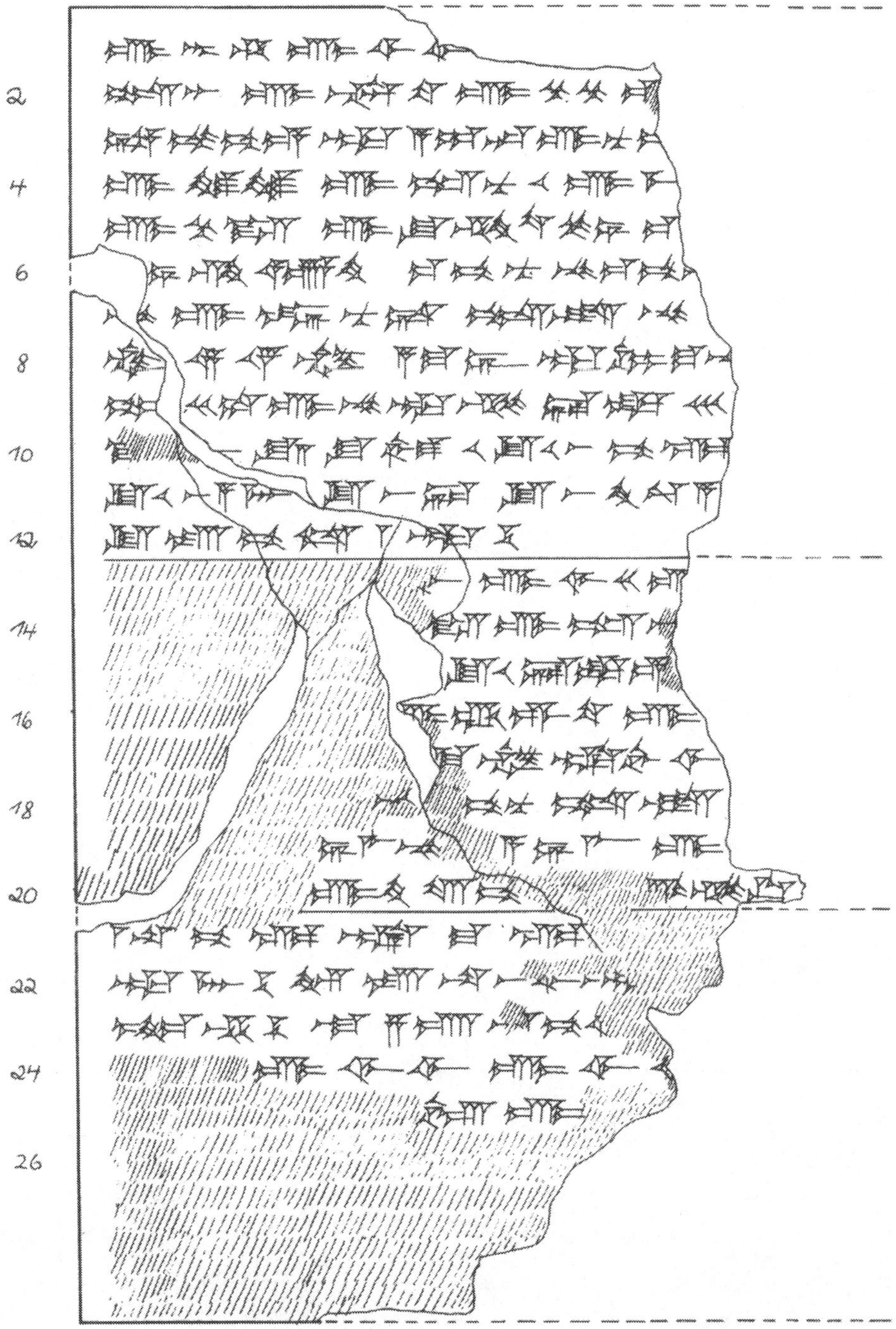

60 VAT 10612*

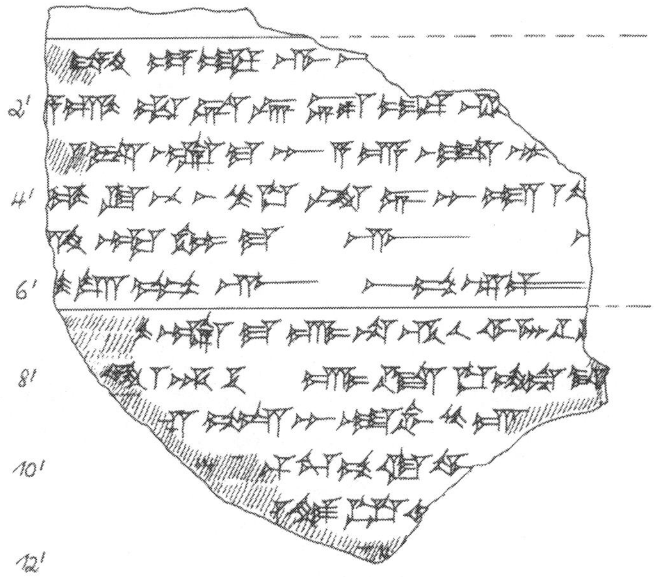

61 VAT 14067*

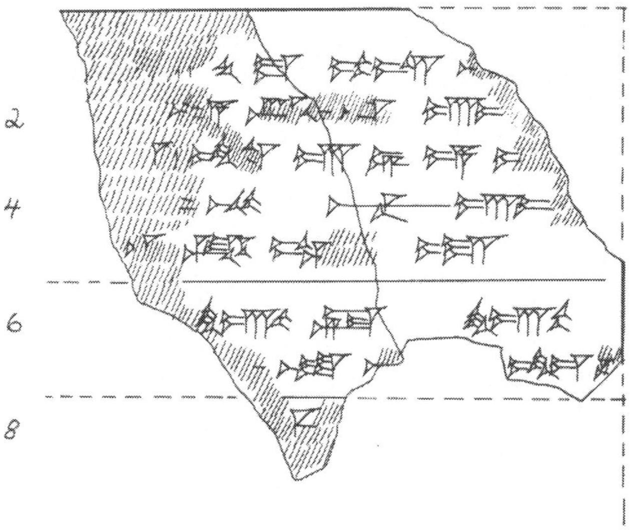

62 VAT 11148*

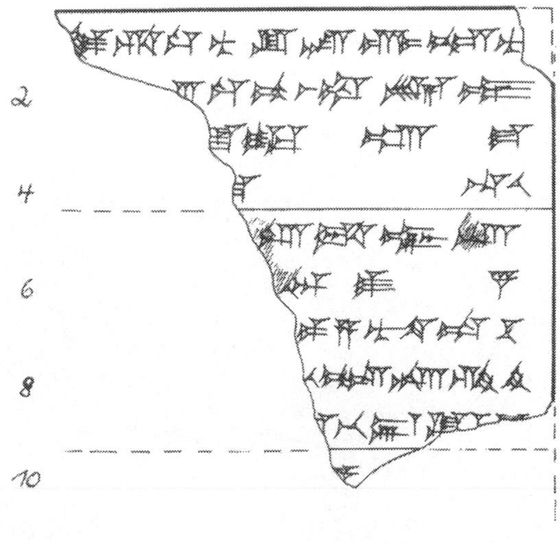

63 A 214*

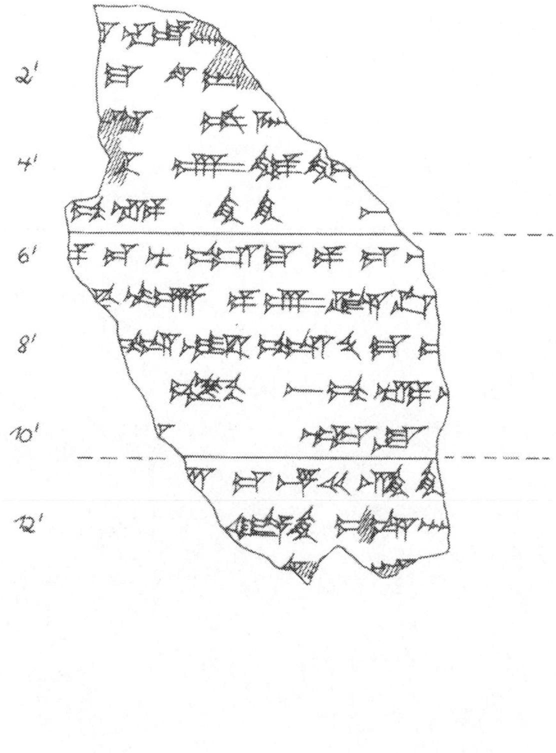

64 A 207*

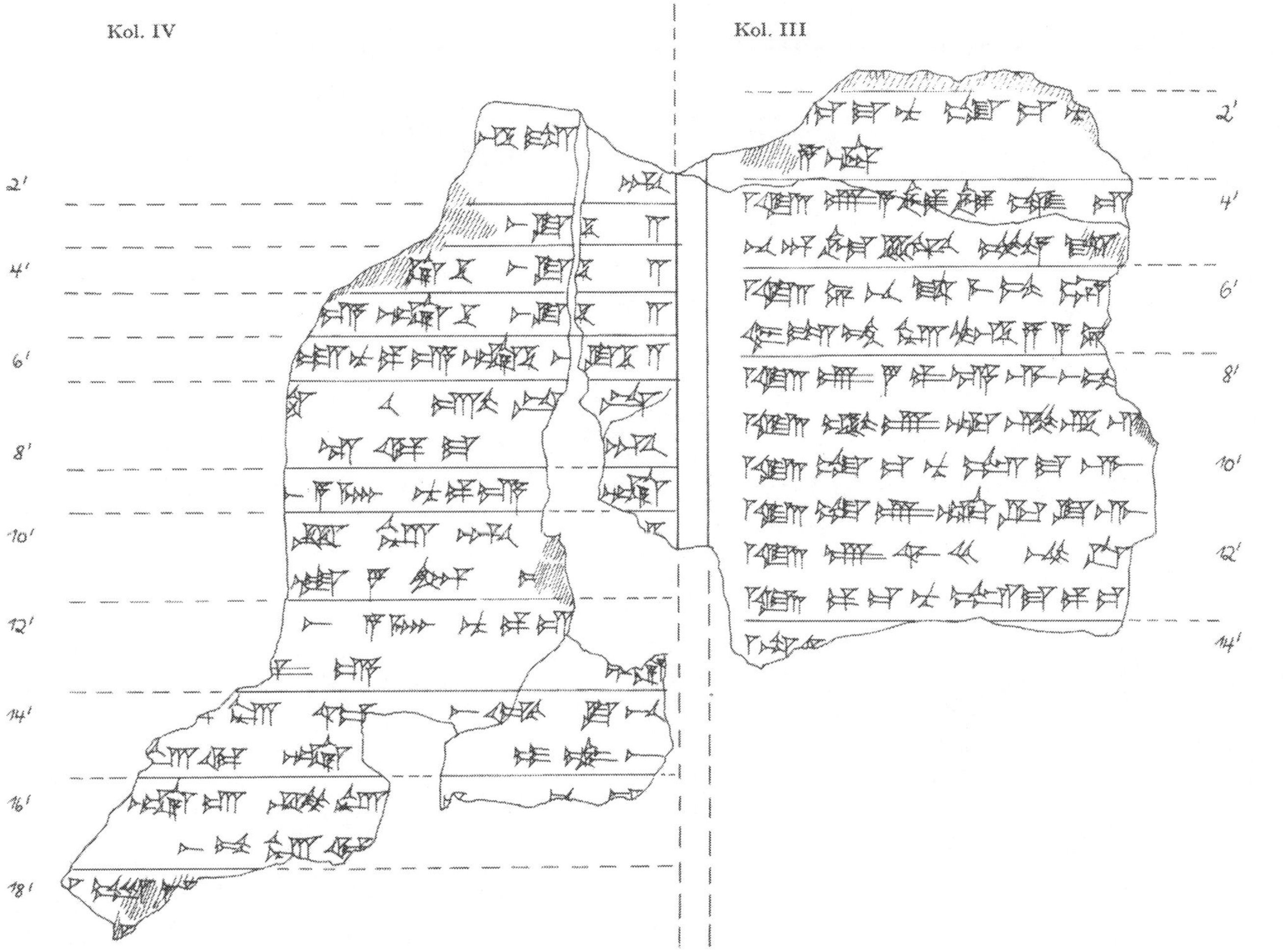


65 A 249*

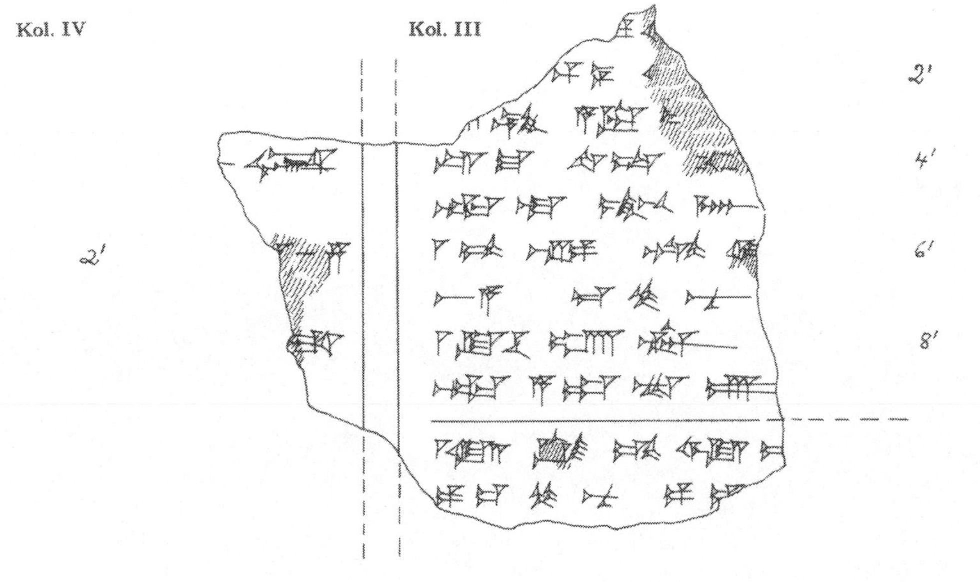

66 VAT 9475 + 10753 + o. A. 9499

Vs.

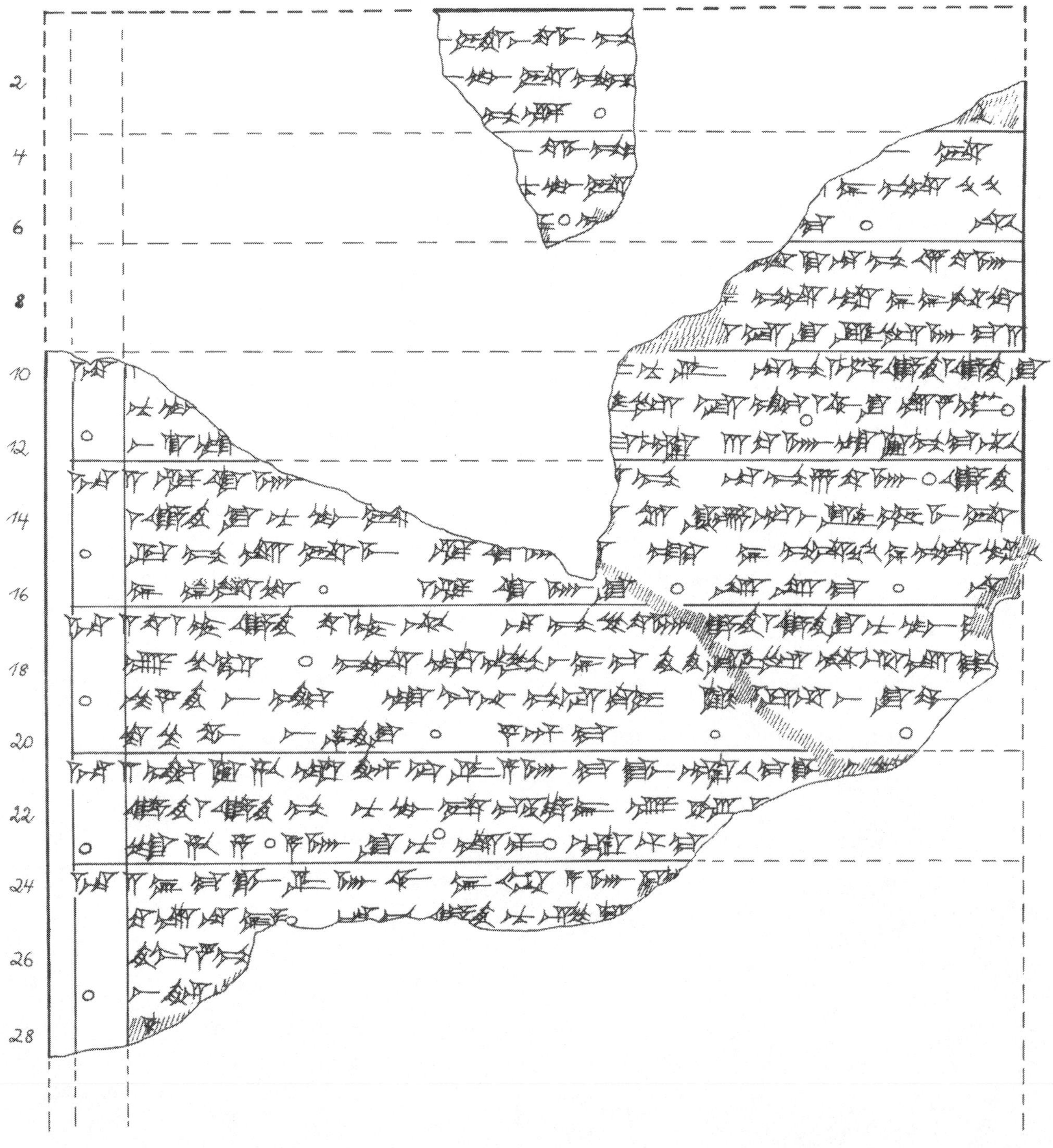

66 VAT 9475 + 10753 + o. A. 9499

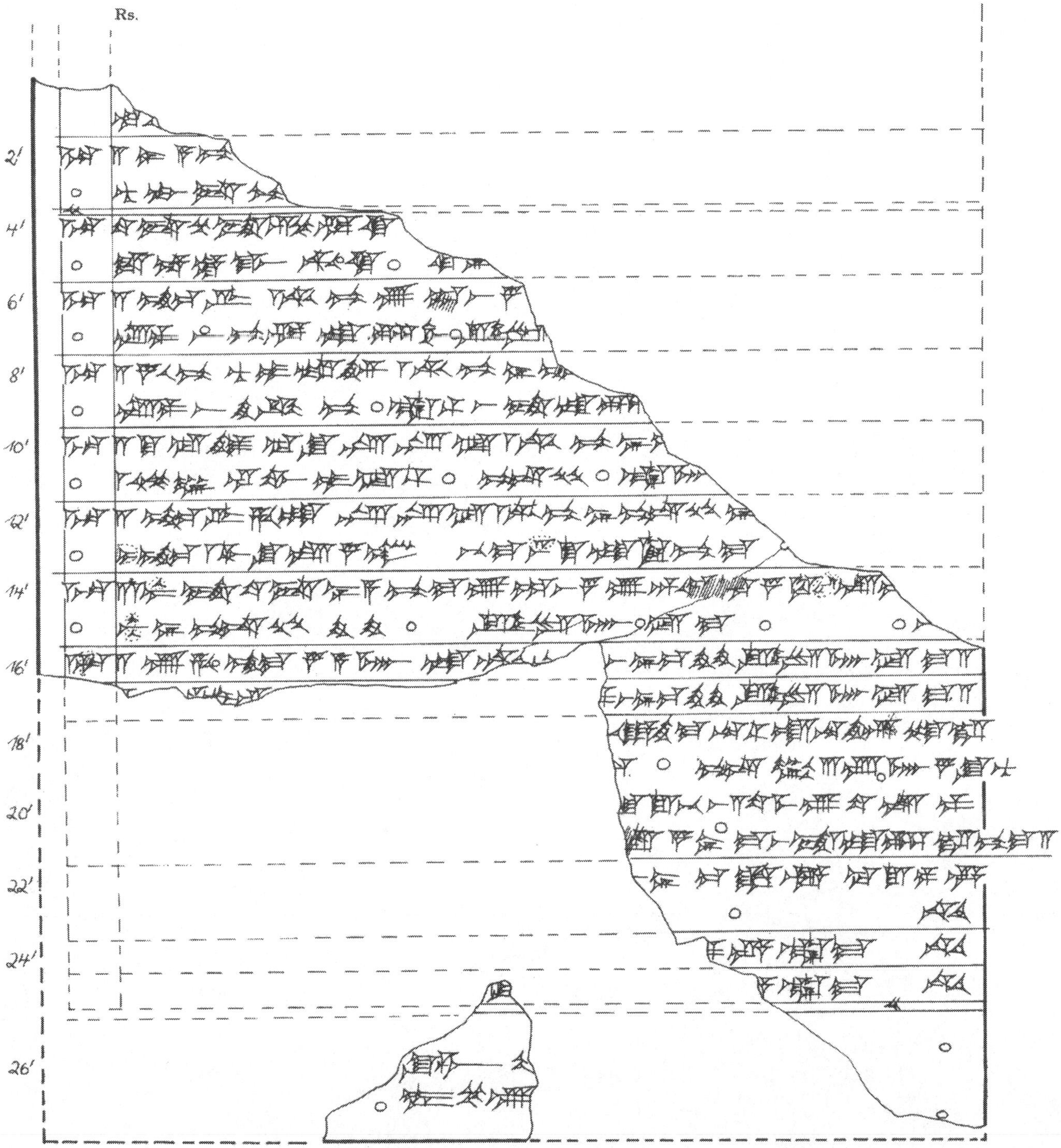

67 VAT 13751*

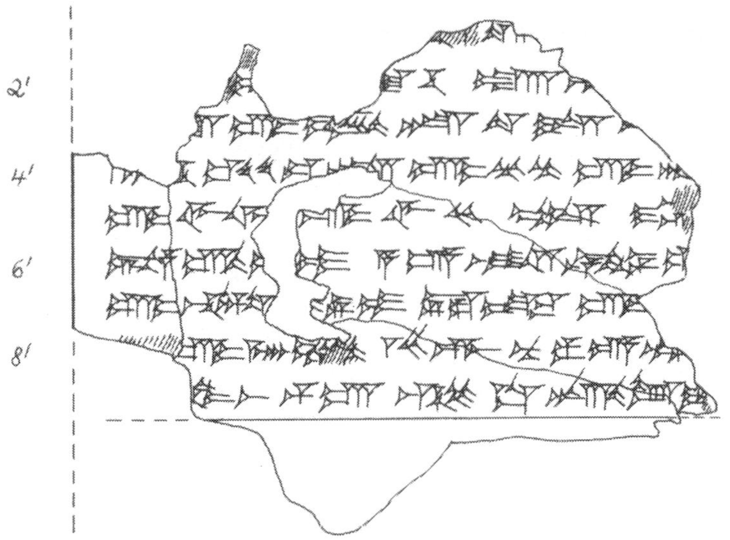

68 A 258

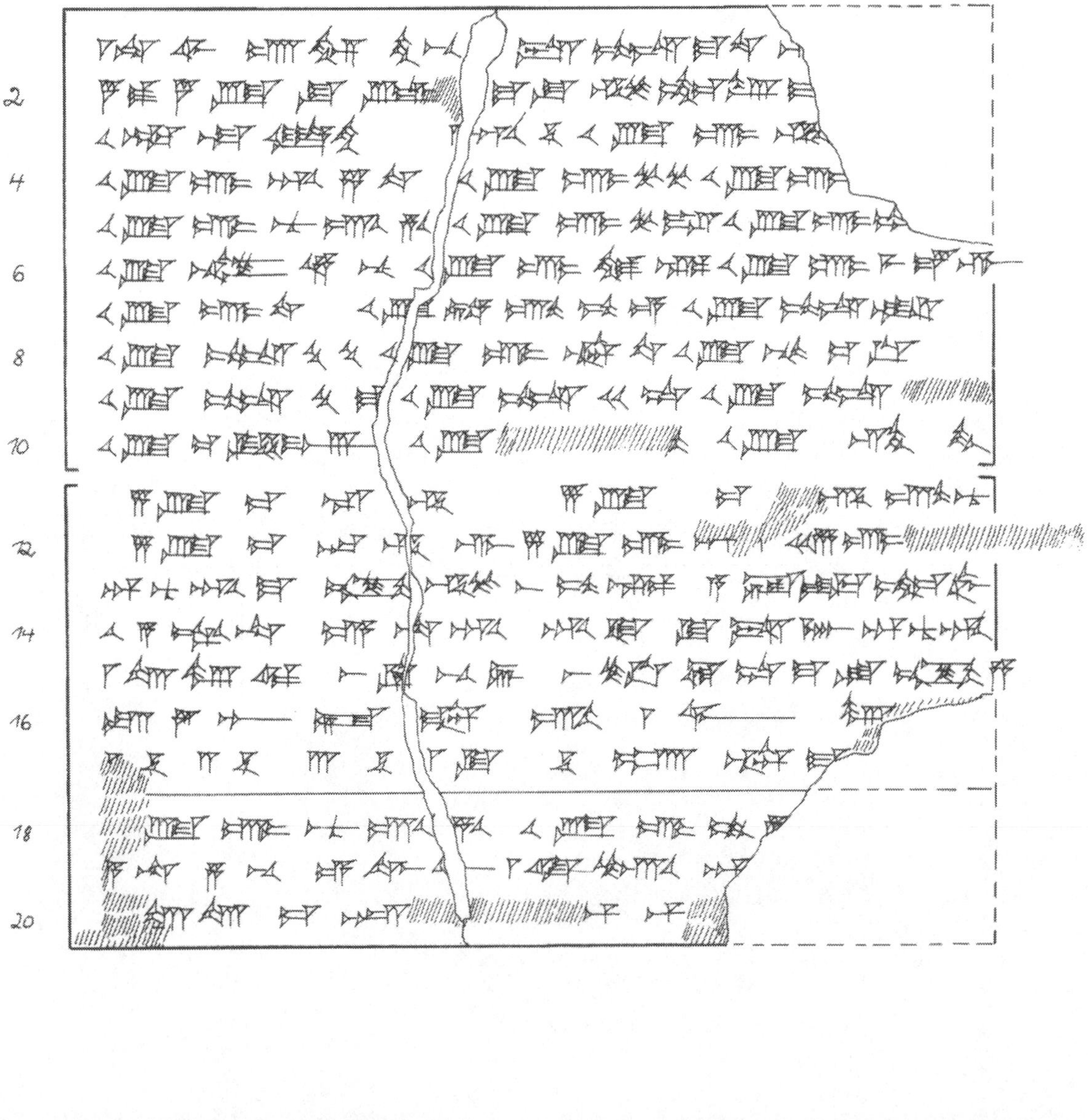

69 A 242*

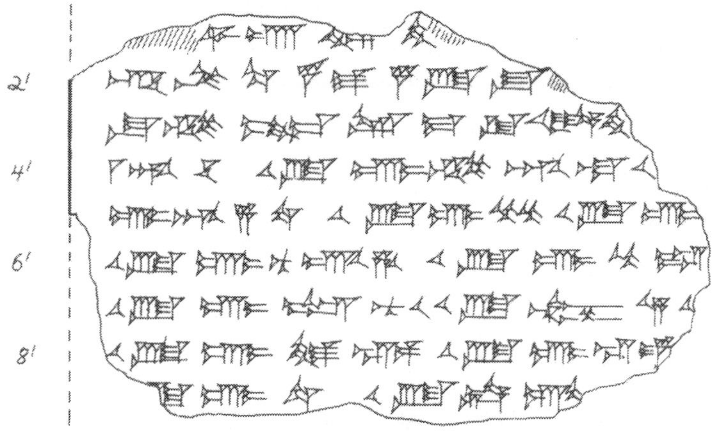

70 VAT 13907

Vs.

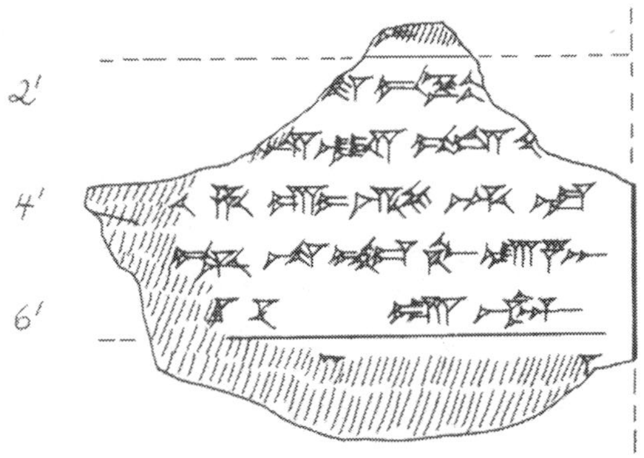

Rs.

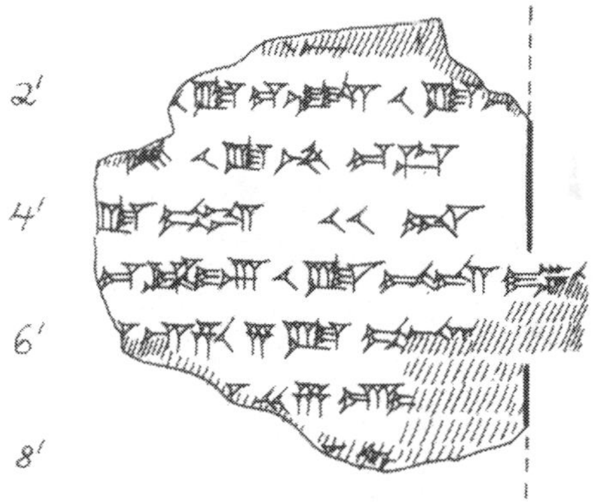

71 VAT 14025*

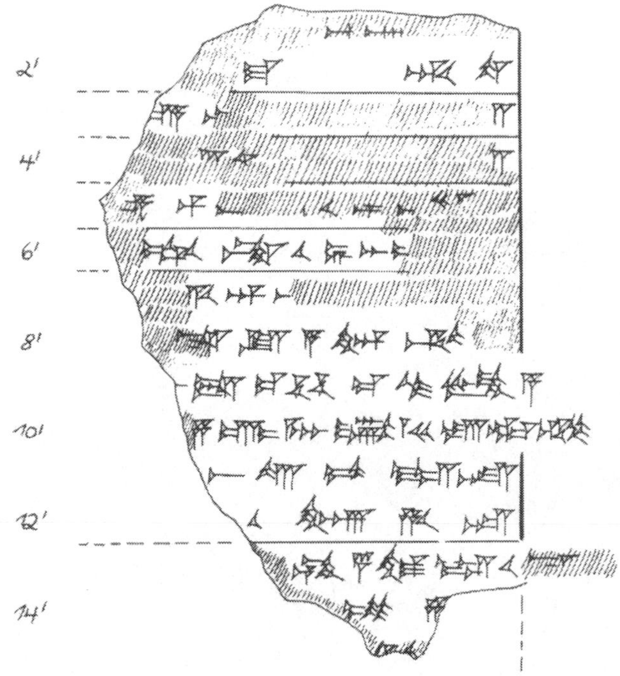

72 Ass. 13956/ct*

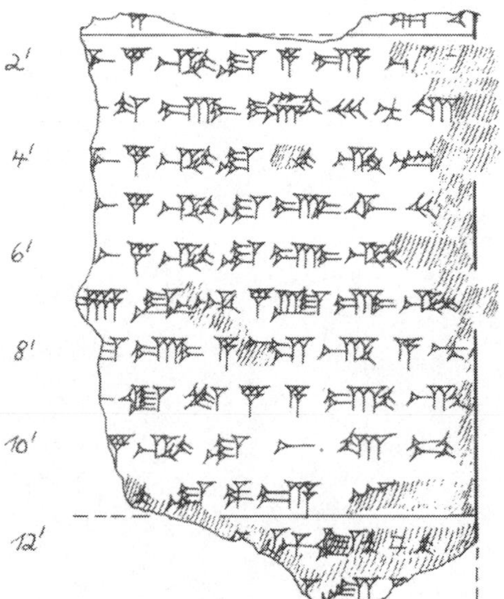

## 73 VAT 10451*

Kol. I

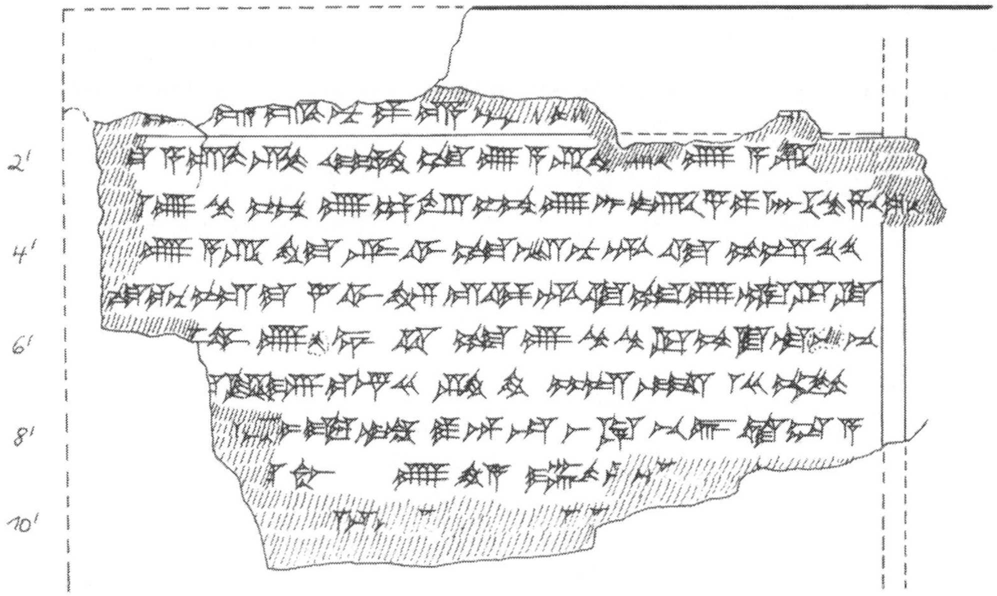


Kol. II

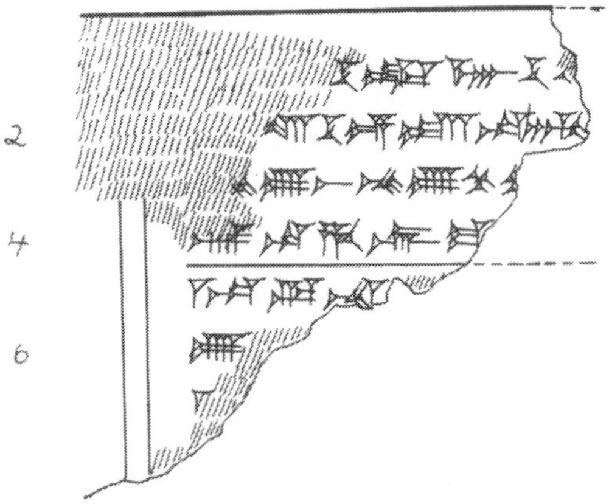


## 74 VAT 10595*

Kol. IV

Kol. III

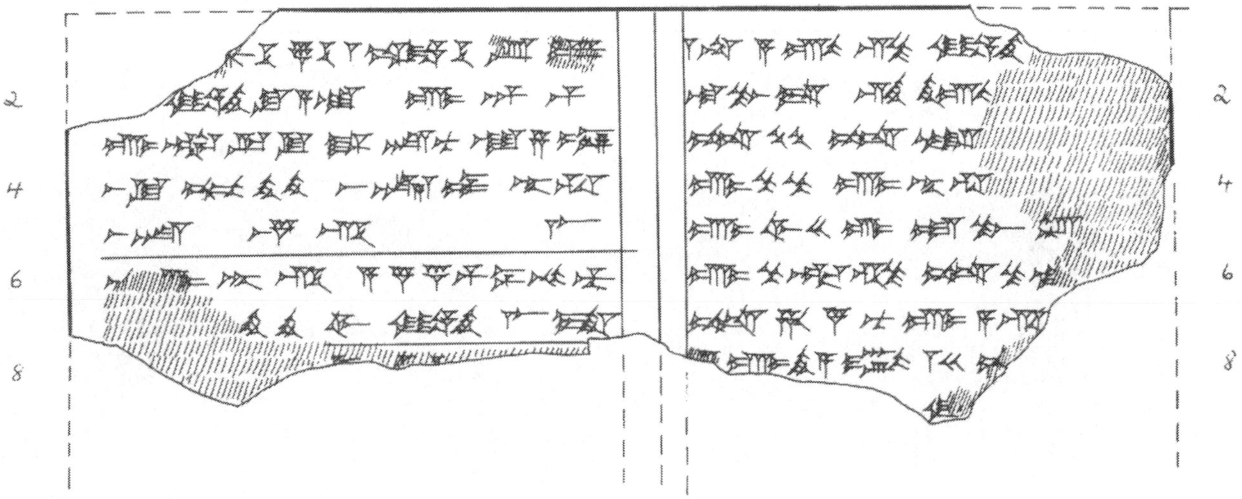

75 A 283

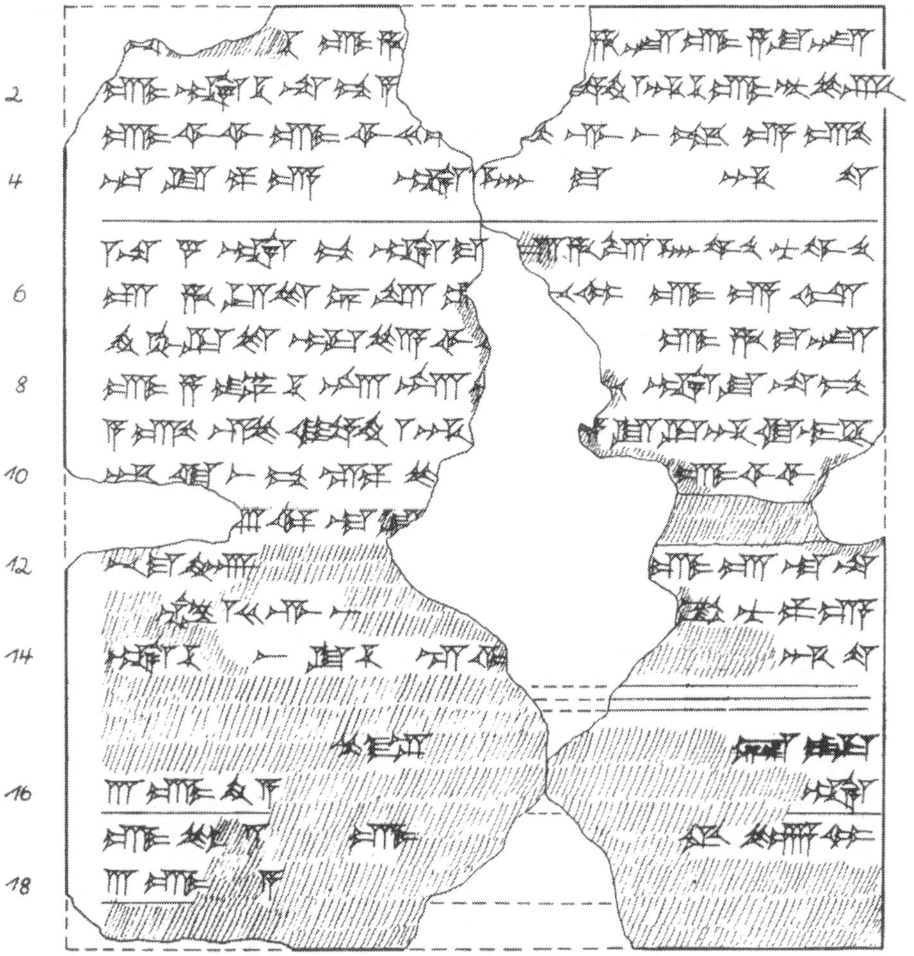

76 VAT 9008

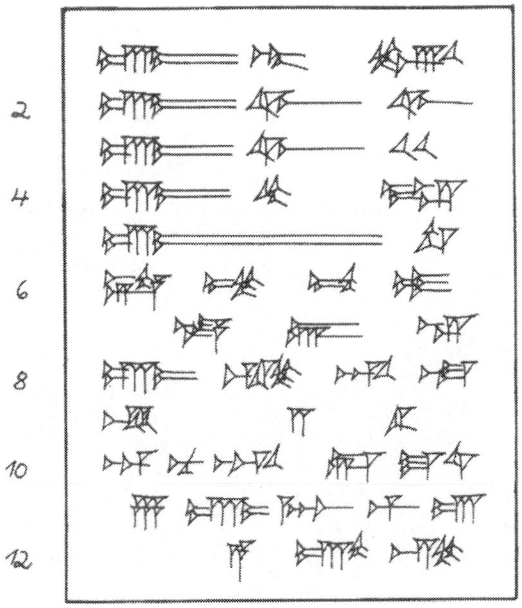

77 VAT 13737* + o. A. 13729 + 14300

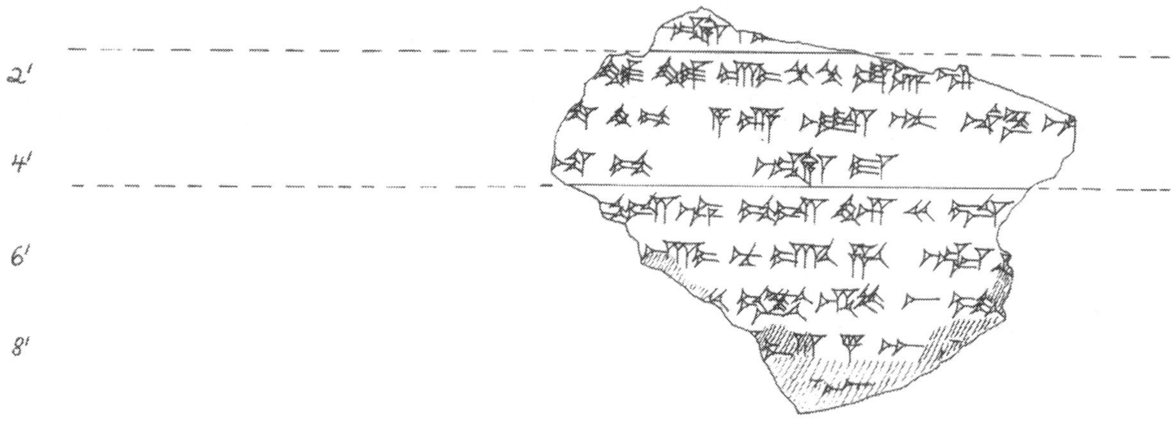


nach Lücke von unbestimmter
Zeilenzahl folgt
ohne Anschluß

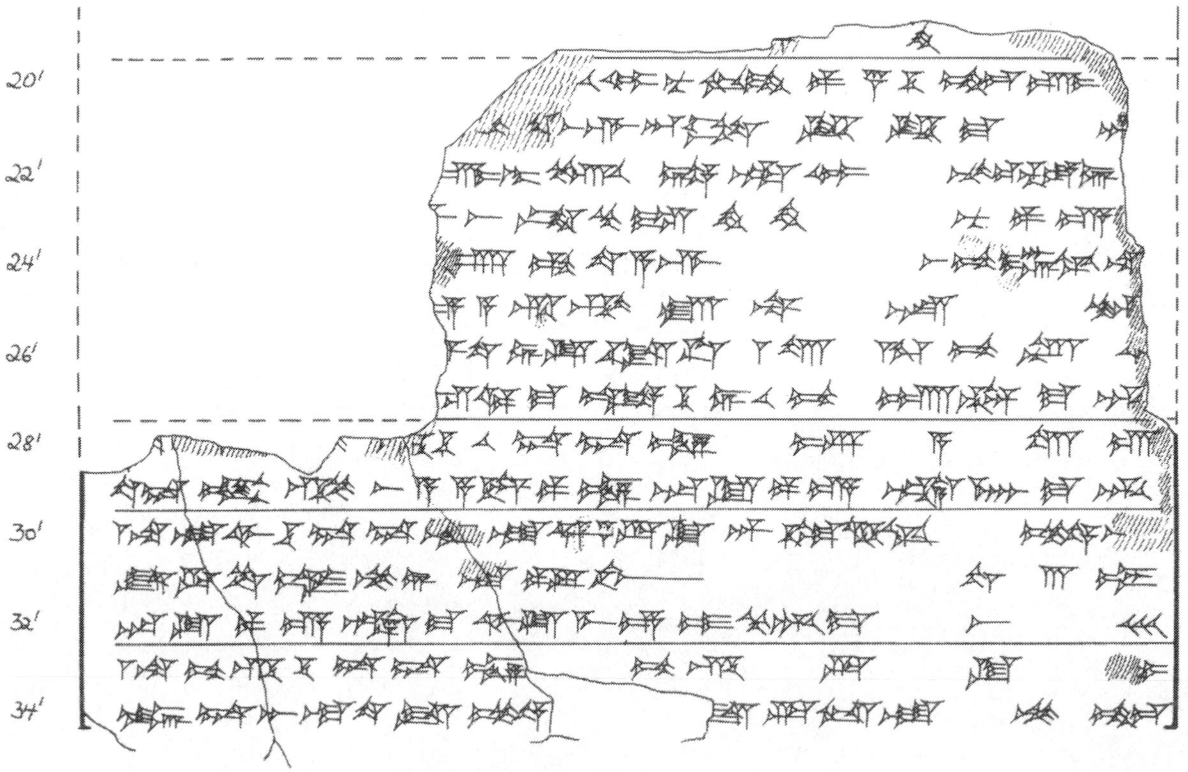

## 77 VAT 13737* + o. A. 13729 + 14300

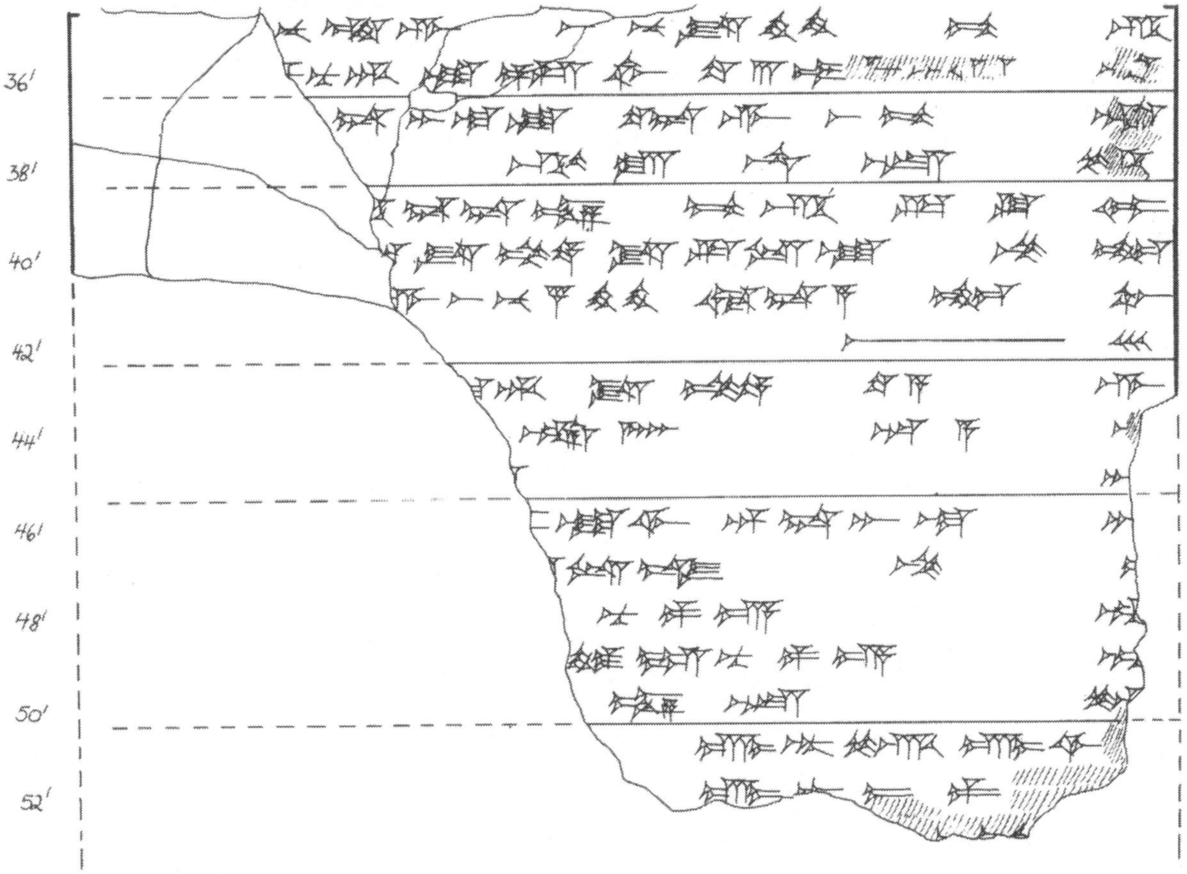

## 78 A 261

Vs.

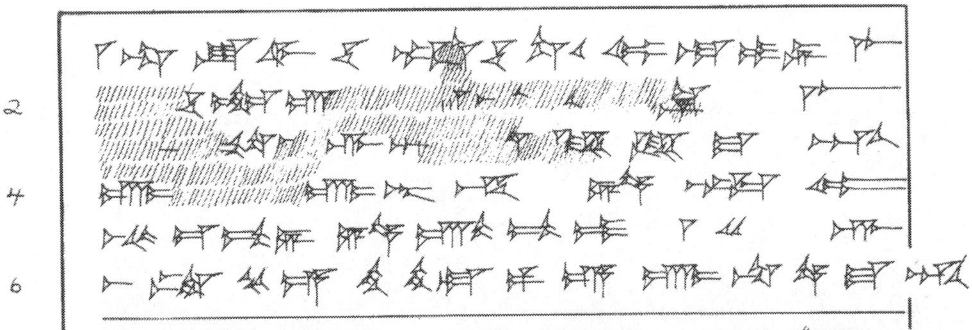

## 78 A 261

Rs.

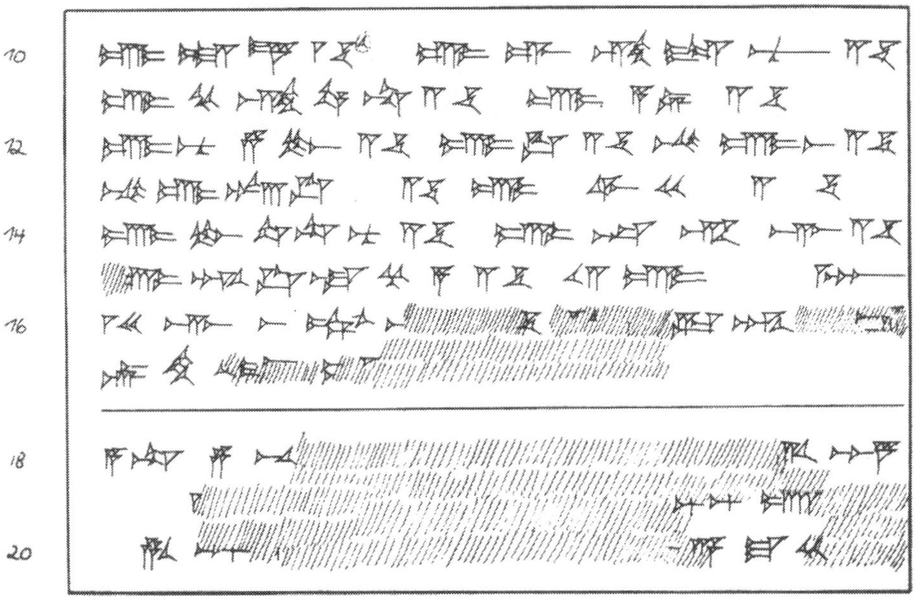

## 79 VAT 13900

Vs.

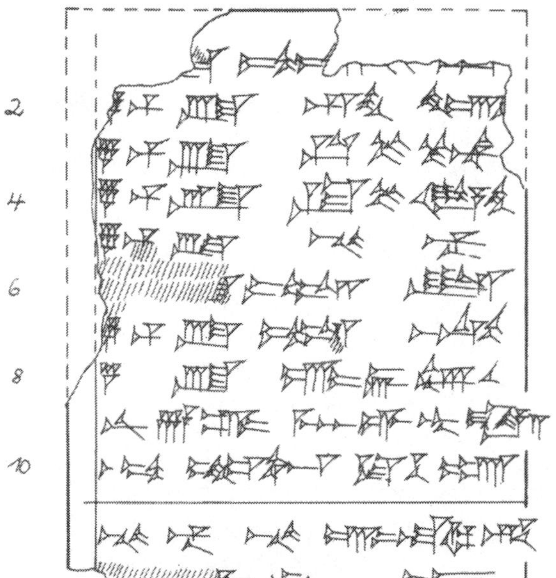

Rs.

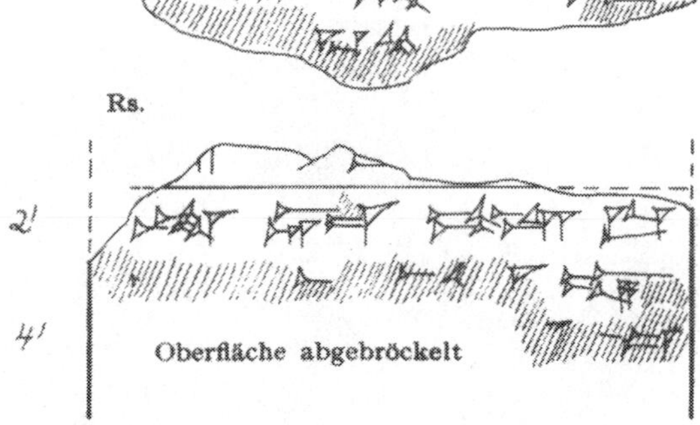


## 80 A 241

Vs.

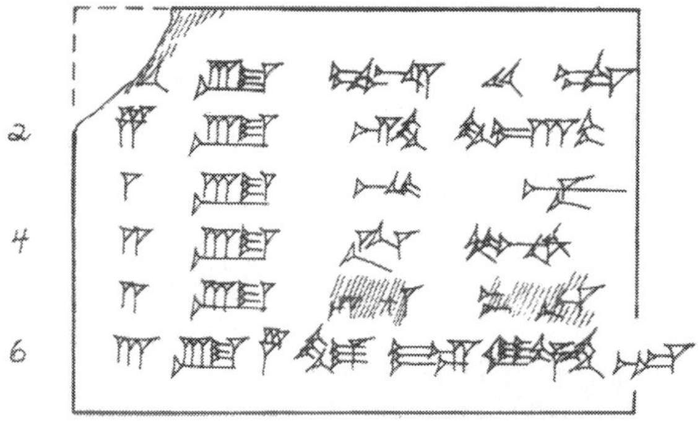

Rs.

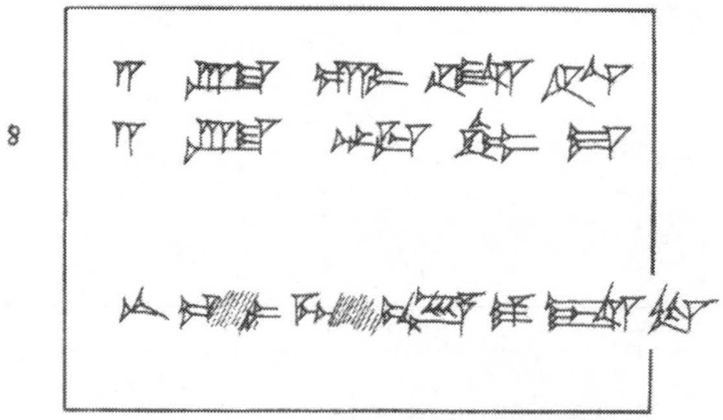

81 A 240*

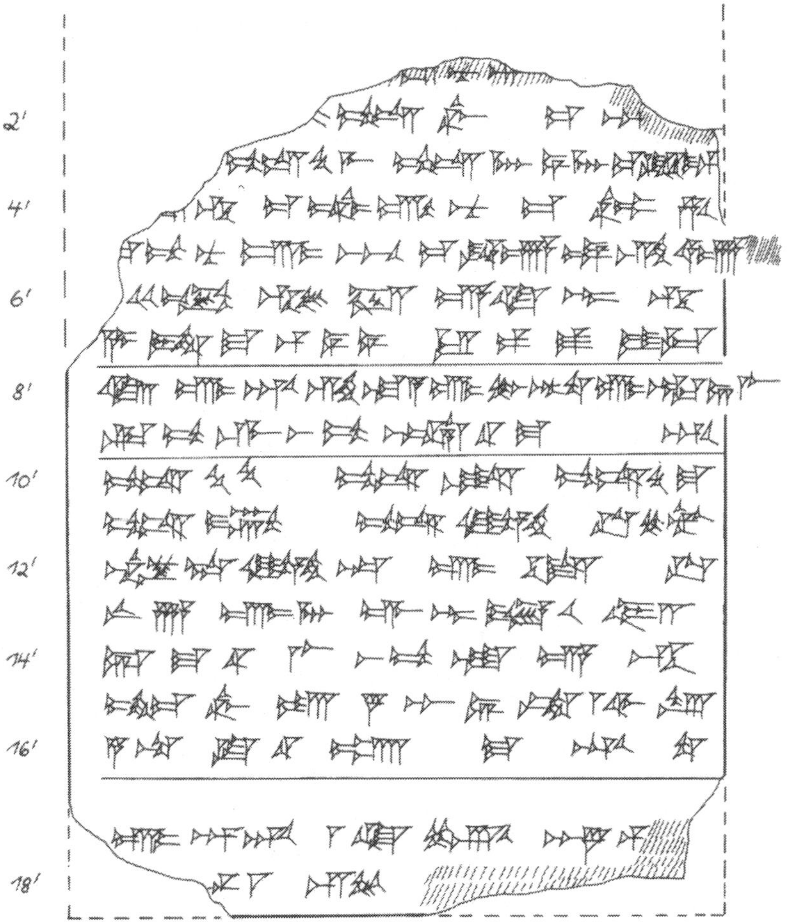

82 A 227*

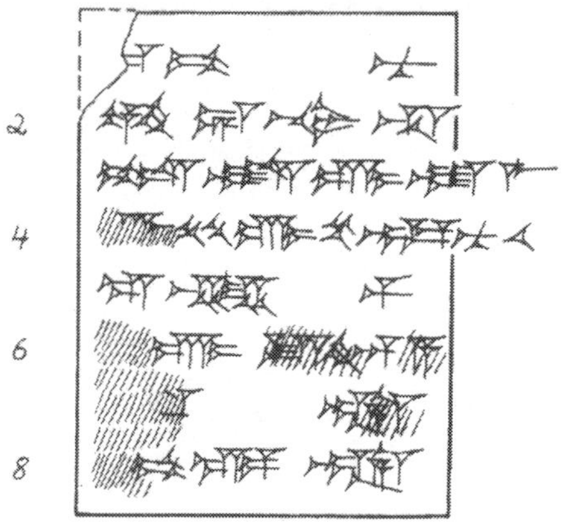

83 VAT 12954*

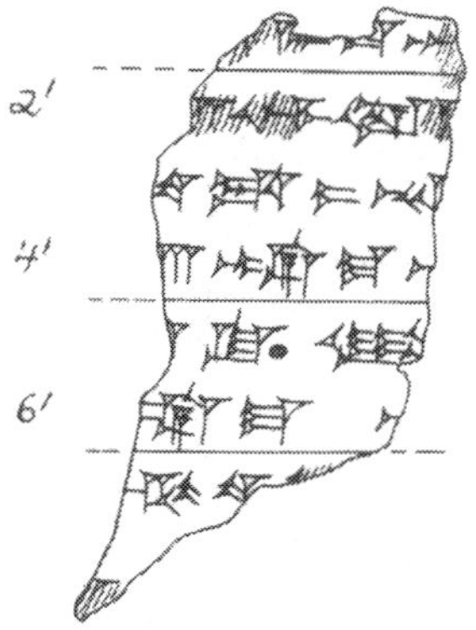

84 VAT 9915*

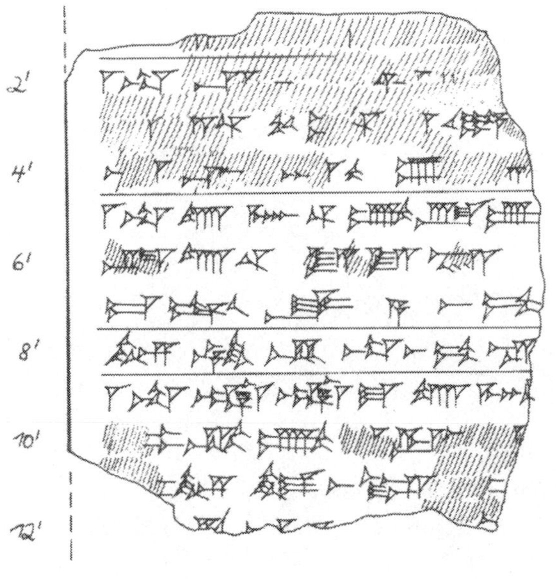

85 VAT 16458*

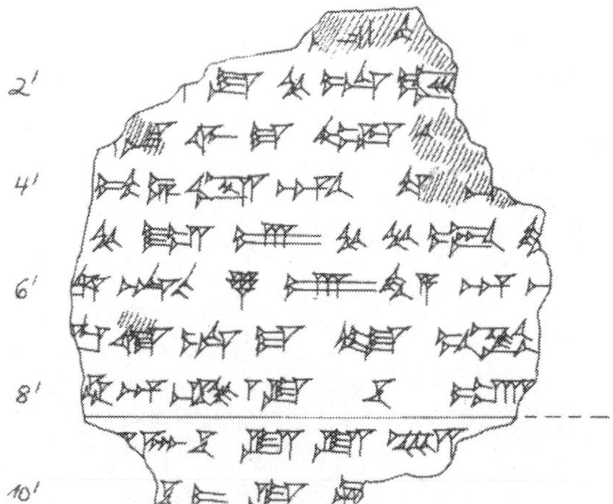

## 86 VAT 10635*

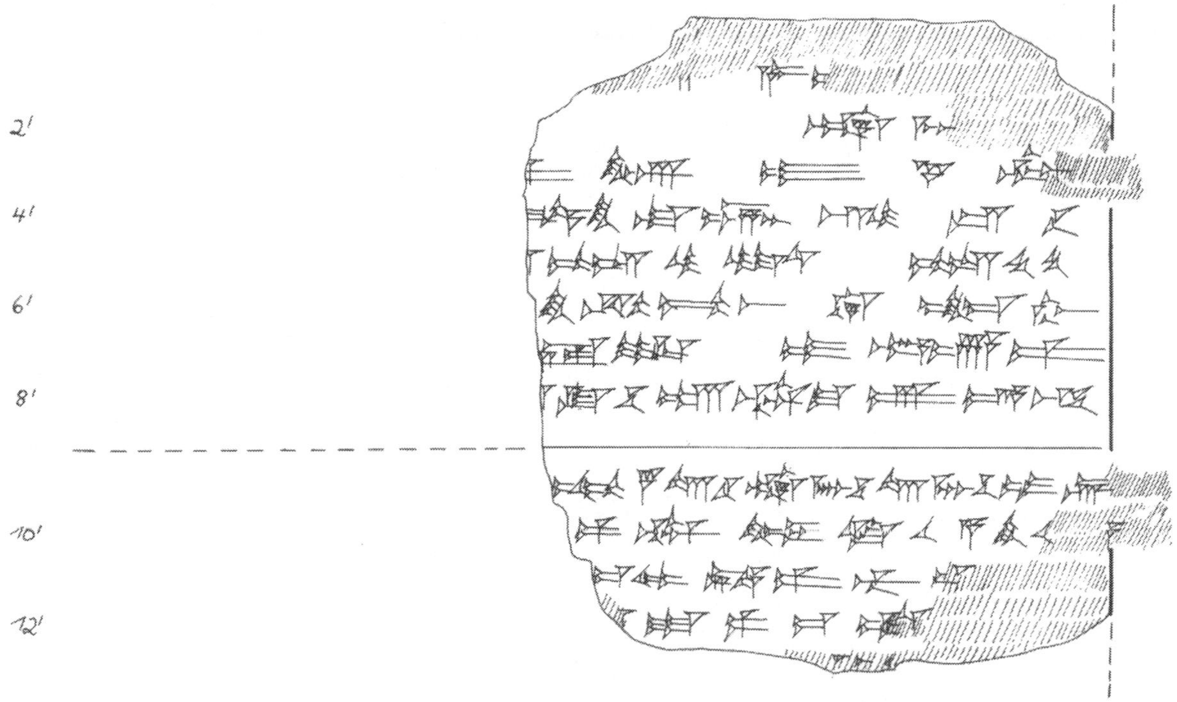


## 87 A 275

Vs.

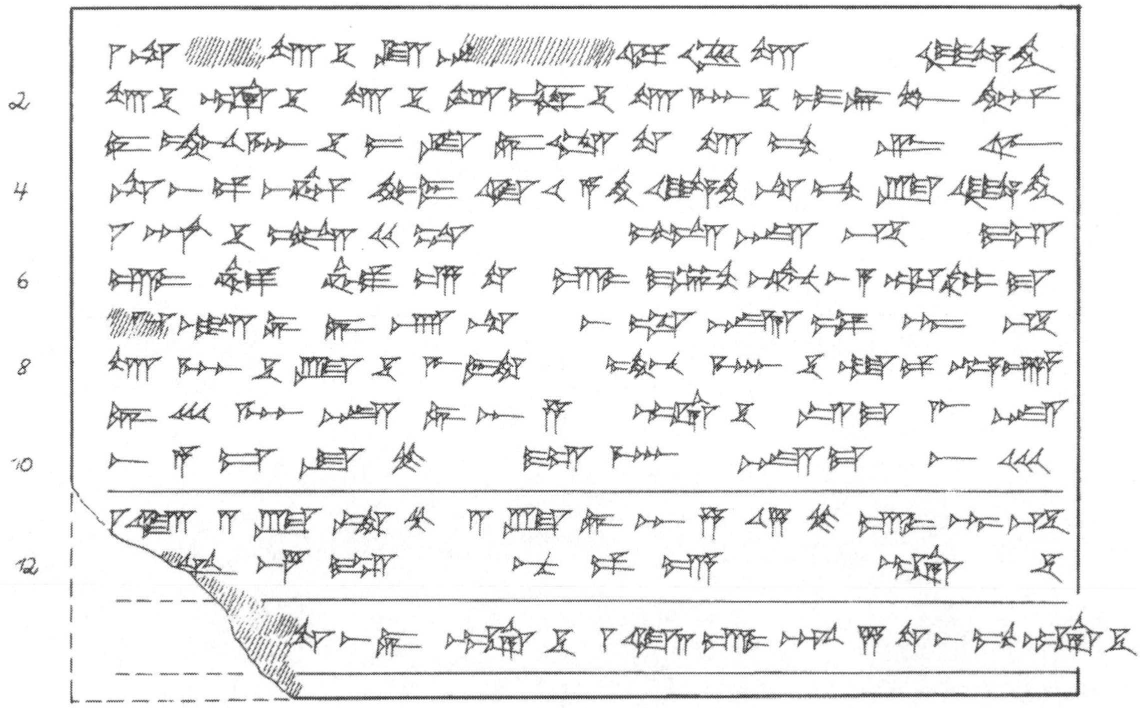

## 87 A 275

Rs.

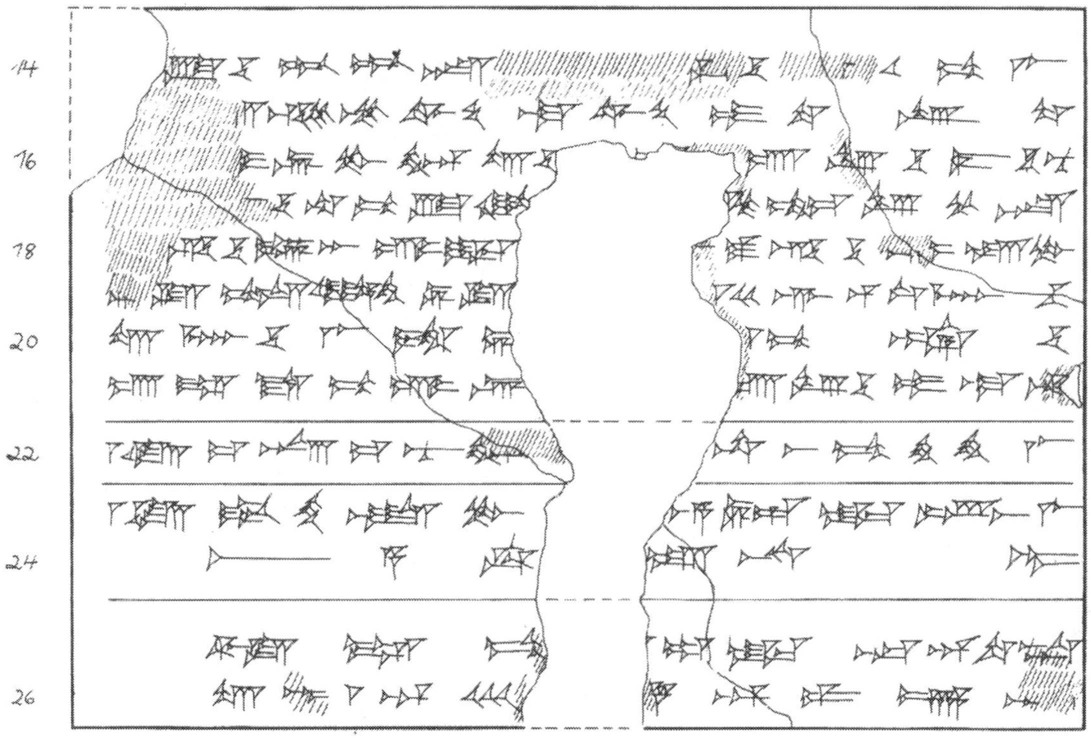

## 88 VAT 10723

Vs.

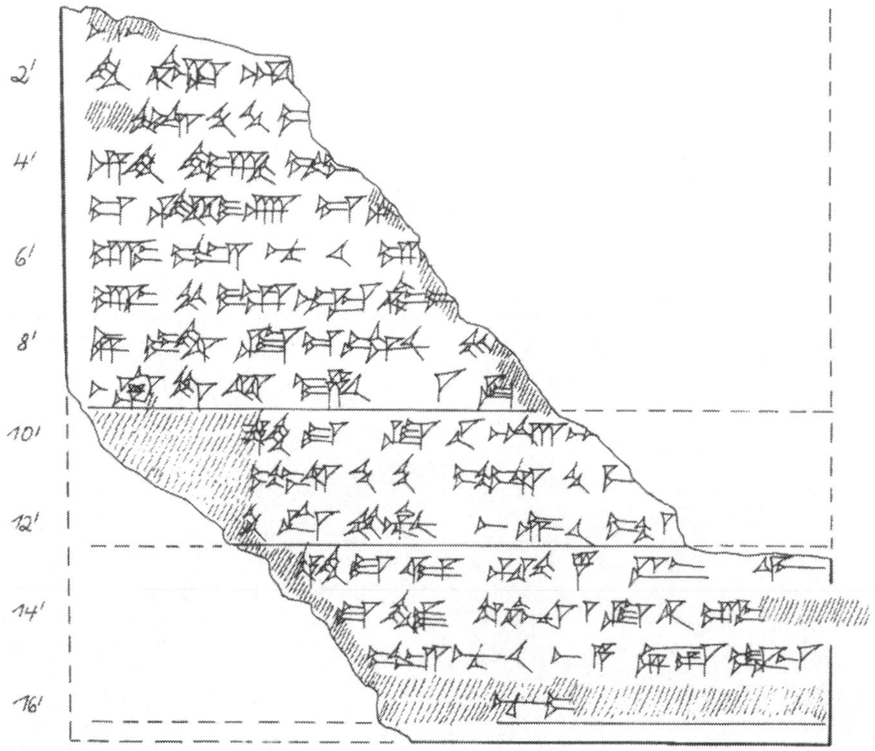

## 88 VAT 10723

Rs.

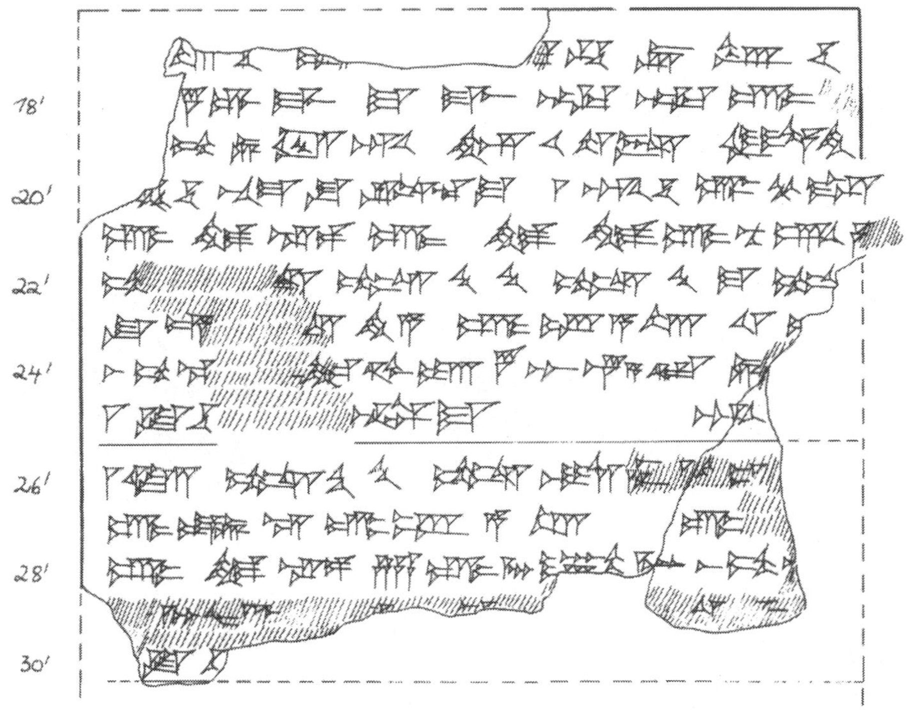

l. Rand

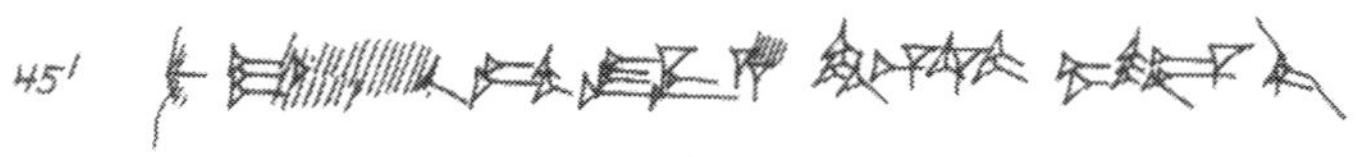

## 89 Ass. 13955/bu

Vs.

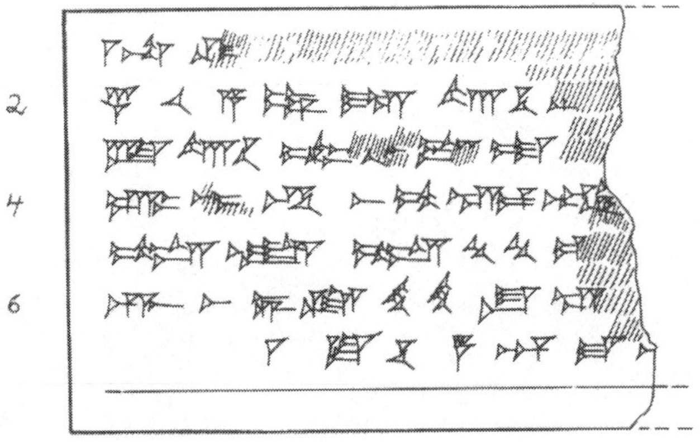

Rs.

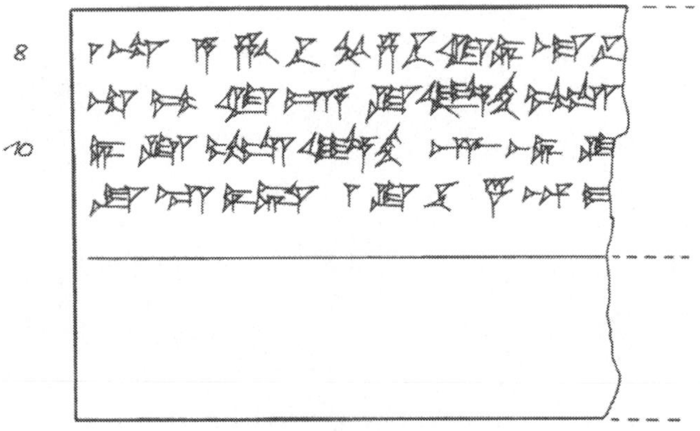

90 VAT 9984*

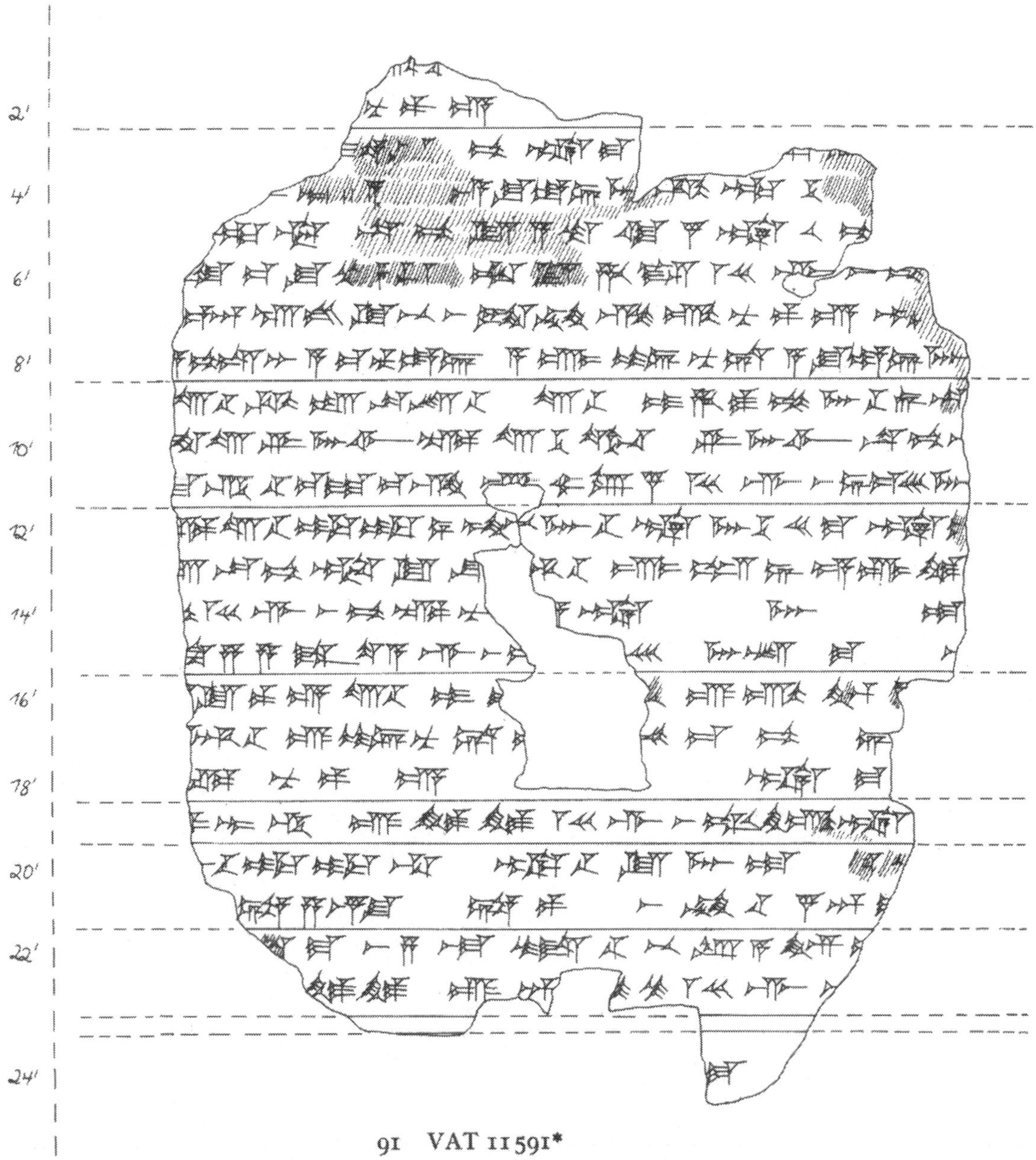


91 VAT 11591*

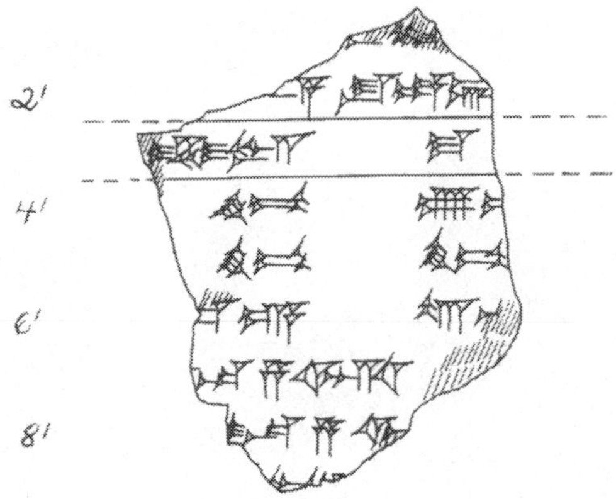

92 VAT 10085* + 10850 + 11056* + 11080* + 11606* + 12199* + 12265* + o. A. 10793

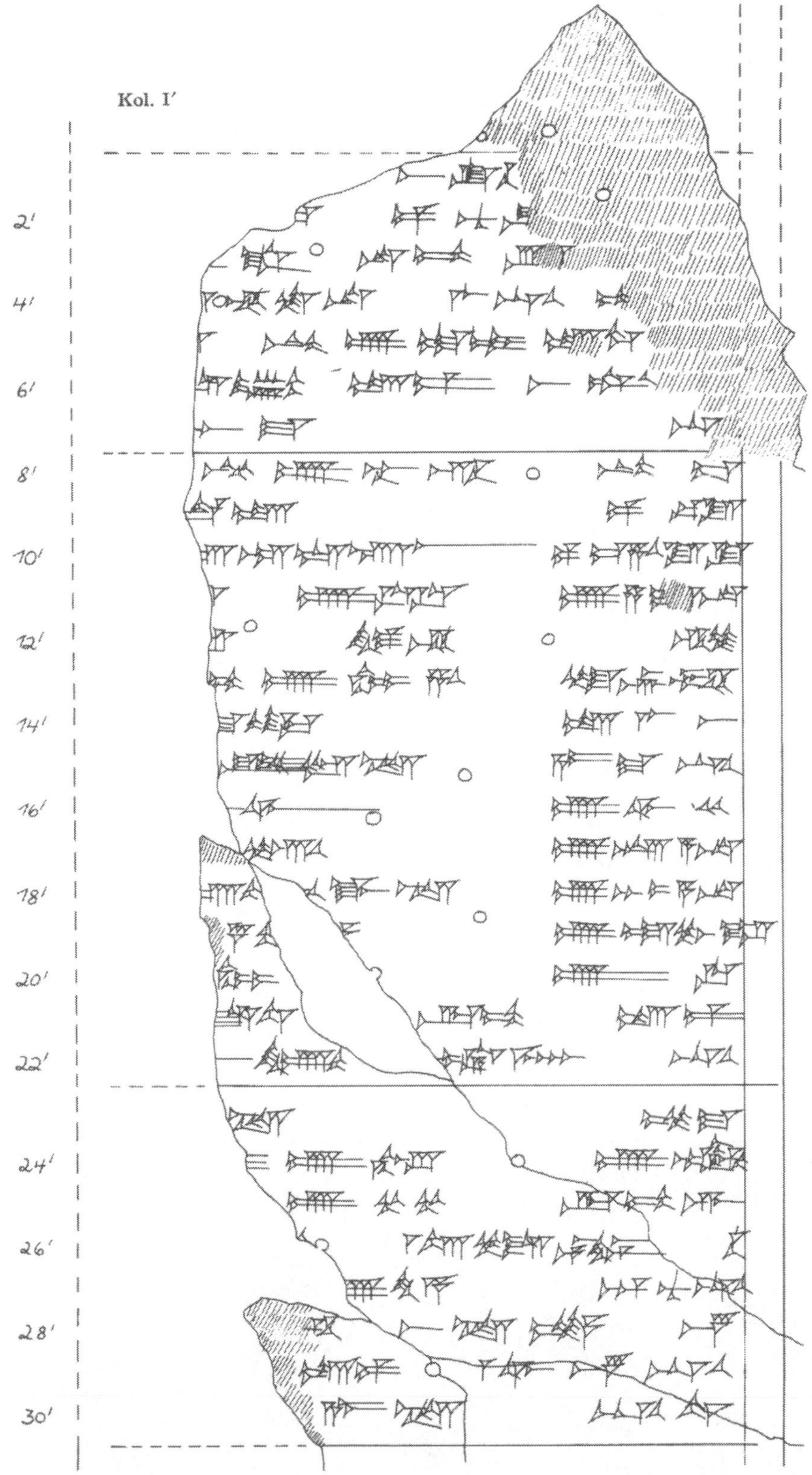

92 VAT 10085* + 10850 + 11056* + 11080* + 11606* + 12199* + 12265* + o. A. 10793

Kol. I'

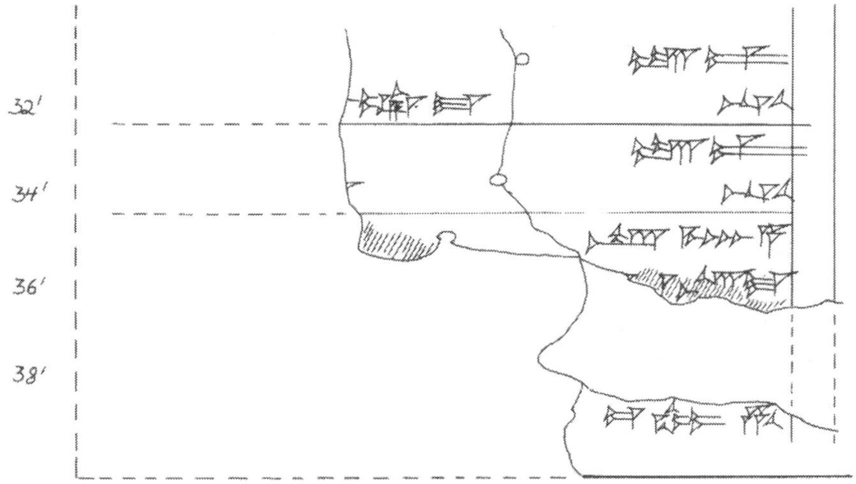

Kol. II'

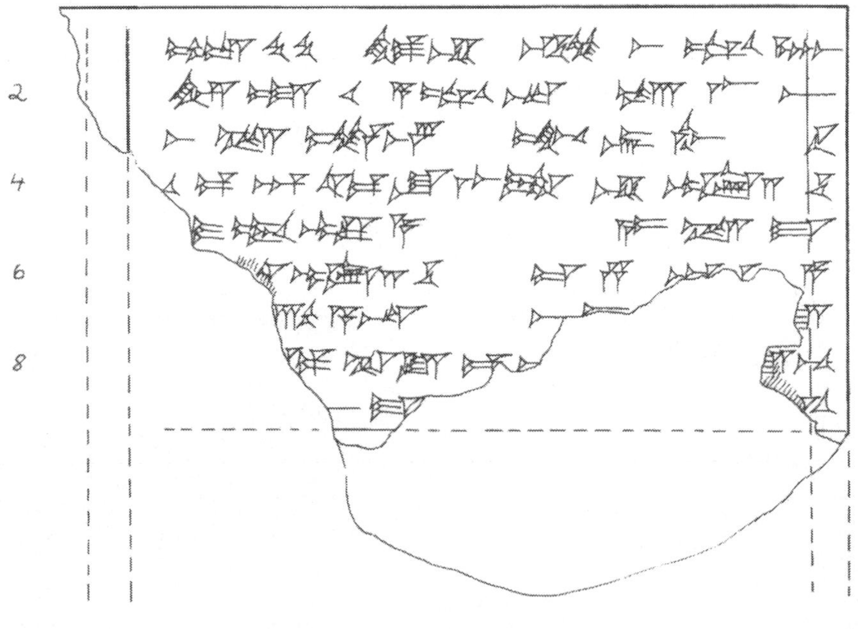

(VAT 10793)

**nach Lücke von etwa 10 Zeilen folgt ohne Anschluß**

92 VAT 10085* + 10850 + 11056* + 11080* + 11606* + 12199* + 12265* + o. A. 10793

Kol. II'

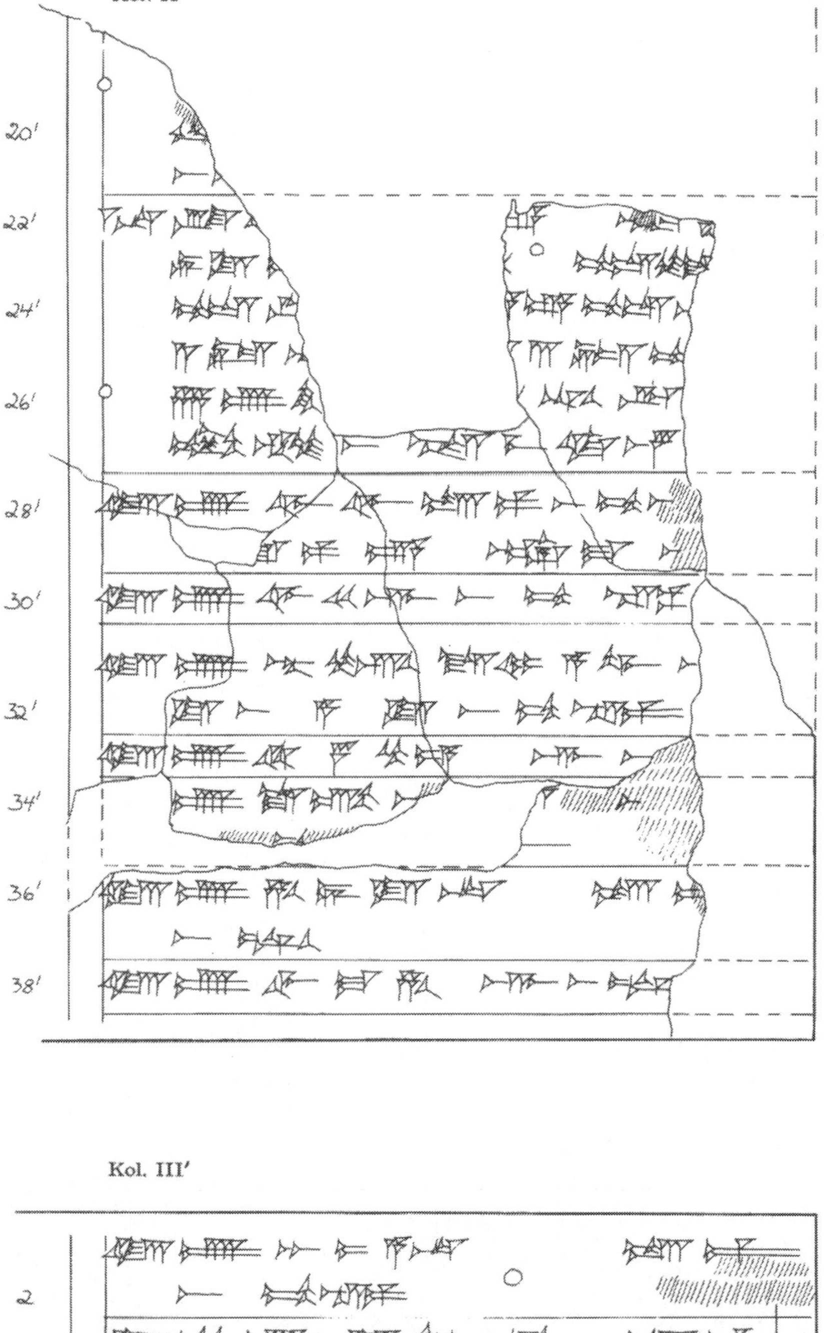


Kol. III'

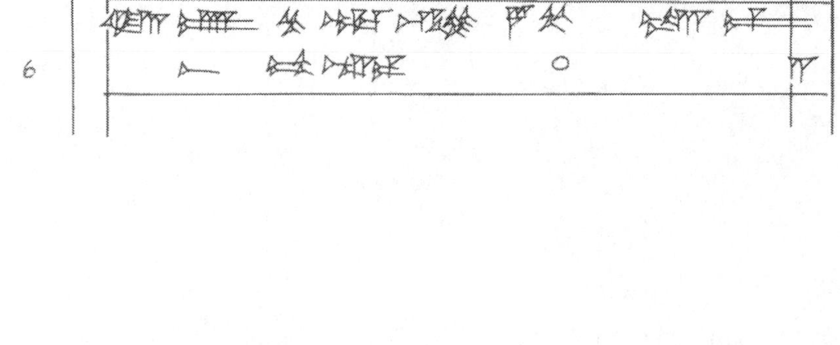

92 VAT 10085* + 10850 + 11056* + 11080* + 11606* + 12199* + 12265* + o. A. 10793

Kol. III′

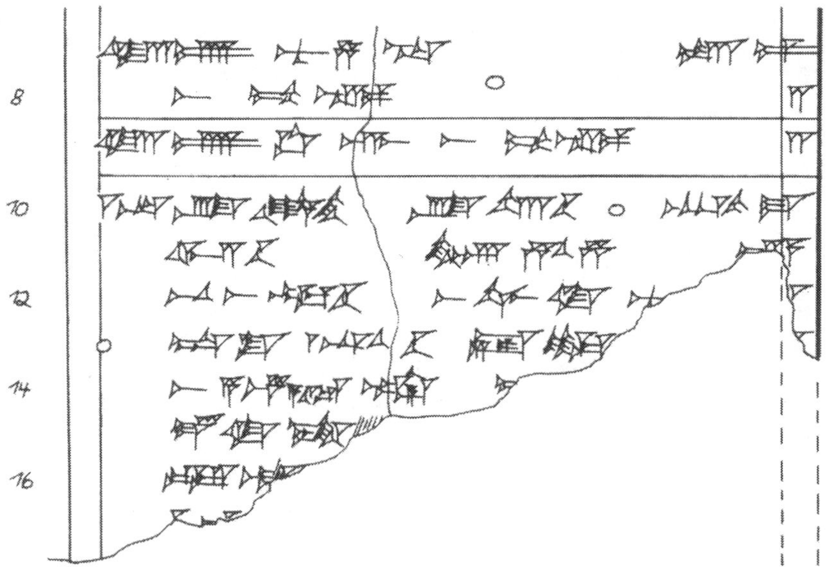

nach Lücke von etwa 10 Zeilen folgt ohne Anschluß

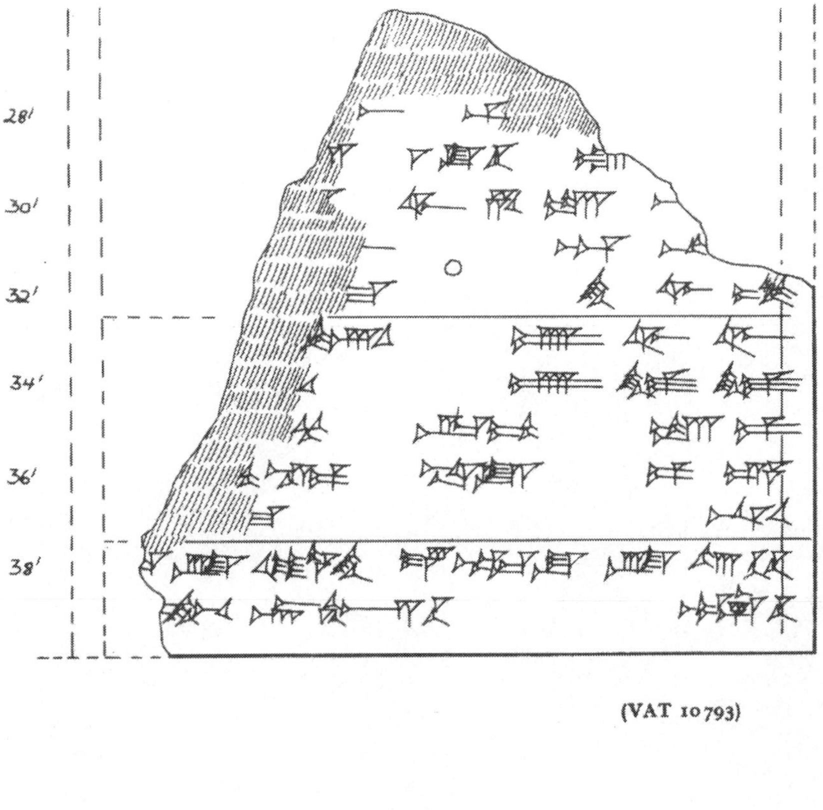

(VAT 10793)

92 VAT 10085* + 10850 + 11056* + 11080* + 11606* + 12199* + 12265* + o. A. 10793

Kol. IV'

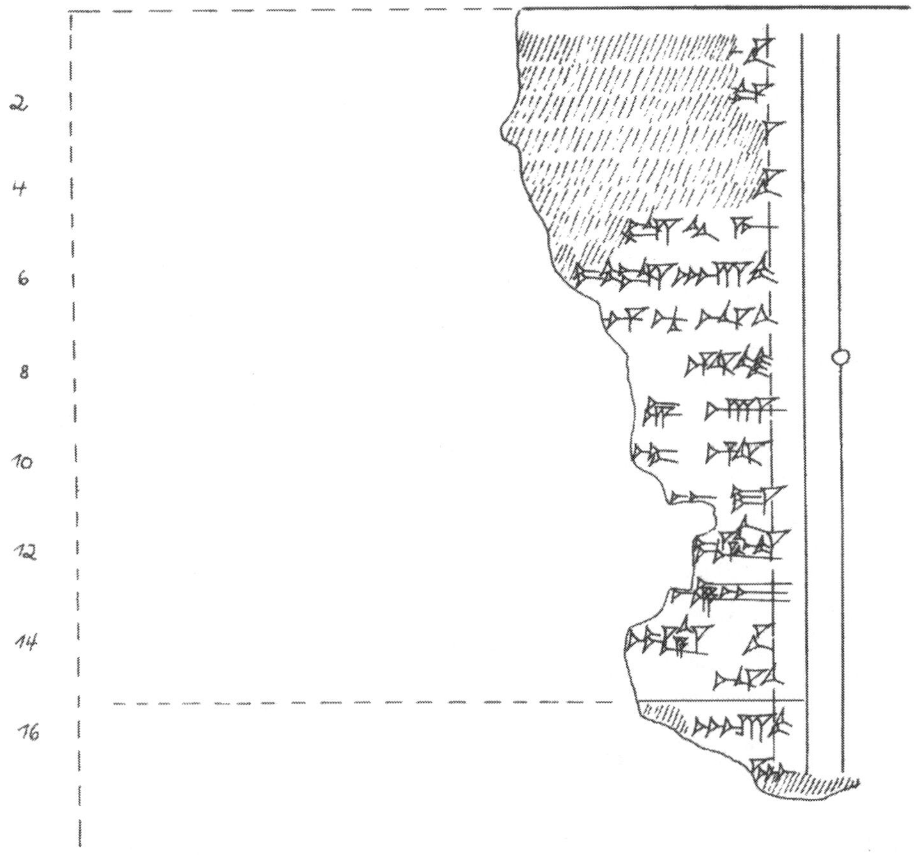

93 A 247

Vs. Rs.

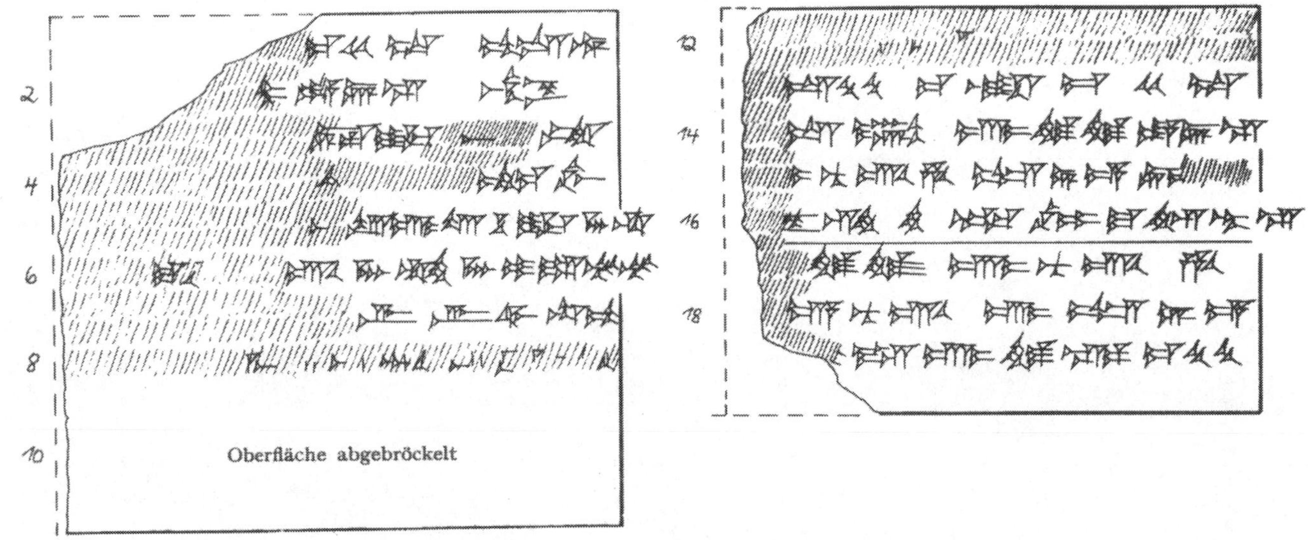

# 94 VAT 10649

Vs.

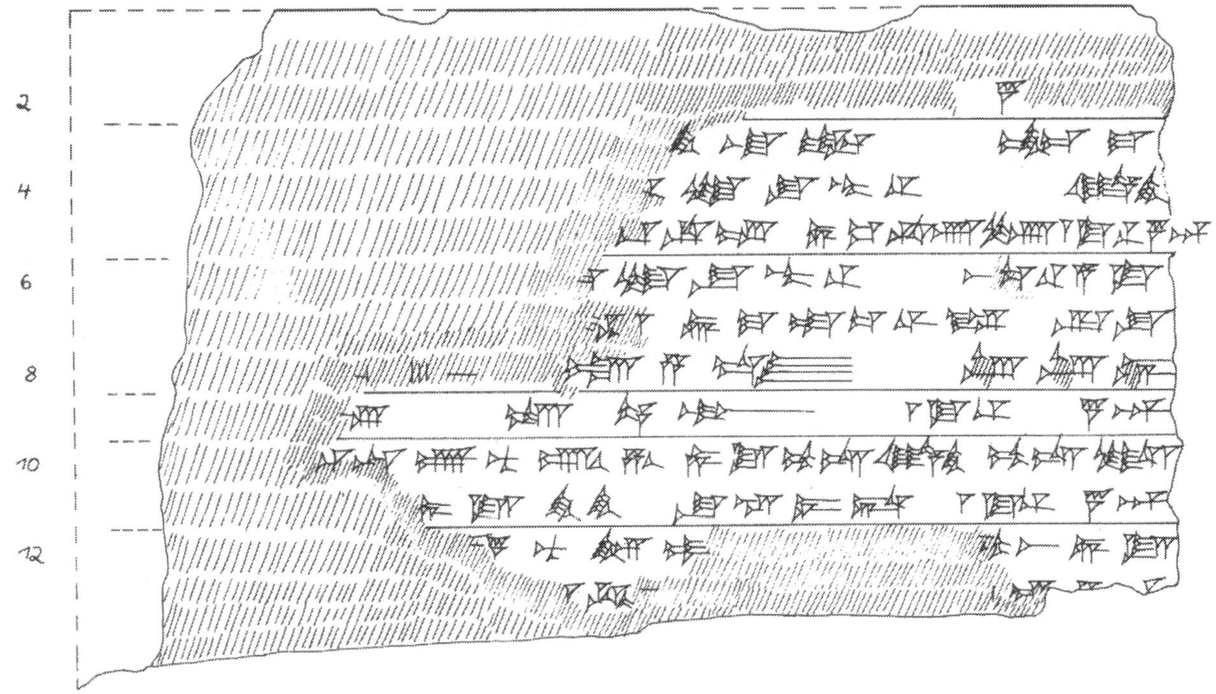

Rs.

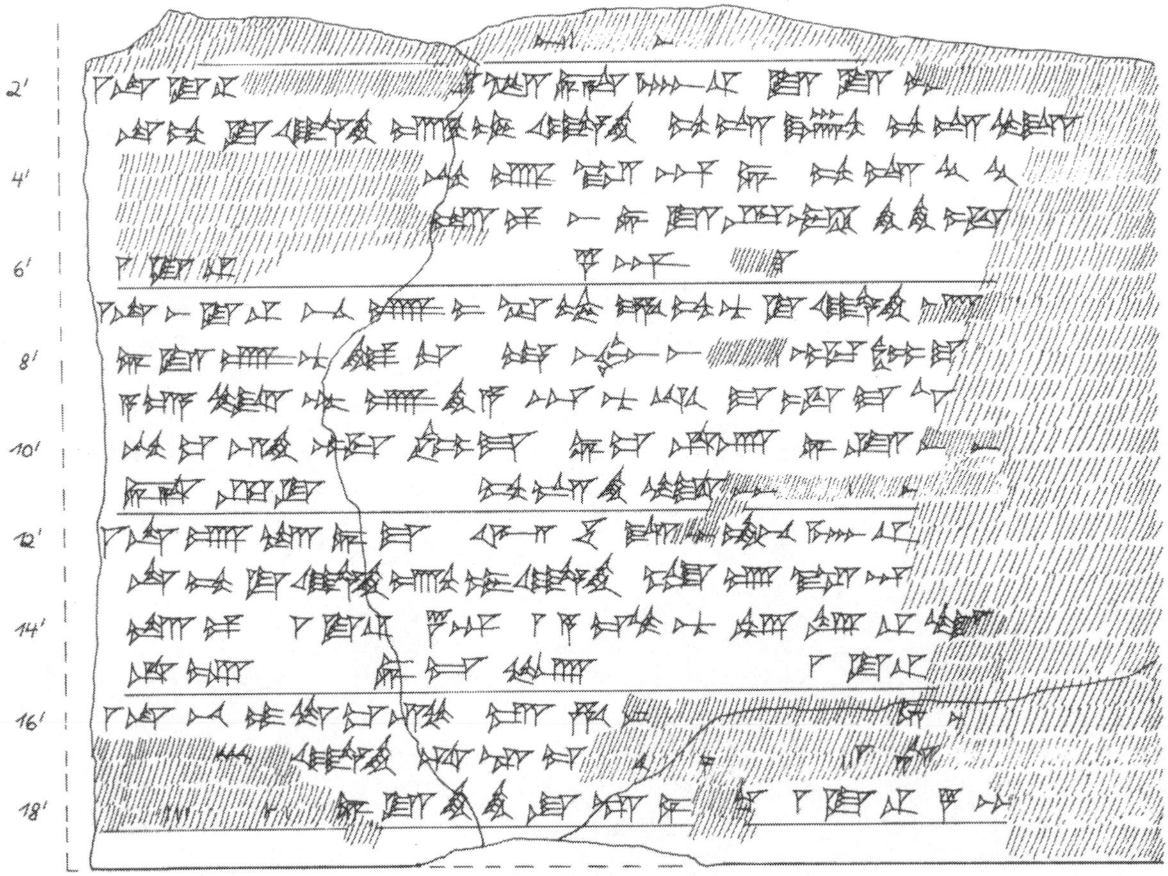

95 VAT 13752 + 13791 + 14190 + 14373*

Vs.

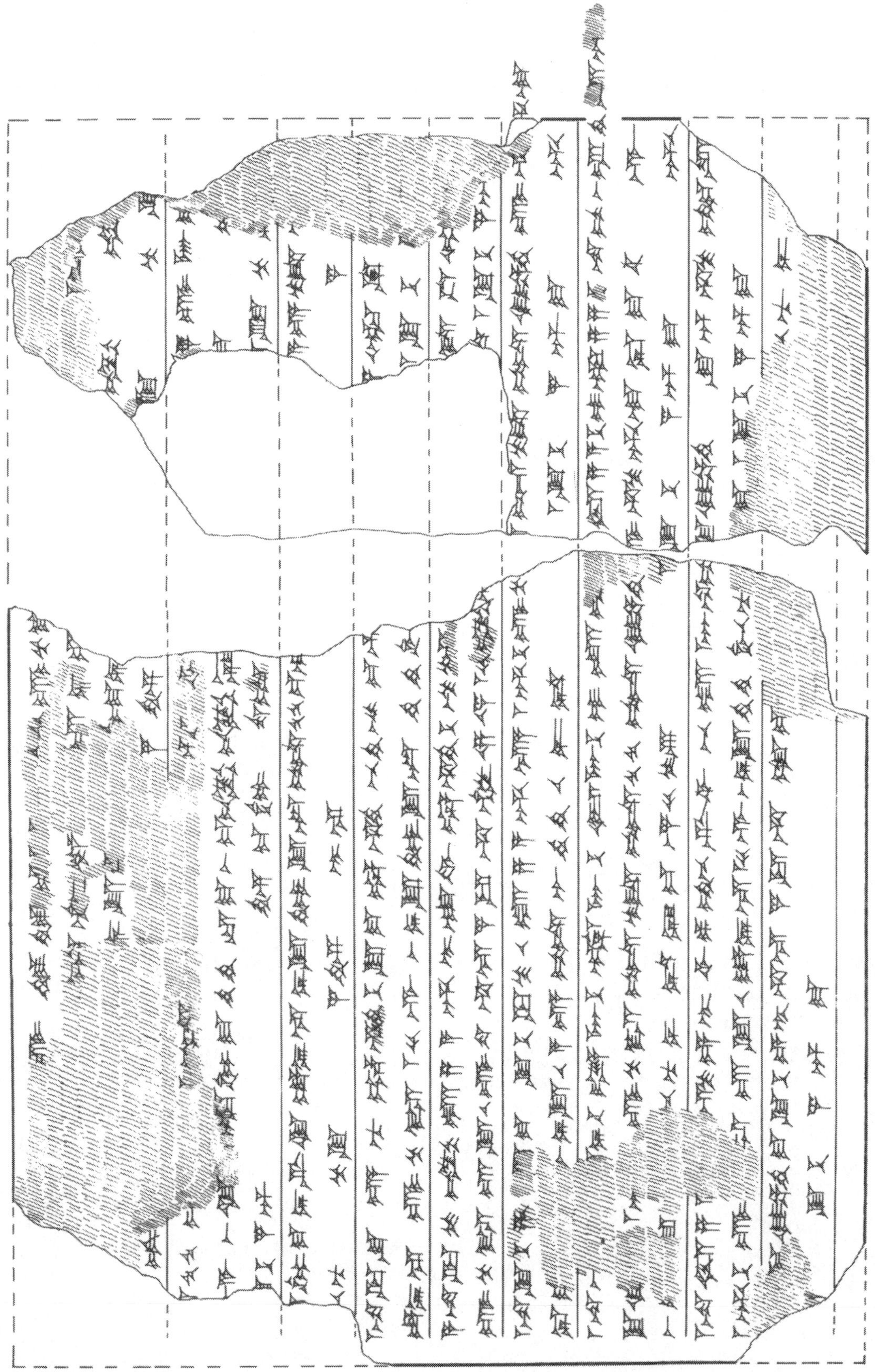

95 VAT 13752 + 13791 + 14190 + 14373*

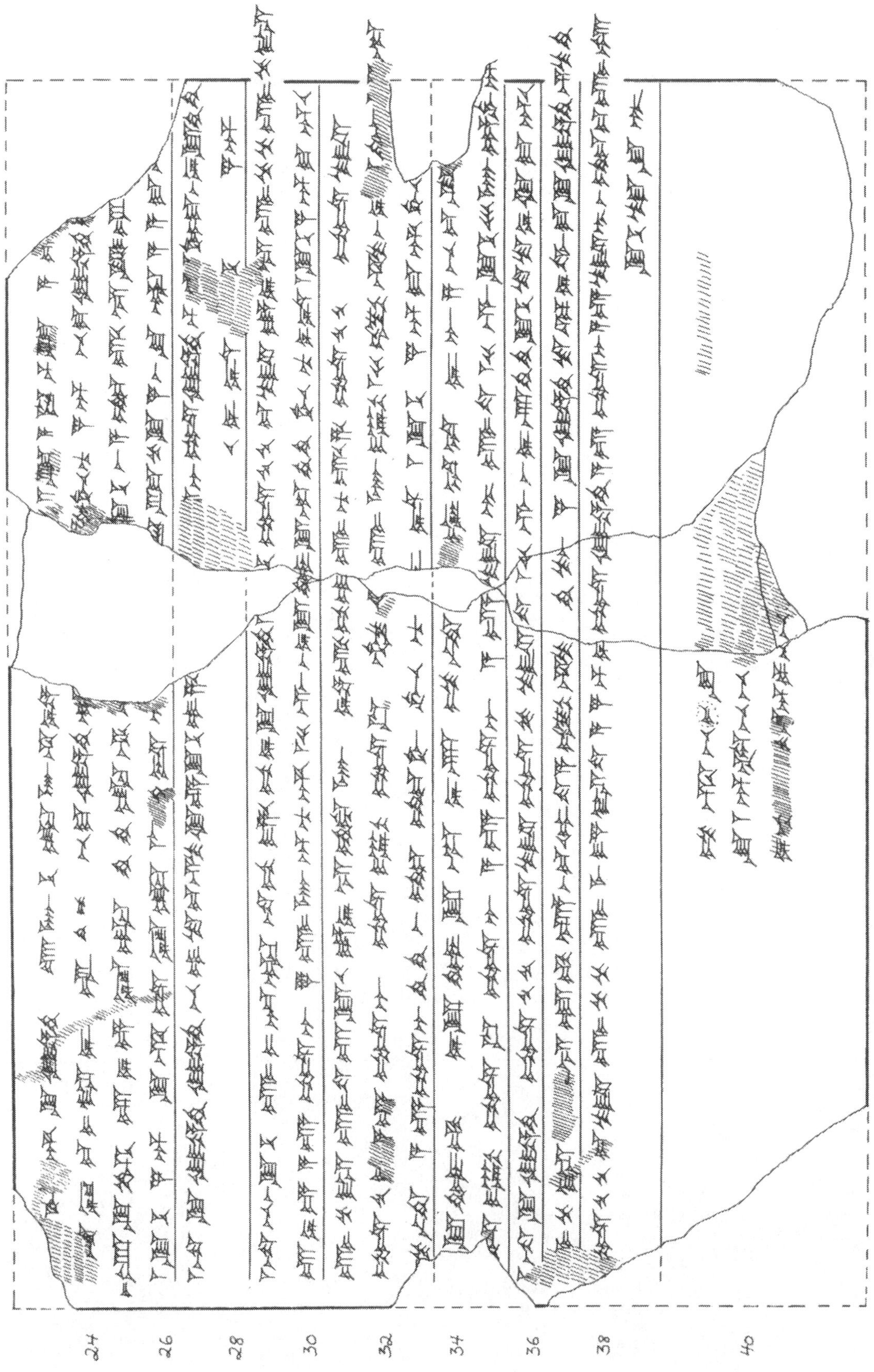

## 96 EHE 331 + VAT 8694 + 14118*

Kol. I

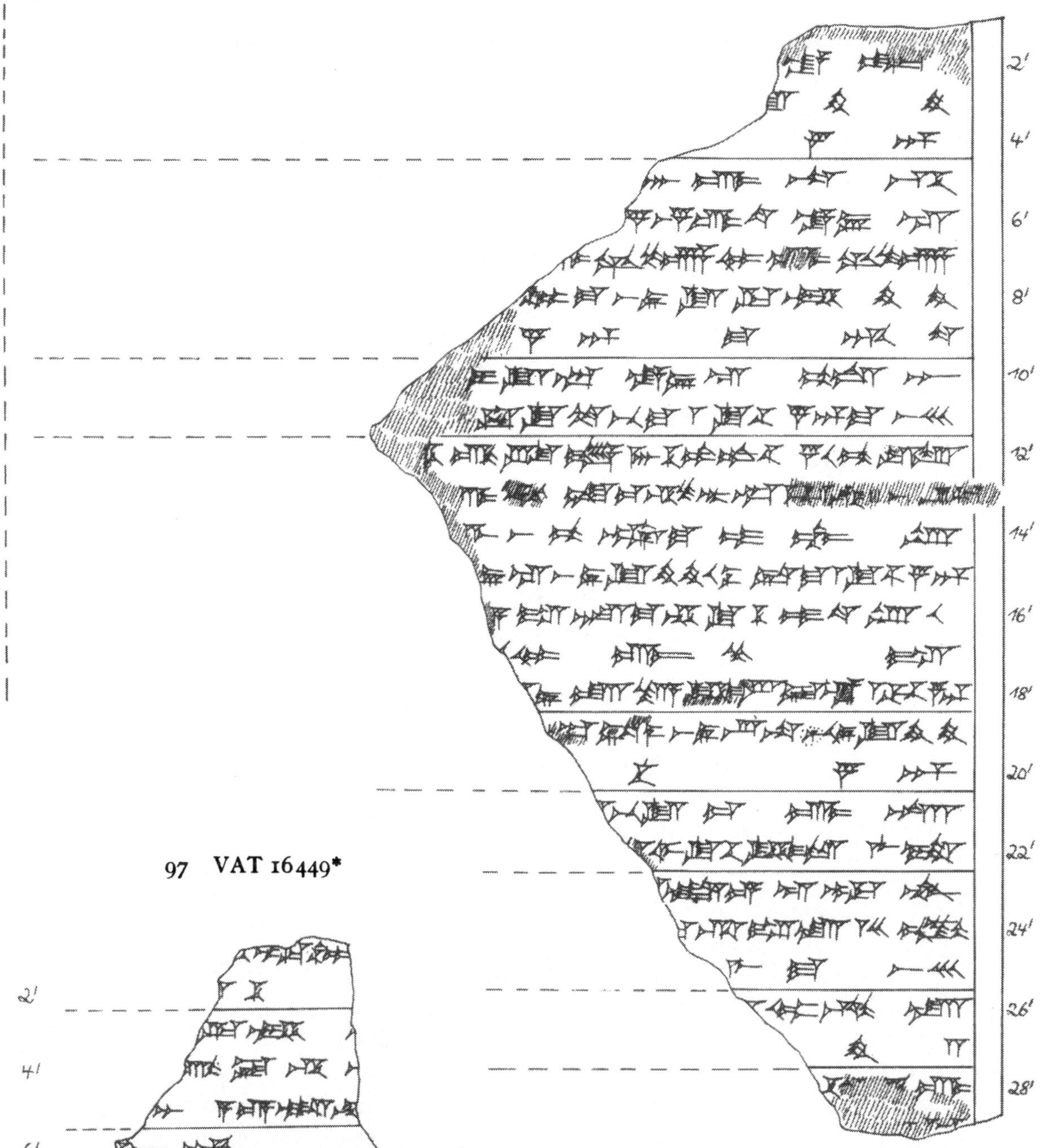

## 97 VAT 16449*

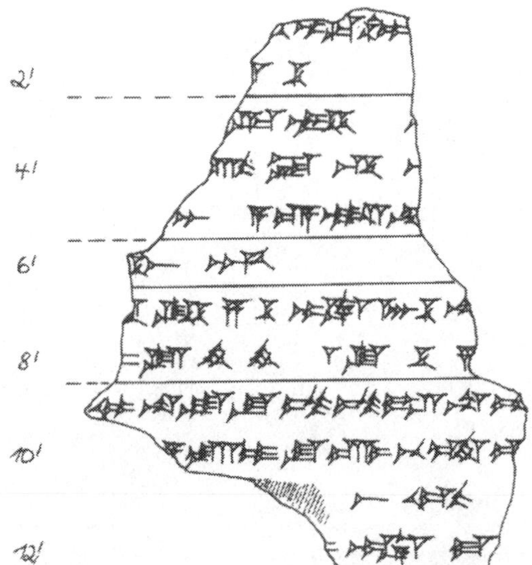

# 96 EHE 331 + VAT 8694 + 14118*

Kol. II

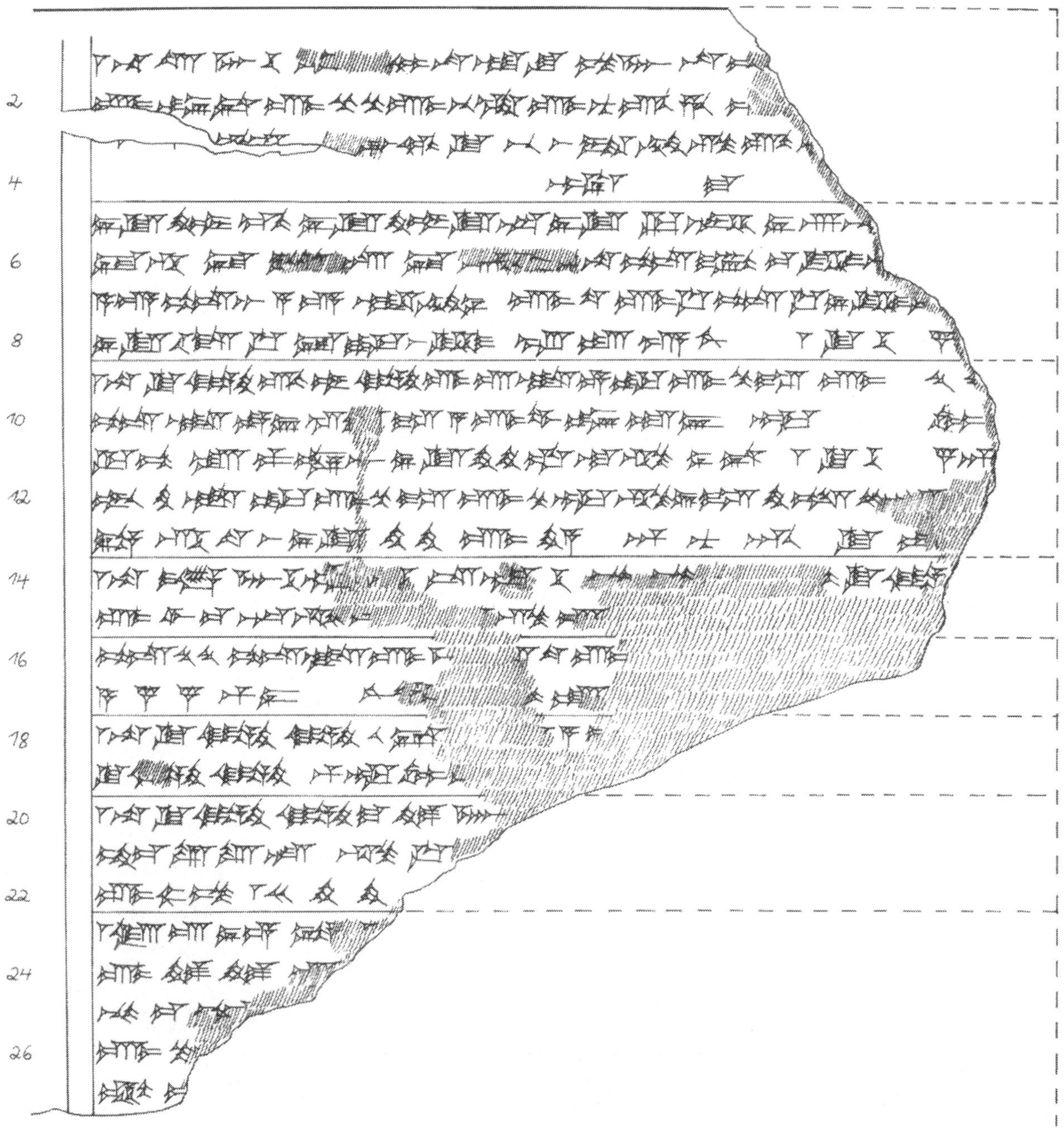

Kol. III

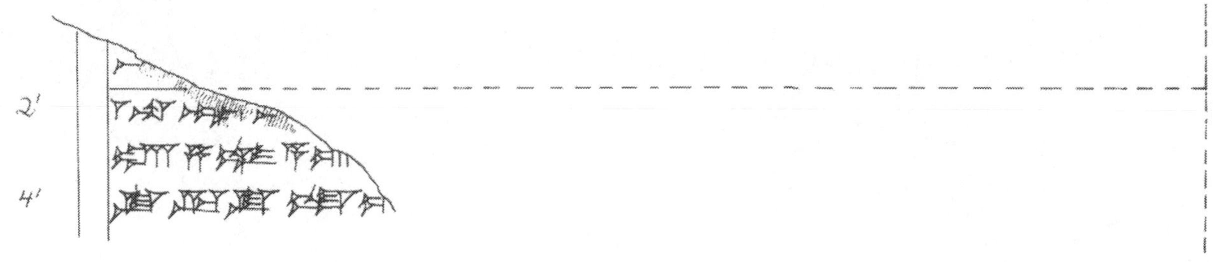

## 96 EHE 331 + VAT 8694 + 14118*

Kol. III

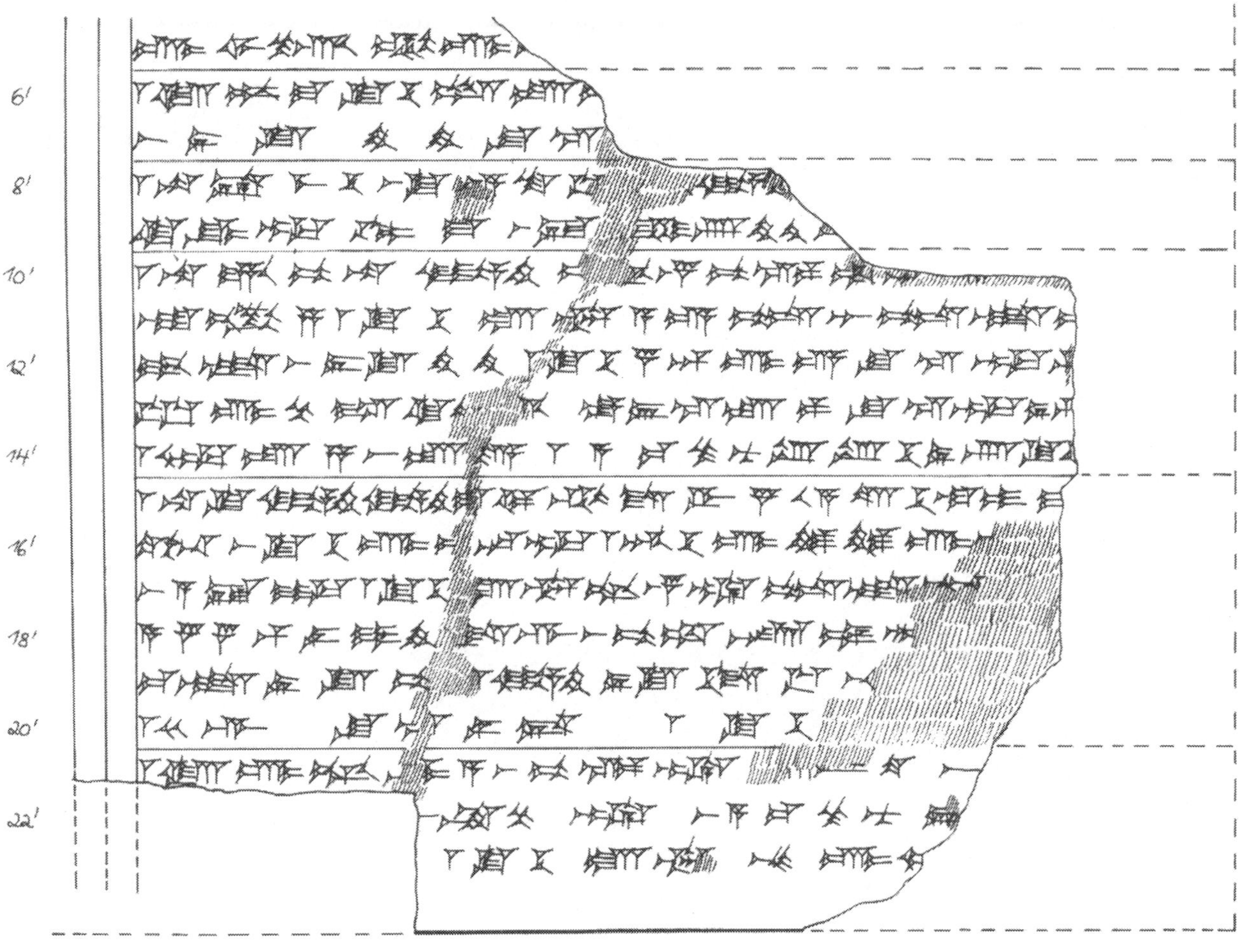

Der erhalten gebliebene untere Teil von Kol. IV ist unbeschrieben

## 98 A 223

Vs. Rs.

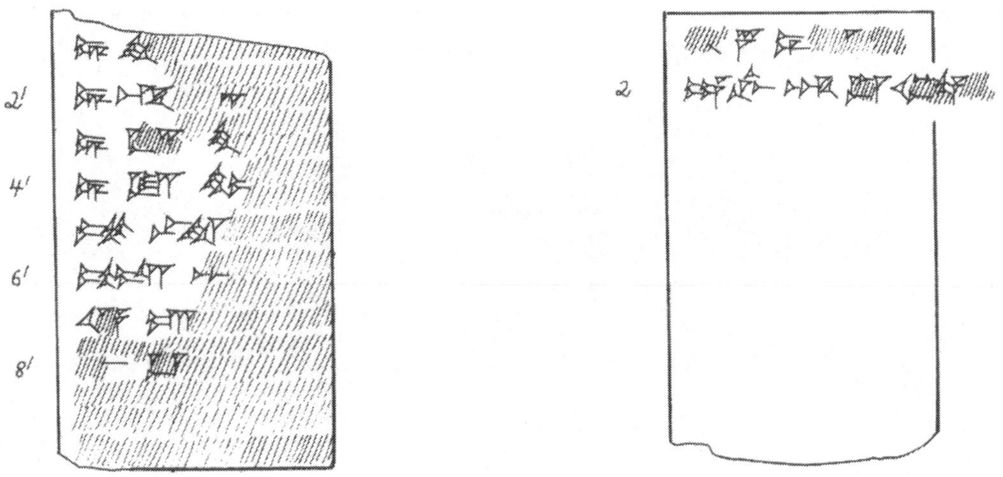

99 A 274 + VAT 13726

Vs.

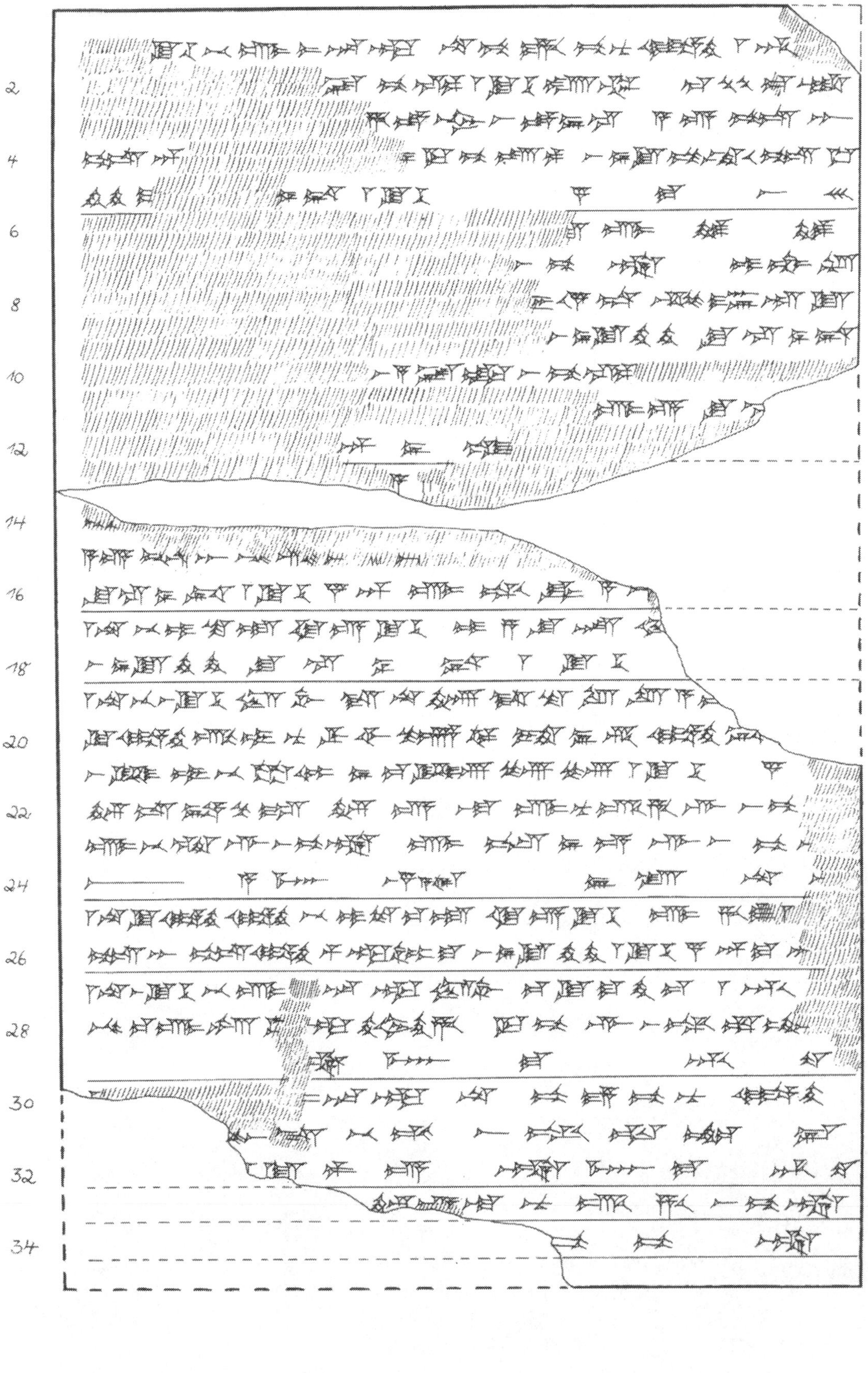

## 99 A 274 + VAT 13726

Rs.

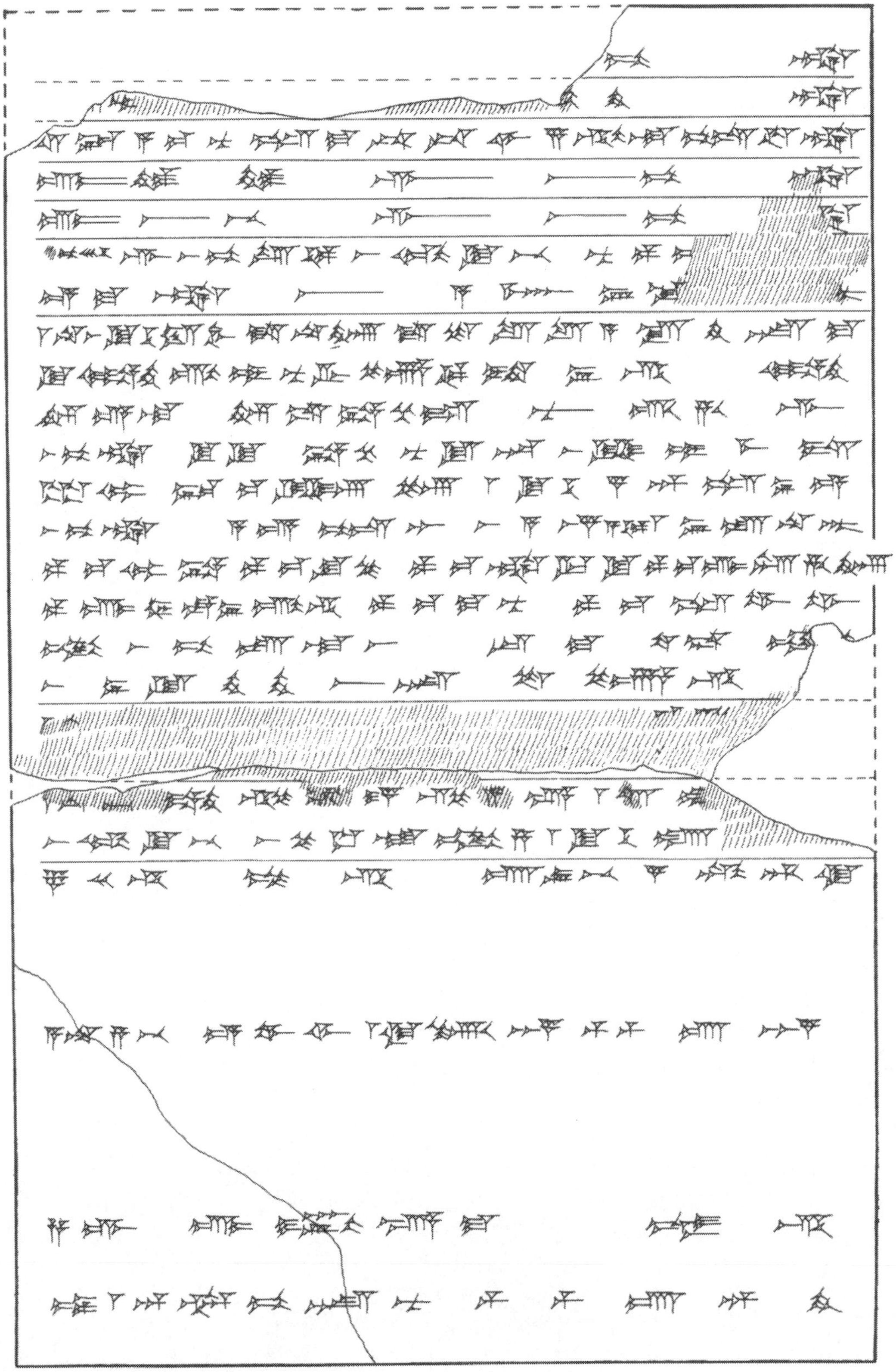

## 100 A 254

Vs.

nach oben abgebröckelt

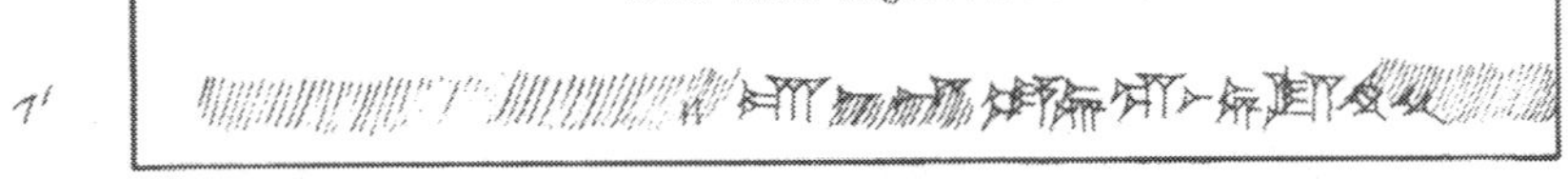

Rs.

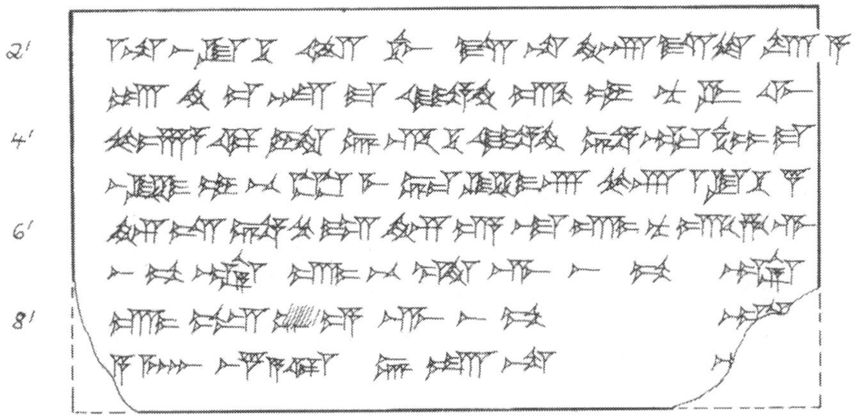

## 101 Ass. 13955/k*

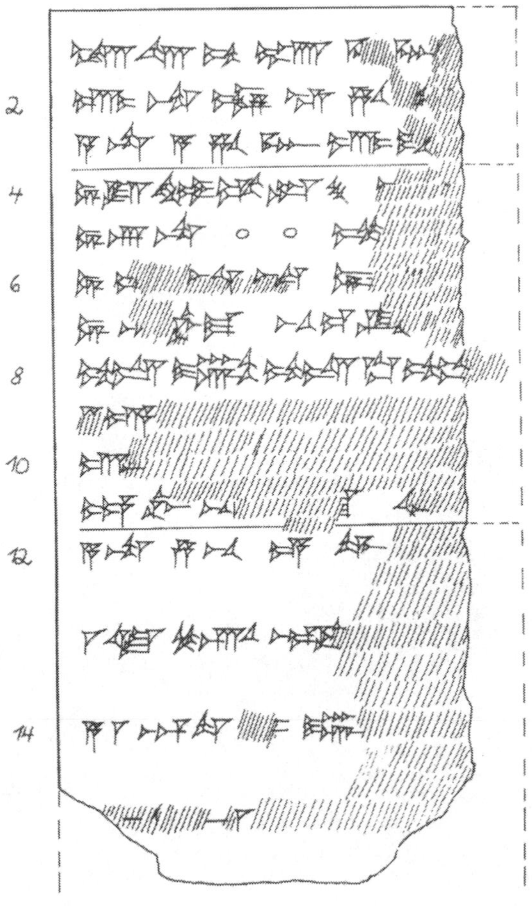

## 102 Ass. 13955/r*

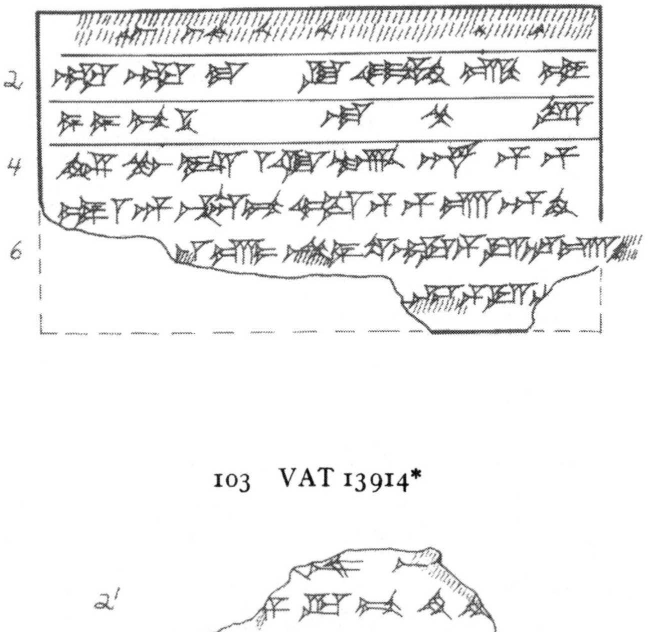

## 103 VAT 13914*

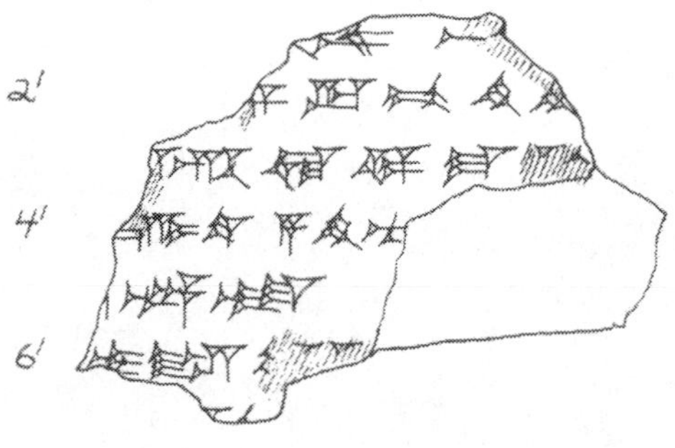

## 104 VAT 10092

Vs.

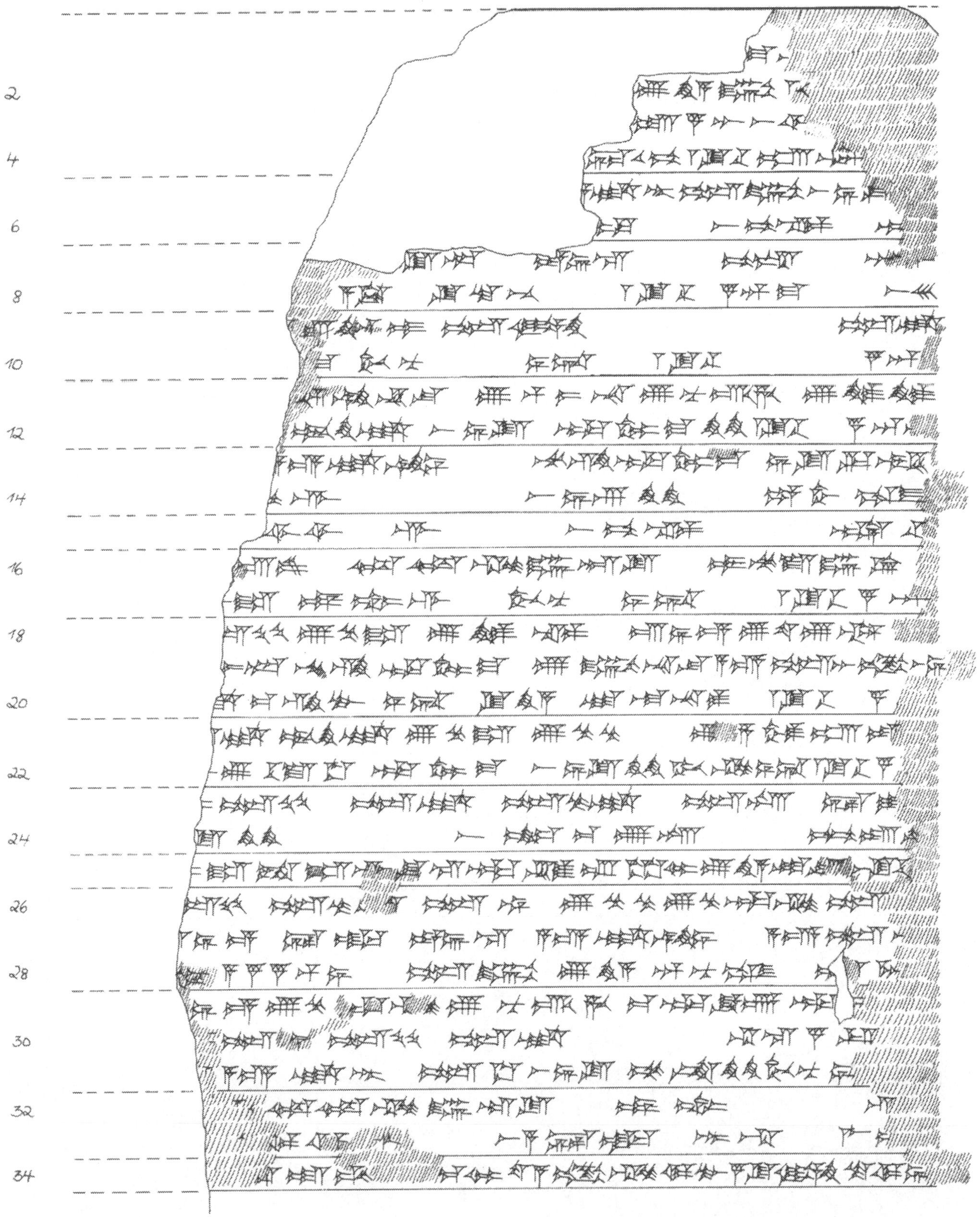

# 104 VAT 10092

Vs.

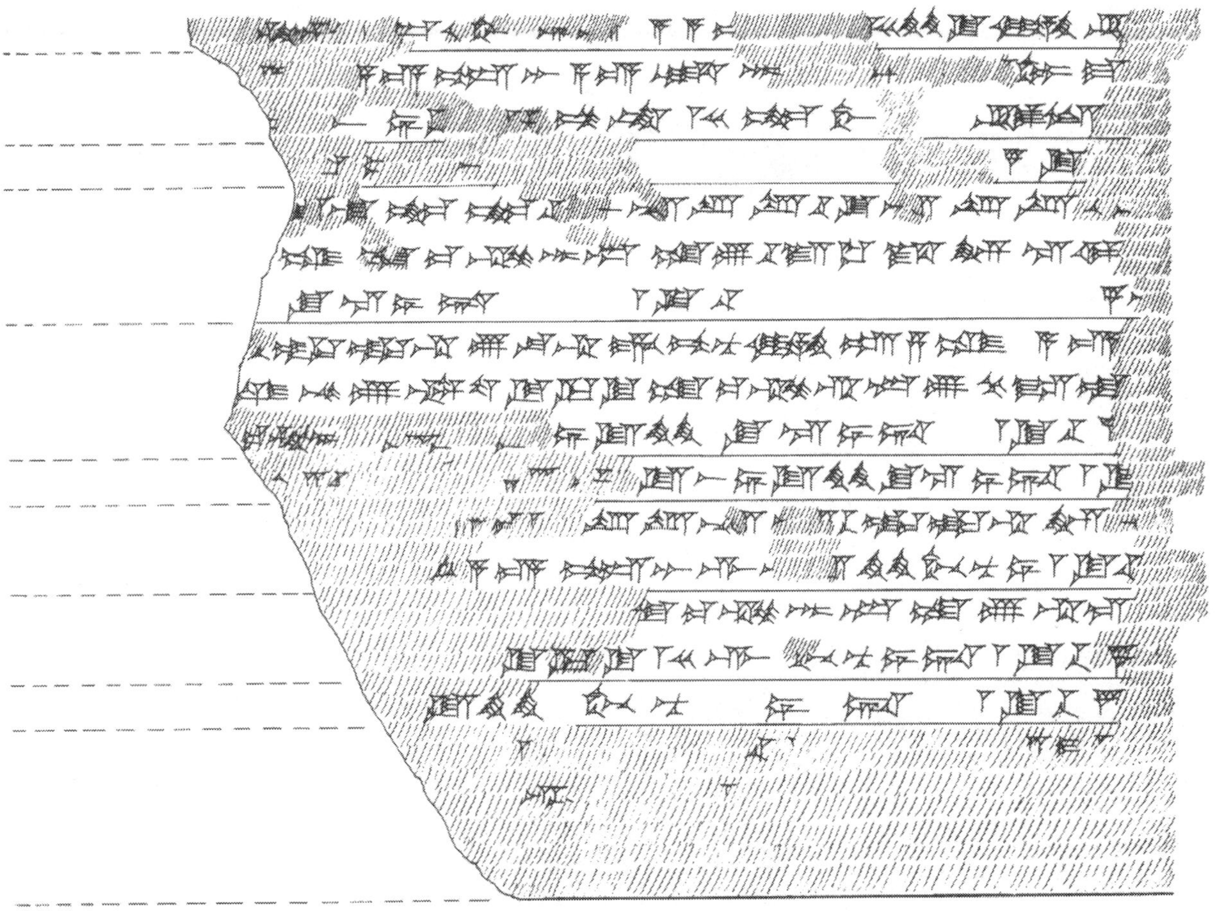

Rs.

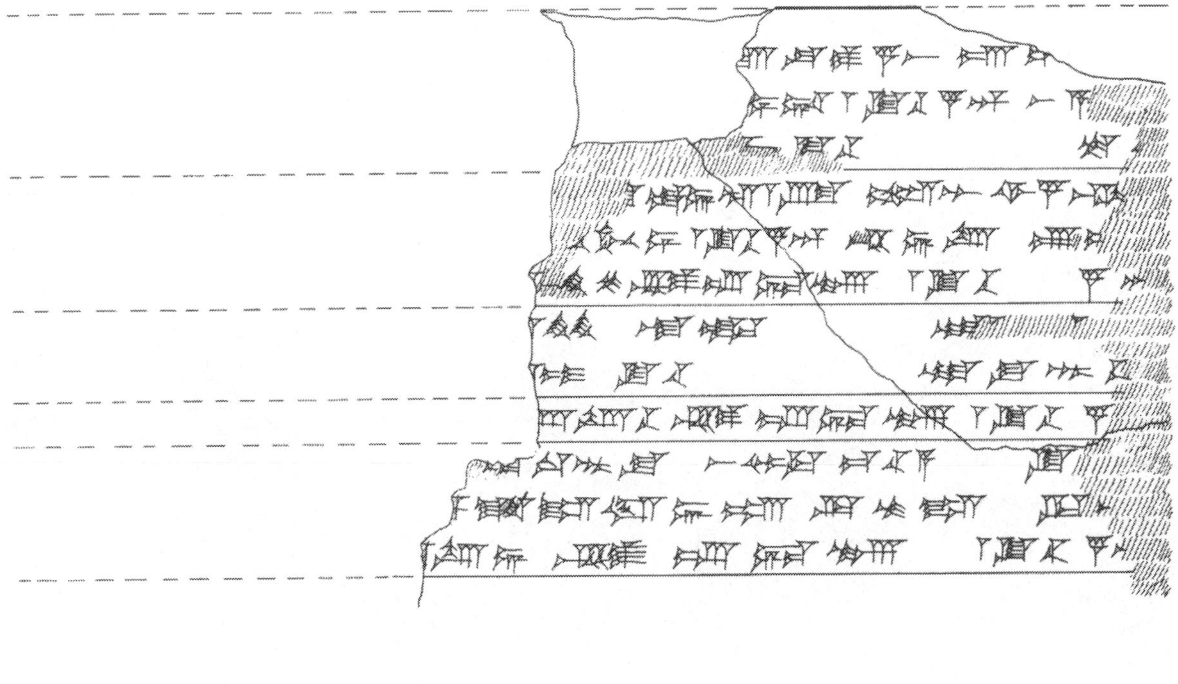

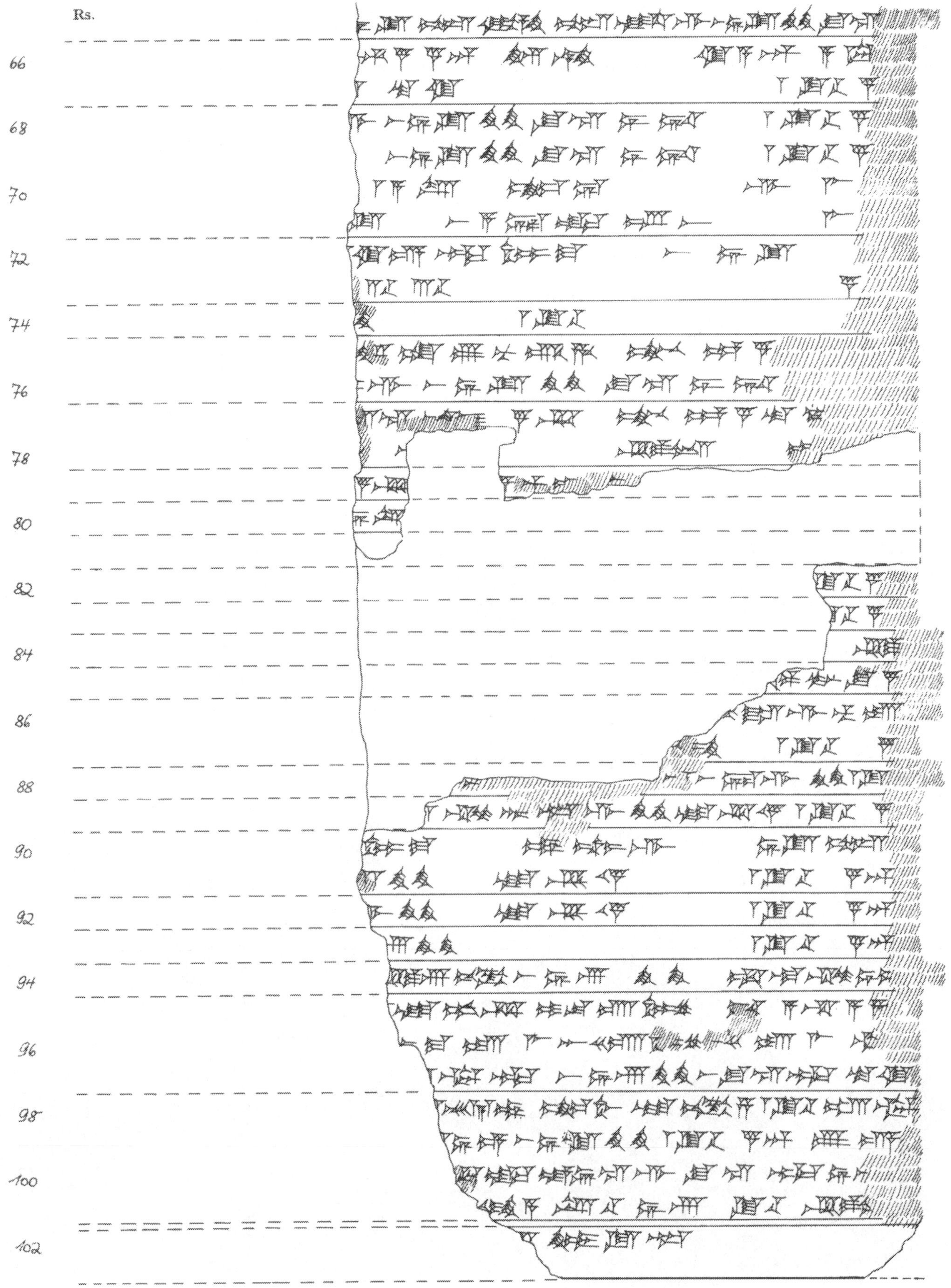
Rs.

105 A 54*

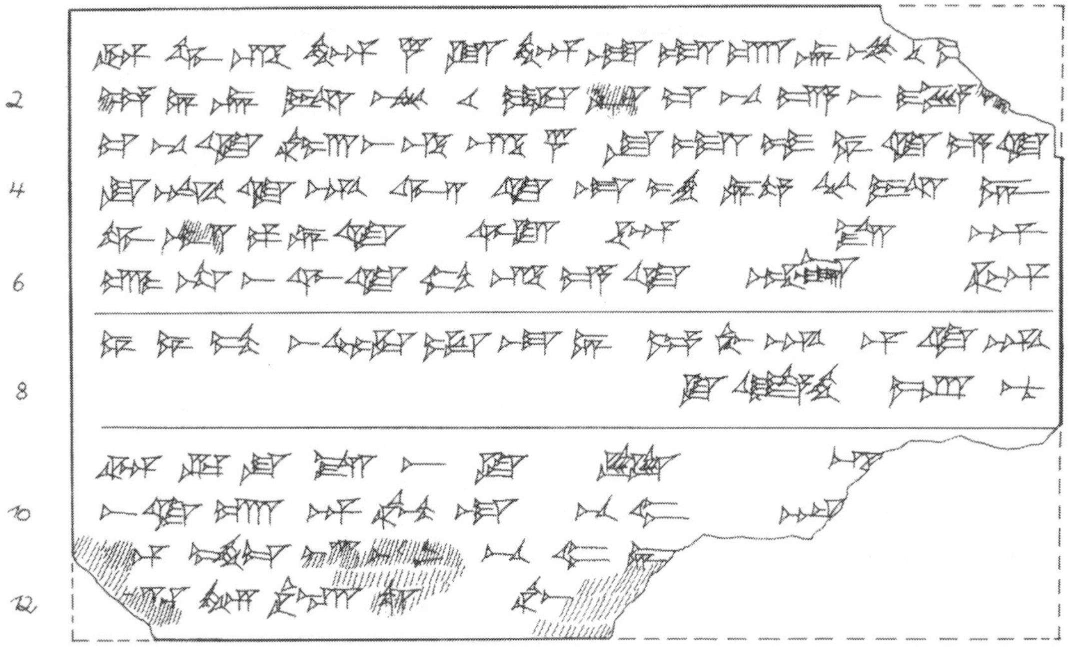

106 EHE 332

Vs.

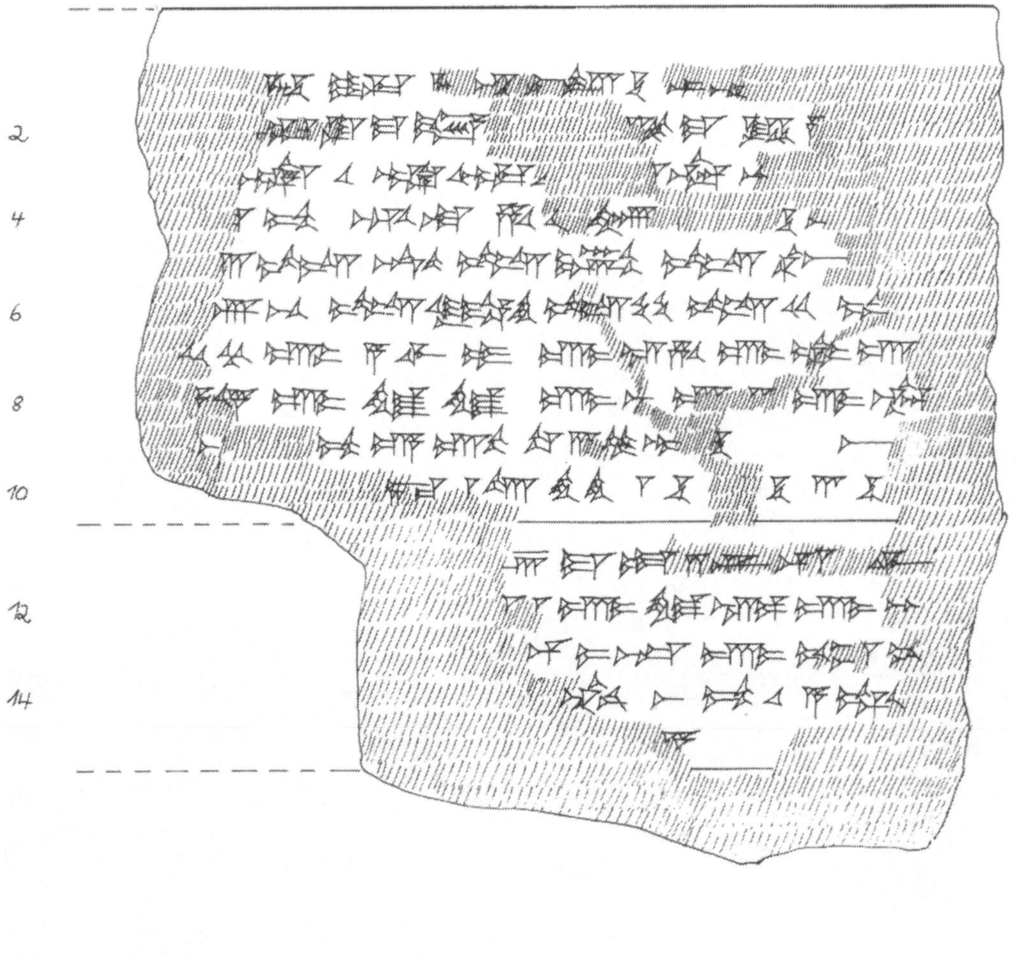

106 EHE 332

Rs.

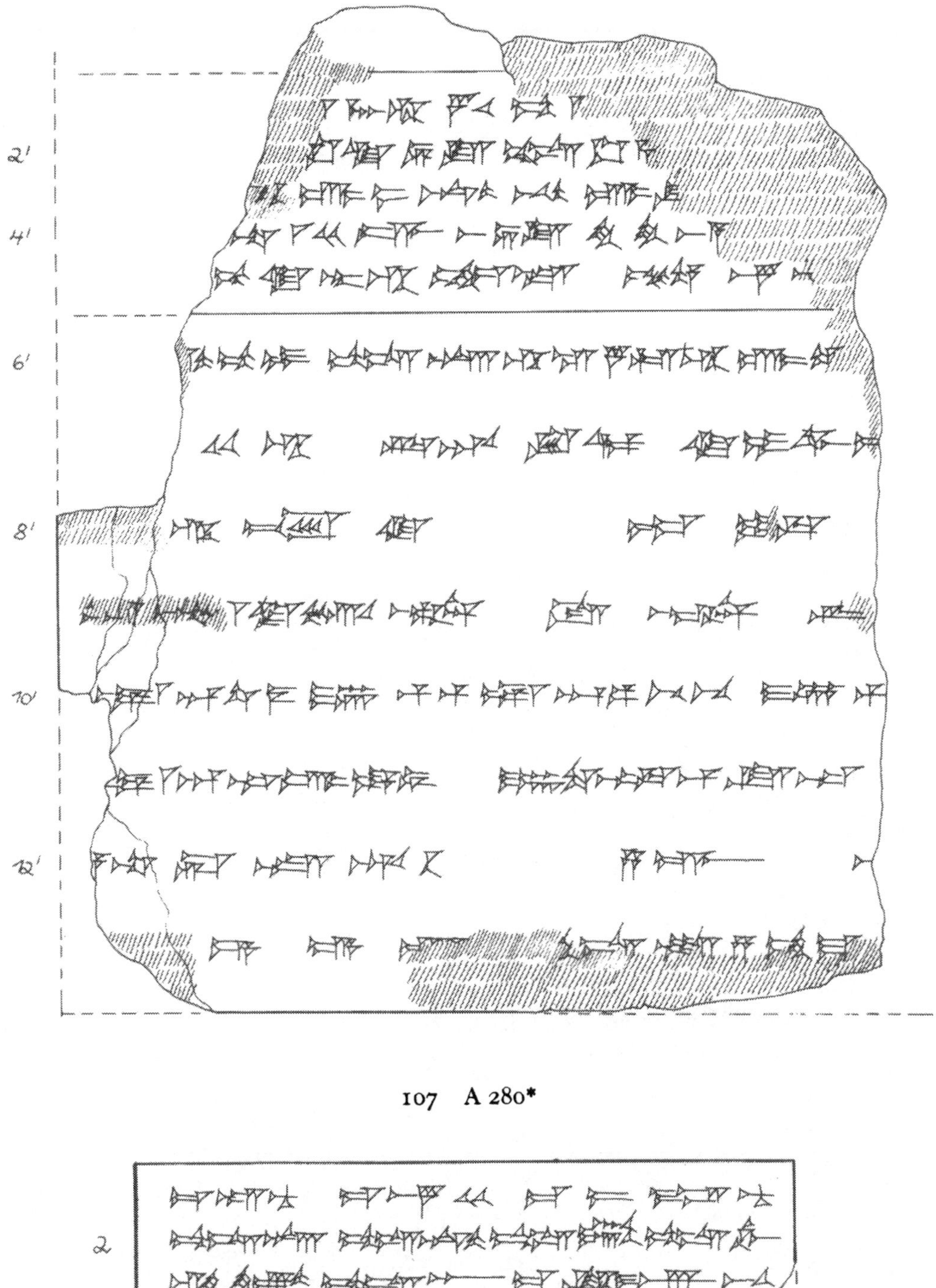

107 A 280*

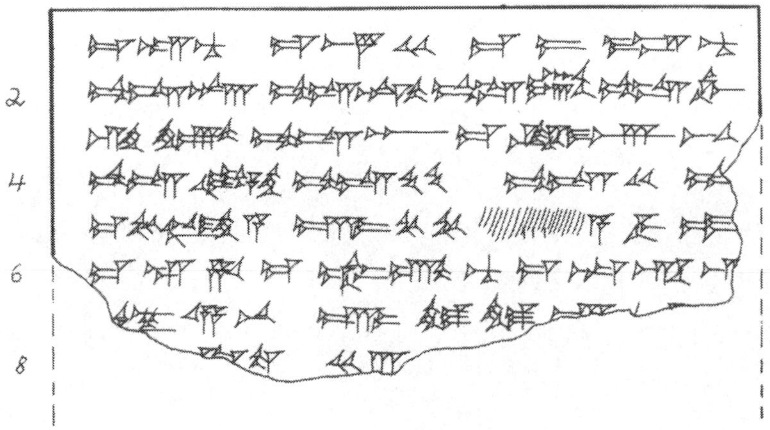

## 108 A 250

Vs.

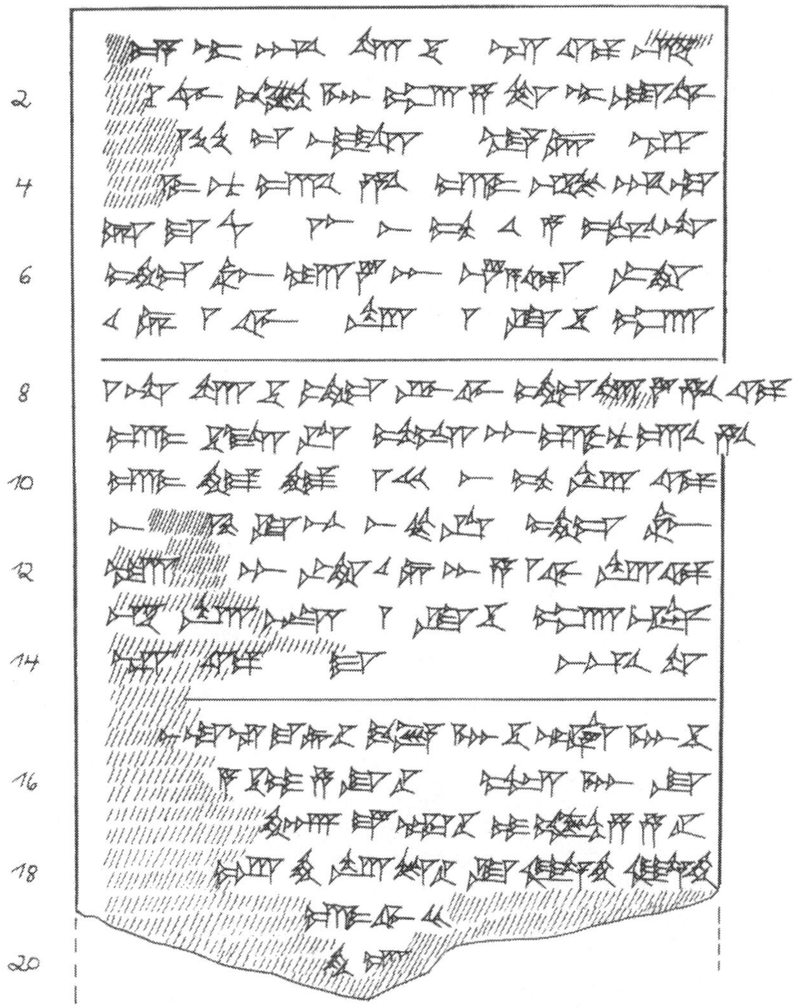

Rs.

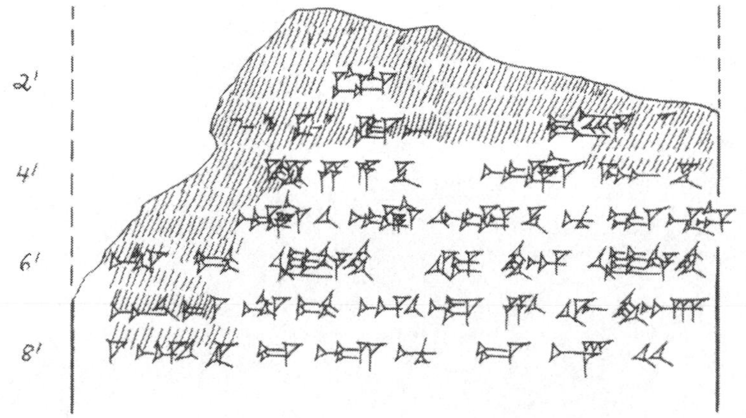

108 A 250

Rs.

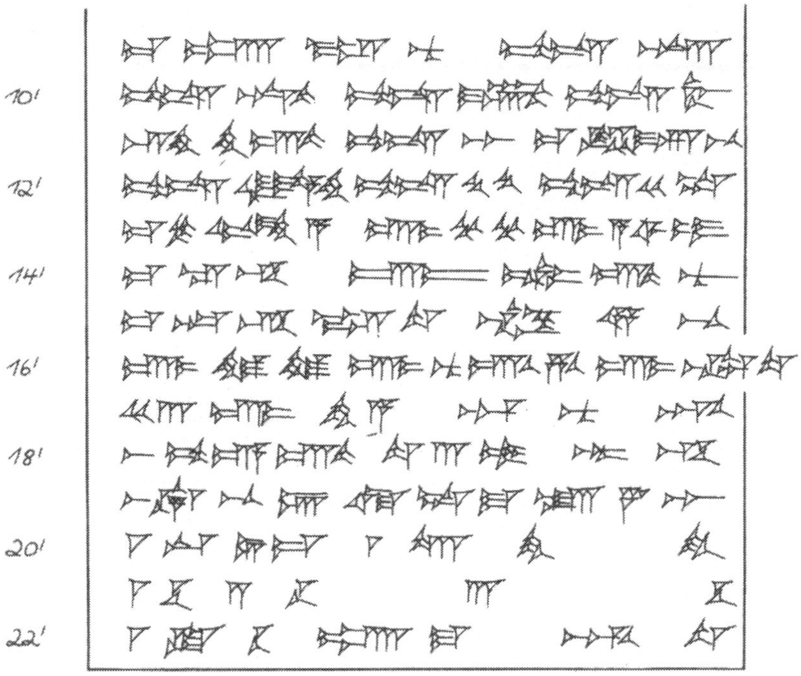

109 A 272*

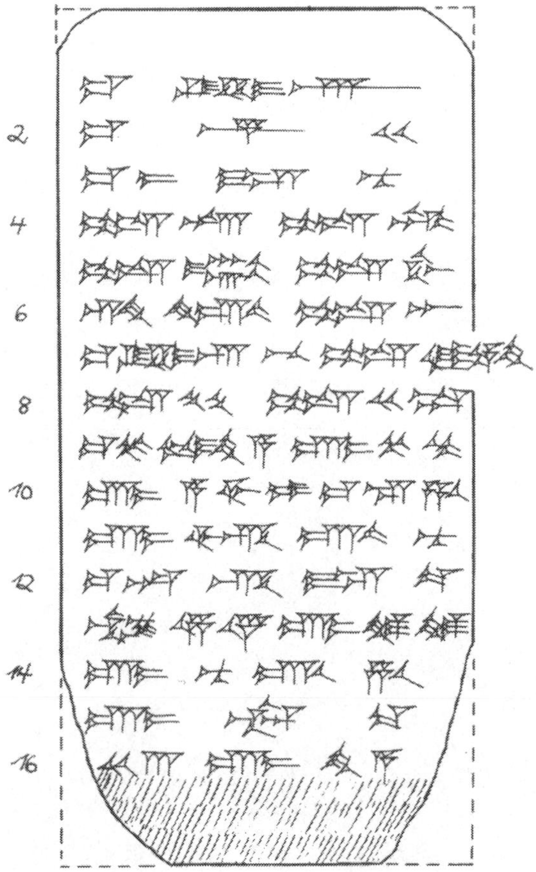

110 A 262*

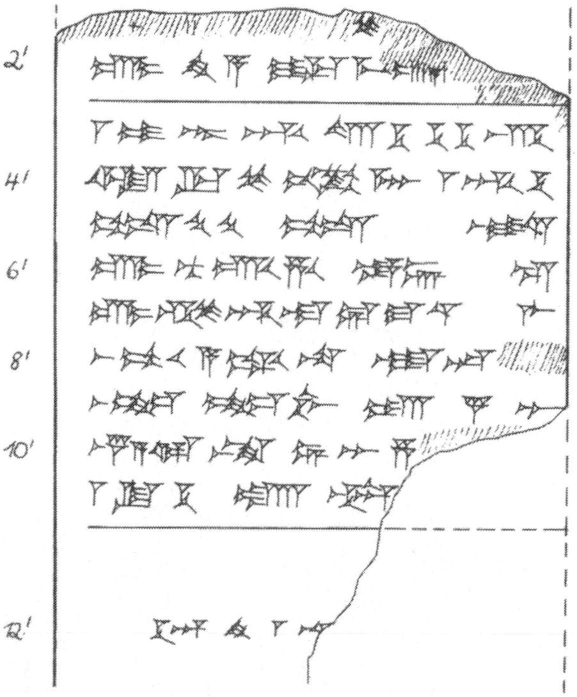

111 VAT 9871 + 10397*

Kol. I

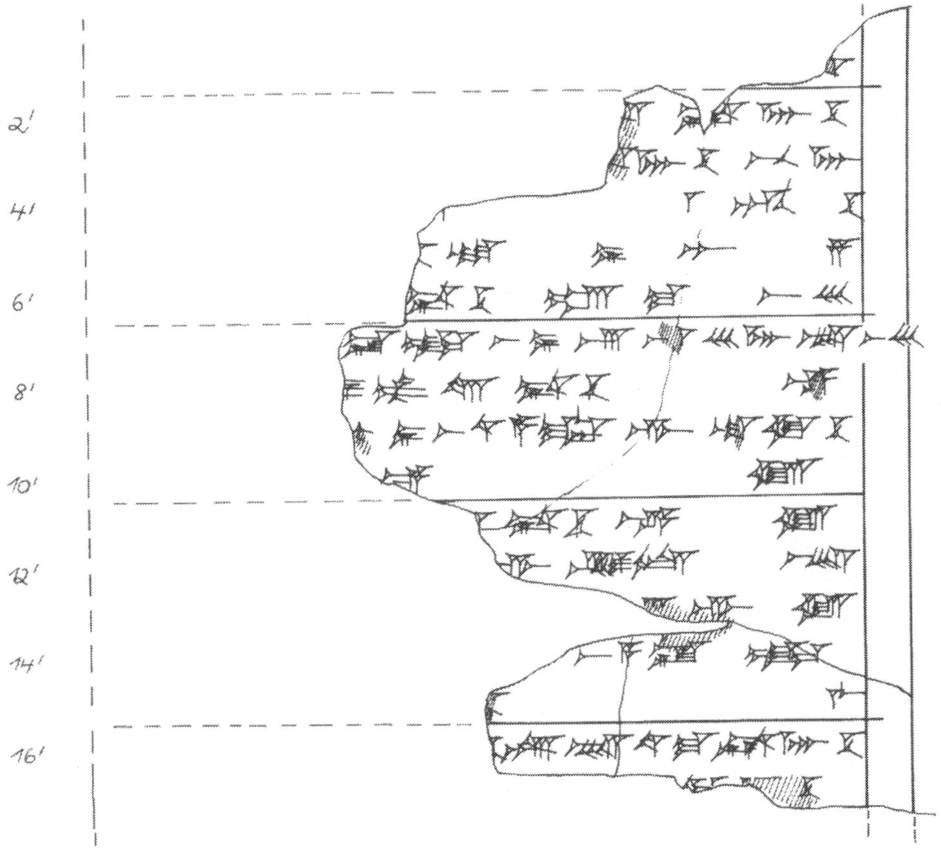

Kol. II

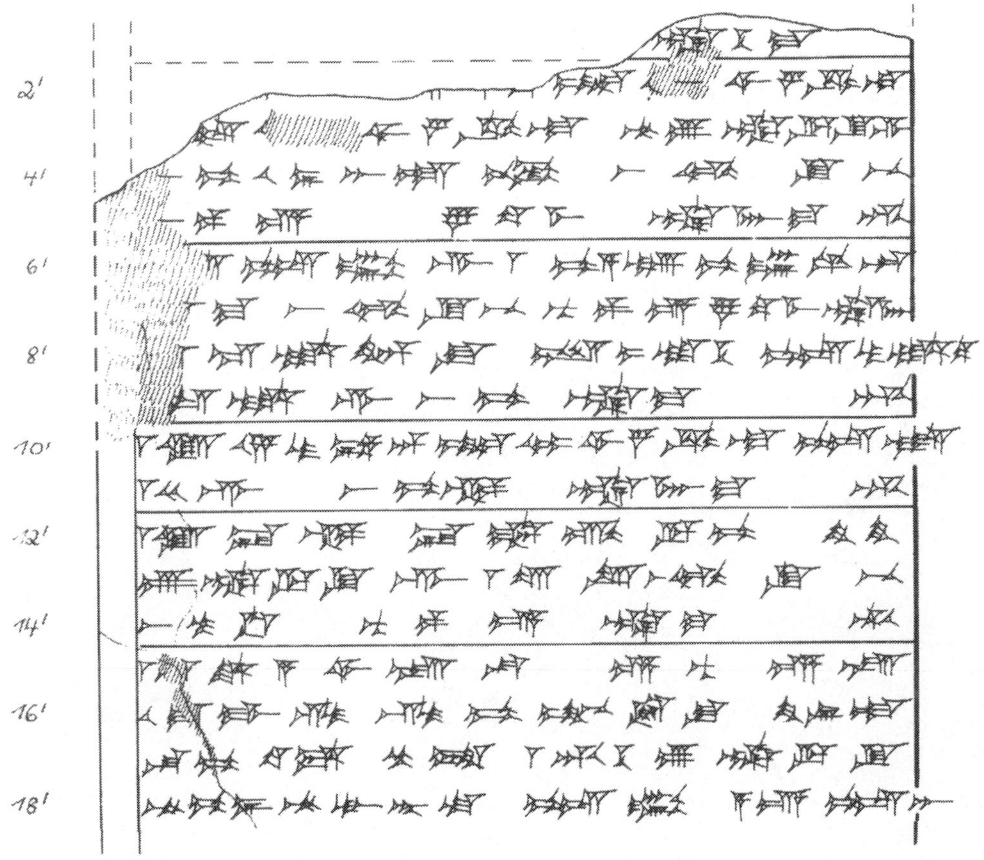

Kol. II

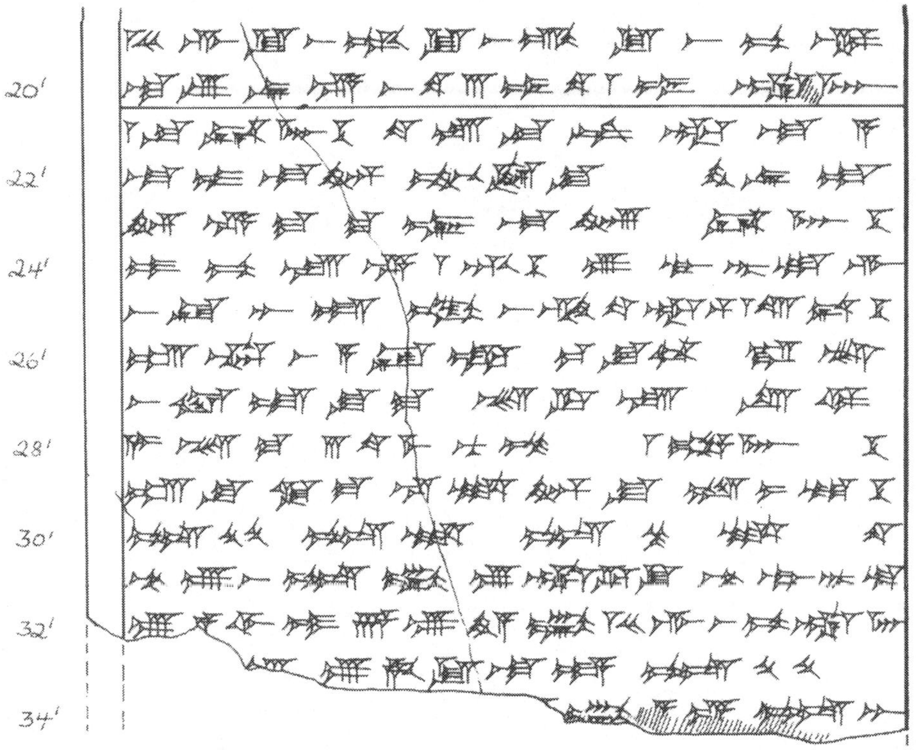

Kol. III

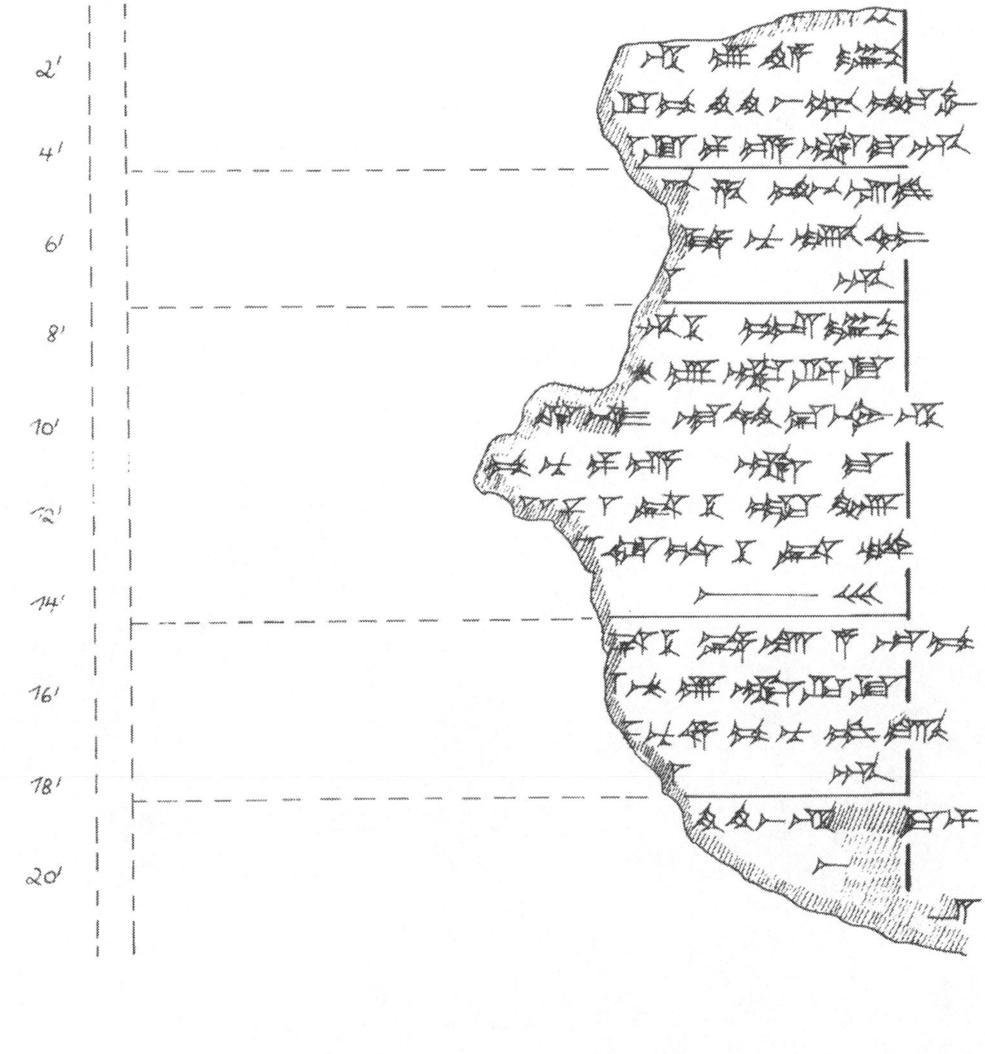

# 112 VAT 9870* + 10095*

Kol. I

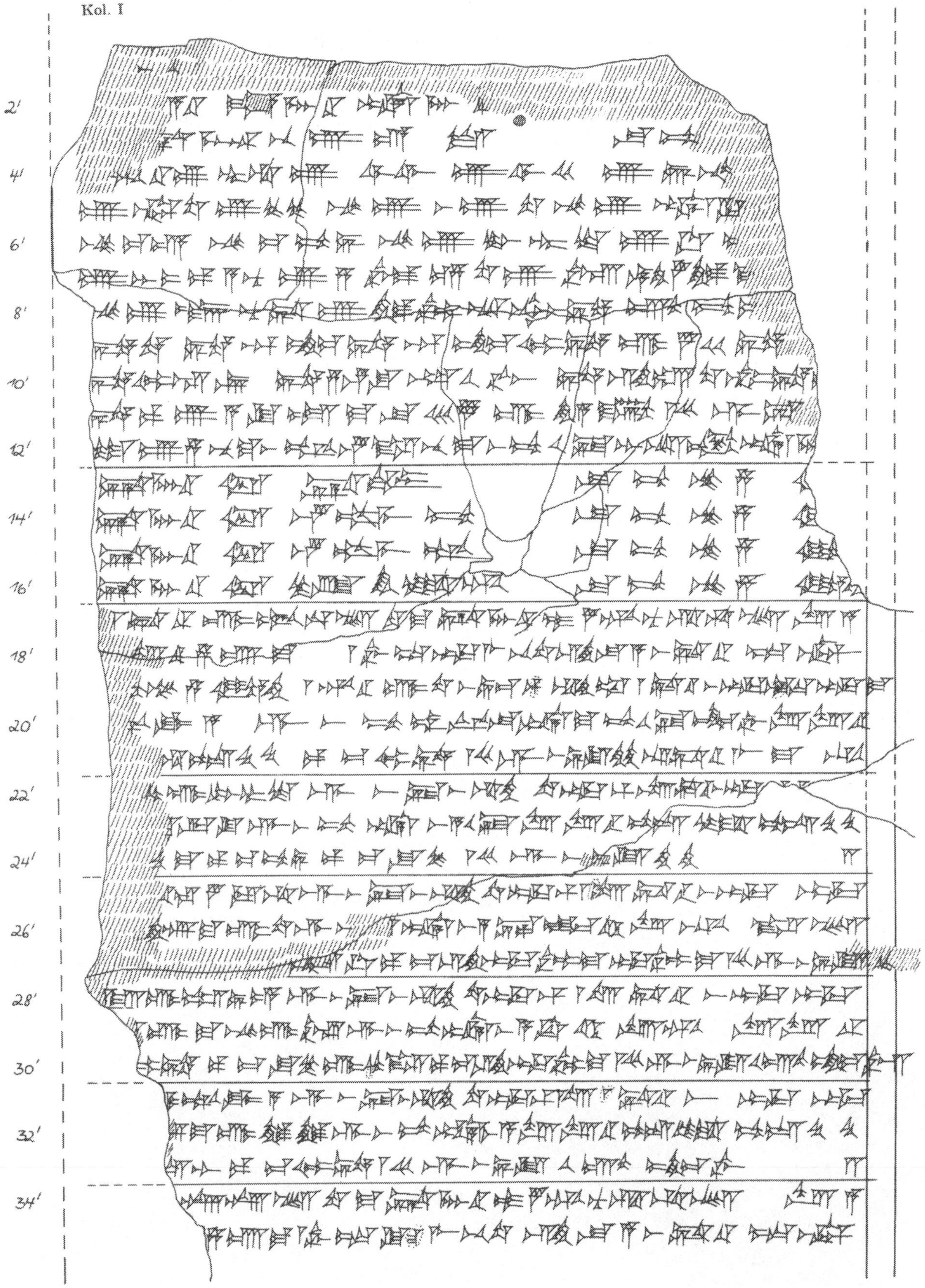

Kol. I

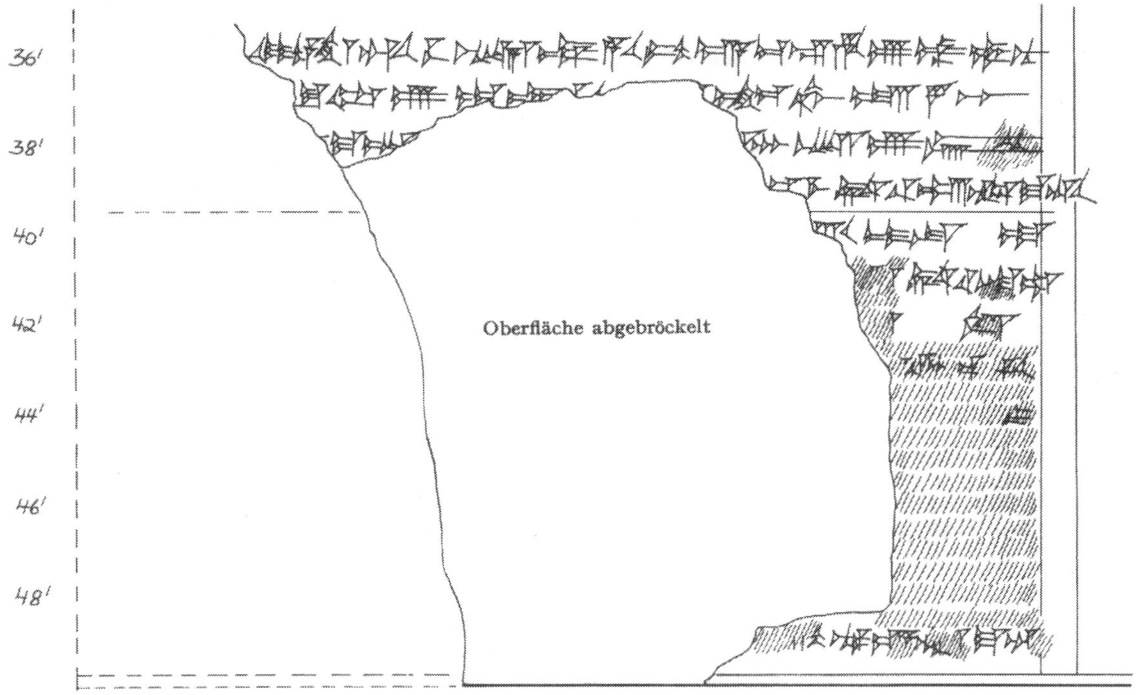


Kol. II

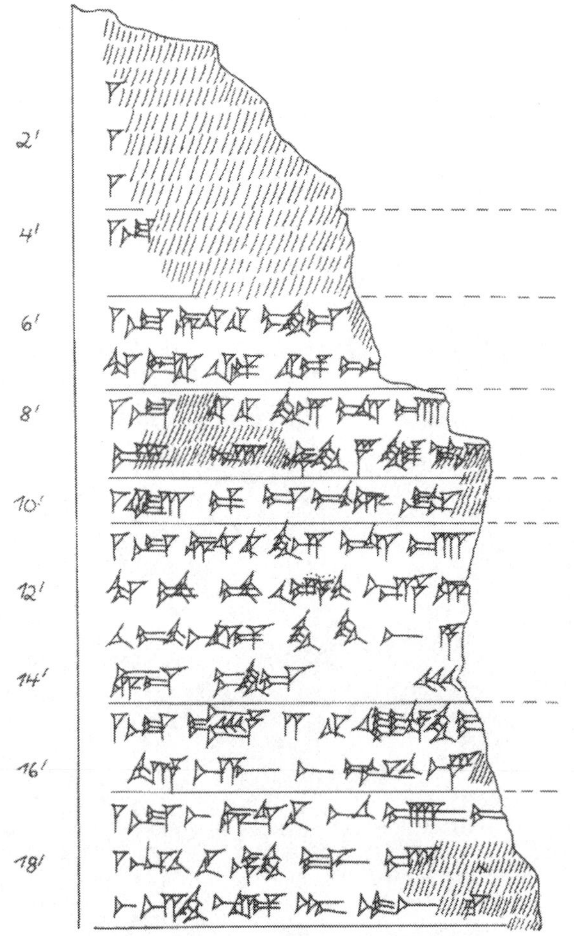

nach unten Oberfläche abgebröckelt

113 VAT 10818*

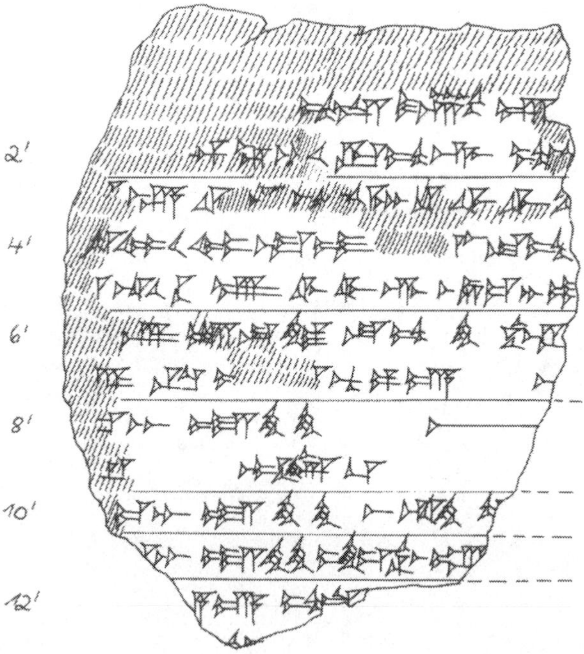

Kolibri 360 GmbH
Ferdinand-Jühlke-Straße 7
99095 Erfurt, Deutschland
produktsicherheit@kolibri360.de